T0220012

Nicht verzagen trotz Muskelhypotonie

Christiane Seiler

Nicht verzagen trotz Muskelhypotonie

Perspektiven bei Entwicklungsverzögerungen

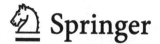 Springer

Christiane Seiler
Autorin und Dozentin für Berufe im
Gesundheitswesen
Sandhausen, Deutschland

ISBN 978-3-662-53847-0   ISBN 978-3-662-53848-7   (eBook)
DOI 10.1007/978-3-662-53848-7

Die Deutsche Nationalbibliothek verzeichnet diese Publikation in der Deutschen Nationalbibliografie; detail-
lierte bibliografische Daten sind im Internet über http://dnb.d-nb.de abrufbar.

© Springer-Verlag GmbH Deutschland 2017
Planung: Marion Krämer
Einbandabbildung: © Fotolia/adrenalinapura

Gedruckt auf säurefreiem und chlorfrei gebleichtem Papier

Springer ist Teil von Springer Nature
Die eingetragene Gesellschaft ist Springer-Verlag GmbH Deutschland
Die Anschrift der Gesellschaft ist: Heidelberger Platz 3, 14197 Berlin, Germany

In jedes Herz sind Spuren der Liebe gelegt,
Eindrücke einer großen, umfassenden Liebe.
Gewidmet allen Müttern und Vätern,
die ihr entwicklungsverzögertes Kind liebevoll begleiten

Geleitwort

Manchmal ist es der erste Satz eines Buches, der für alle Zeit im Gedächtnis zahlloser Leser haften bleibt, in die Literaturgeschichte eingeht und dieses Buch berühmt macht. Der folgende Satz aus dem vorliegenden Buch von Christiane Seiler steht nicht an so exponierter Stelle und ist in ihrem Text weder fett noch kursiv gedruckt oder von ihr selbst in irgendeiner Weise besonders hervorgehoben worden. Aber er fiel mir auf, weil er den Geist und die Absicht der Autorin vollkommen widerspiegelt und zum Ausdruck bringt.

> Ich wünsche allen Eltern und Therapeuten ihrer Kinder einen offenen, empathischen und wertschätzenden Dialog.

In ihrem zweiten Buch zum Thema „Muskuläre Hypotonie" stellt sie nicht nur die Problematik dar und berät die Eltern, sondern tritt vielmehr in einen Dialog mit den Eltern und Ratsuchenden ein, indem sie auf zum Teil per E-Mail an sie gerichtete Anfragen antwortet und darauf eingeht. Das verleiht dem Buch eine starke Authentizität.

Die muskuläre Hypotonie eines Säuglings oder Kleinkindes ist ein schillernder Befund; er kann Symptom einer ernsten Erkrankung oder „eine Laune der Natur" ohne eigentlichen Krankheitswert, d. h. benigne (gutartig), sein. In jedem Fall ist sie nicht ohne Folgen für die Entwicklung des Kindes und daher Grund für Sorge und Ängste der Eltern.

Umfassend und kenntnisreich schildert die Autorin die Bedeutung einer auf den ersten Blick harmlos erscheinenden, zunächst rein motorischen Besonderheit auf die Gesamtentwicklung des Kindes vom Säugling über die

Kleinkindphase bis hin zum Schulalter. Sie lässt auch die Auswirkung auf die gesamte Familie und Familiendynamik nicht außer Acht.

Die Autorin ist breit ausgebildet und hat einen beeindruckenden Werdegang in den vier Jahrzehnten ihrer Berufstätigkeit durchlaufen. Entsprechend kompetent beantwortet sie Fragen zum Grundprinzip der Übungsbehandlung, gibt praktische Hinweise auf geeignete Hilfsmittel für verschiedene Altersstufen und unterstützt die Familie bei Fragen zur Einschulung oder Heilmittelverordnung. Christiane Seiler macht Mut für einen manchmal langen Weg, ohne Wunder zu versprechen.

Als Therapeutin mit langjähriger Erfahrung in der Behandlung von Kindern mit muskulärer Hypotonie arbeitet sie auf der sicheren Grundlage des bewährten und einleuchtenden Konzepts nach Dr. Rodolfo Castillo Morales. Nie aber lässt sie sich auf müßigen Methodenstreit ein. Im Gegenteil erlaubt sie nicht nur Raum für neue wissenschaftliche Erkenntnisse und darauf basierend die Weiterentwicklung innerhalb des Konzepts, sondern darüber hinaus – weitsichtig und besonders hervorzuheben – für die individuelle Intuition der Eltern. Sie unterweist und unterstützt die Eltern in deren spontaner Fähigkeit, ihr Kind zu verstehen, in ihm zu lesen und so bei der Übungsbehandlung mit und nicht gegen das Kind zu arbeiten, ohne dabei das Behandlungsziel aus den Augen zu verlieren.

Die lebendigen Fallbeispiele mit Geschichten von Milagros Mutter aus den Anden (Abschn. 1.12), früheren Kulturen (Pucken; Abschn. 2.3) und aus dem Tierreich (bedauernswerte niedersächsische Schafe; Abschn. 1.4) zeigen das breite Spektrum der Erfahrung und lockern die Lektüre des Sachbuches auf, während kurze Zusammenfassungen dafür sorgen, den gedanklichen Faden nicht zu verlieren.

Christiane Seiler hat die besondere Fähigkeit, den Standpunkt zu wechseln – eine unerlässliche Grundvoraussetzung für jegliches intuitives Verständnis zwischen Lebewesen und vielleicht sogar Dingen. Sie schildert die Herausforderungen an die Therapeuten, kennt und sieht die Eltern-Cotherapeuten-Zwickmühle und fühlt mit dem verständlicherweise uneinsichtigen und wenig übungswilligen jungen Menschlein.

Aus meiner Zeit in der Entwicklungsneurologie und dem Sozialpädiatrischen Zentrum der Universitätskinderklinik Heidelberg weiß ich um die außerordentliche Bedeutung des vertrauensvollen, engen Kontakts zwischen Therapeutin und den Eltern und natürlich vor allem mit dem Kind.

Für eine interdisziplinäre Zusammenarbeit im Team war ich stets dankbar. Möge dieses kluge und einfühlsame Buch vielen Rat suchenden Eltern eine Hilfe sein.

Heidelberg, Deutschland   Inge Rauterberg-Ruland

Vorwort – Prolog für das Leben

Mich erreichen viele E-Mails von Eltern mit besonderen Kindern, und sie berühren mich. Die langsam vor sich gehende Entwicklung dieser Kinder wirft in jeder Phase erneut Fragen auf. Wiederkehrende Probleme, immerwährende Sorgen und schlaflose Tränennächte suchen nach Antworten.

In diesem Prozess der Suche nach Klärung und Hilfestellung möchte ich Eltern sowie Fachleute erneut unterstützen. Deshalb habe ich nun acht Jahre nach Erscheinen des ersten Buches *Chancen für Kinder mit Muskelhypotonie und Entwicklungsverzögerung* (2009) die häufigsten Fragen der Betroffenen zusammengestellt. Eltern sind gute Beobachter und Experten für die Belange ihres Kindes, die auch Therapeuten und Pädagogen wichtige Hinweise geben. Reflektierende Fragen enthalten bereits die Samenkörner der Antworten.

Wir alle, Eltern als Erziehende und Förderer ihres Kindes und ich als Therapeutin, sind auf der Suche nach Lösungen von Problemen. Manchmal türmen sich Schattenberge auf, wenn Diagnosen vom Facharzt klipp und klar ausgesprochen werden. Häufig hingegen befreit ein sachkundiges Urteil von der Angst zu versagen. Quälende Selbstbeschuldigung oder beschwichtigendes Bagatellisieren verstummen dann abrupt. Das ist gut so, denn zum Fördern eines entwicklungsverzögerten Kindes benötigen Eltern vor allem Zeit und Gelassenheit. Zur Ruhe kommen nach einer Phase des Aufwühlens bringt Kräfte und Lebensenergie zurück.

Der Springbrunnen der Seele sprudelt, wenn das Zuflussrohr nicht mehr durch negative Gedanken und Gefühle verstopft ist. Die häusliche Atmosphäre entscheidet über das Vorankommen des Kindes und über das gemeinsame Lebensglück. Das elterliche Vertrauen in ihr Kind ermöglicht ihm die Entfaltung. Das Beispiel von Raupe, Larve und Schmetterling ist viel zitiert worden, dennoch möchte ich das Suchen nach dem Sonnenlicht betonen. Der entfaltete Schmetterling verweilt in der Sonne, genießt die wärmenden Strahlen und sammelt Energie. Er macht viele Pausen zwischendurch, wenn er die Nektar spendenden Blüten aufsucht. Die Angst, zu kurz zu kommen, scheint er nicht zu kennen. Besonnenheit im Sonnenlicht setzt Glückshormone frei.

Unabhängig vom körperlichen Zustand saugt jedes entwicklungsverzögerte Kind die Wärme in der Familie auf, um irgendwann in die Senkrechte zu starten, sich aufzusetzen, aufzurichten und Schritte zu wagen. Die neuronale Reifung im Gehirn benötigt Zeit. Jeder Entpuppung wohnt ein individuelles Tempo inne. Es ist ein offenes Geheimnis des Wachstums, dass kleine Menschen, alle ohne Ausnahme, besonders gut mit positiven Gefühlen lernen. Das gilt auch für die Wahrnehmung der Muskeln und Entfaltung der Kraft bei Muskelhypotonie.

Im Kontext des neuronalen Lernens sind forcierte therapeutische Übungen kritisch zu sehen. Ist das Kind zu dem Entwicklungsschritt bereit, den die Therapeutin anbahnen möchte: zum Drehen, zum Stehen oder zum Gehen? Die Erkenntnisse der Hirnforschung zeigen, dass das Wohlfühlen bei therapeutischen Übungen nicht außer Acht gelassen werden darf. Man weiß heute, dass im Gehirn vor jeder Bewegungsausführung ein Sinneseindruck präsent ist, bevor Nervenimpulse freigesetzt werden. Angenehm empfundene Handlungen versetzen die neuronale Schaltzentrale in einen Startmodus, in Antizipation, unangenehme Erfahrungen begünstigen Blockaden.

In diesem Sachbuch werden verschiedene therapeutische Konzepte im Kontext mit ihrer Wirksamkeit bei Muskelhypotonie vorgestellt. Einige Eltern geben in Form von E-Mails ihre Erfahrungen weiter zu der von allen gestellten schwierigen Frage „Was hilft bei Muskelhypotonie?". Es ist schwer zu ermessen, ob diese oder jene Behandlung individuell richtig ist. Die Intuition, das innere Wissen, weiß es unabhängig davon, was der Verstand begreift. Das väterliche und mütterliche Empfindungsvermögen ist ganz auf das Kind bezogen als Ausdruck liebevoller Fürsorge. Intuition kann fließen, wenn sie frei von Sorgen und Ängsten ist. Dann zeigen uns innere, an Gefühle gekoppelte Impulse, was fördernd oder unbrauchbar ist. Ängste jedoch verzerren den zielführenden Prozess der Intuition. Daher ist Angst ein schlechter Ratgeber. Sorgen um die Zukunft tragen in sich die Kraft, eine gute Entwicklung zu stören, aufzuhalten oder sogar zu verhindern.

In diesem Buch möchte ich mit Eltern von entwicklungsverzögerten Kindern im Gespräch sein anhand von anonymisierten, als E-Mails versendeten Fragen. Alle Namen und Ortsangaben habe ich geändert, die Inhalte der Mails geordnet und in einen anderen als den ursprünglichen Zusammenhang gestellt. Ich danke allen Eltern, die mir geschrieben haben, für ihre Offenheit und ihr besonderes Einfühlungsvermögen.

Sandhausen, Deutschland   Christiane Seiler

Danksagung

Solange das Herz nicht dankbar wird, findet es keine Ruhe. Im Dankesagen liegt Erfüllung. Empfangen ohne Dankbarkeit hinterlässt auf beiden Seiten Leere. Ich bin meiner Lektorin Frau Marion Krämer vom Springer-Verlag sehr dankbar, dass sie mich angehört, angerufen und beraten hat. Sie hat mir das Vertrauen geschenkt, die Veröffentlichung dieses Buches zu wagen. Ihre Bezeichnung „Werk" für mein schmales Sachbuch bescherte mir Gänsehaut. Weiterhin gilt mein Dank Frau Anja Groth, ebenfalls vom Springer-Verlag, die das Buch auf den Weg gebracht hat.

Danken möchte ich auch den Müttern und Vätern, deren Fragen mich inspirierten, ihre Alltagsprobleme zu bündeln und aufzuschreiben, für ihre Erlaubnis zur Veröffentlichung sowie für den offenen Dialog, in dem sie ihre Sorgen und Zukunftsängste mitteilten. Nach Antworten suchende Eltern werden dankbar sein für das vorausgegangene Nachdenken in den Familien mit einem entwicklungsverzögerten Kind.

Mein ganz besonderer Dank gilt Frau Dr. med. Inge Rauterberg-Ruland, die engagiert und spontan mein Buch mit wissenschaftlichem Sachverstand korrigierend gelesen und mit ihrem Vorwort eingeleitet hat. Als ehemalige Leiterin der Entwicklungsneurologie und dem Sozialpädiatrischen Zentrum der Universitätskinderklinik Heidelberg hat sie unendlich vielen Eltern in schwierigster Krankheitsnot wohlgetan. Sie weiß aus eigenem Bestreben um die Bedeutung des interdisziplinären Dialogs, damit sich eine Familie nicht zwischen allen Stühlen der verschiedenen Fachbereiche zerrissen fühlt.

Nicht zuletzt danke ich meinem treuen Ehemann Jürgen Seiler, der mich bei all der jahrelangen Schreiberei mit leckeren Kochkünsten und Abnahme vieler häuslicher Pflichten entlastet hat. Vielen Dank für die unermüdliche Unterstützung meiner beruflichen Angelegenheiten. Danke, lieber Jürgen!

Christiane Seiler

Inhaltsverzeichnis

1

Frühe Störungen werfen lange Schatten

1.1 Muskelhypotonie und Entwicklungsverzögerung sind heimliche Geschwister

Oftmals sind die Anpassungsprobleme von Risikokindern derart komplex, dass selbst Fachleute nicht alle drängenden Fragen der Eltern beantworten können. Manchmal probieren Eltern verschiedene Ratschläge aus, ohne dass sich die Situation des Kindes wesentlich verbessert. Mit den täglichen Schwierigkeiten beim Füttern, Wickeln, Baden und Tragen stoßen Eltern auch bei Verwandten auf Unverständnis. Nicht selten fühlen sich die Betroffenen völlig alleingelassen. Der störanfällige oder ausbleibende Tag-Nacht-Rhythmus des Kindes zehrt an den Nerven.

In diesem Buch geht es nicht um vorübergehende Anpassungsschwierigkeiten von Säuglingen und Kleinkindern, sondern um anhaltende Entwicklungsprobleme, für die sich oftmals keine medizinische Ursache finden lässt. Eine Risikogruppe für motorische und sensorische Störungen bilden die extrem frühgeborenen Kinder. Deren Eltern erhalten im engen Kontakt mit der intensiv-medizinischen Versorgung viel Hilfestellung. Neue Fragen und Probleme türmen sich dann nach der Entlassung der Kleinsten zu Hause auf, wenn die Familie auf sich gestellt ist.

Am häufigsten verbirgt sich hinter Entwicklungsverzögerungen eine Muskelhypotonie ungeklärter Ursache, die als gutartig (benigne) angesehen wird. Eine Verdachtsdiagnose stellt man meist nicht gleich nach der Geburt, sondern erst wenn spezifische Probleme deutlicher werden. Muskuläre

© Springer-Verlag GmbH Deutschland 2017
C. Seiler, *Nicht verzagen trotz Muskelhypotonie*,
DOI 10.1007/978-3-662-53848-7_1

Instabilität ist im medizinischen Sinn keine Erkrankung, sondern bezieht sich auf den Spannungszustand der Skelettmuskulatur. Der Muskeltonus unterliegt tageszeitlichen Schwankungen und ist von der Wachheit und Befindlichkeit eines Kindes abhängig.

Wenn Säuglinge aus ungeklärten Gründen ihren Muskeltonus nicht den Erfordernissen des Alltags anpassen können, lernen sie mühsamer, ihre Körperhaltung zu kontrollieren. Sie tun sich schwerer mit Entwicklungsschritten, die andere mühelos durchlaufen, wie beispielsweise spielen in der Bauchlage oder selbst zum Sitzen kommen. Ein Beobachtungsprozess ist erforderlich, um aus der Vielzahl der Bewegungsunsicherheiten eine mögliche muskuläre Hypotonie herauszulesen.

„Die Muskelhypotonie ist das Chamäleon der Kinderneurologie" (Enders 2003, S. 516), so nennt es die Ärztin Angelika Enders. Muskelhypotonie hat viele Schattierungen, die ein unklares diagnostisches Relief ergeben. Die ersten Lebensjahre sind von Antriebslosigkeit und fehlender Vitalität überschattet. Im späteren Alter arrangieren sich die betroffenen Kinder mit ihren Defiziten und kompensieren diese bisweilen fantasie- und humorvoll. Muskelhypotonie wächst sich jedoch nicht aus, wie einige Fachleute meinen. Die Symptome erscheinen dezenter und werden im Laufe der Jahre von erworbenen Fähigkeiten überlagert, sodass sie nicht mehr vorrangig das Verhalten bestimmen. Den verschiedenen Verfärbungen eines wechselwarmen Reptils wie dem Chamäleon auf die Schliche zu kommen, ist nicht so einfach.

Im Folgenden beschreibe ich Puzzlestücke im Mosaik der Symptome von Muskelhypotonie. Es sind diskrete Anzeichen, die für sich allein stehend keine Deutung erlauben, da sie vorübergehend bei vielen Säuglingen vorkommen können. Erst ein ineinandergreifendes Mosaik der Symptome gibt Hinweise auf das komplexe Störungsbild der muskulären Hypotonie.

Manche Eltern beschreiben ihr Baby mit Muskelhypotonie in den ersten Lebensmonaten als pflegeleicht, wenn es sich ruhig und wenig anspruchsvoll verhält. Aber sind die alltägliche Körperpflege, das Saugen und Trinken, das Tragen und Halten wirklich so leicht? Lassen Sie uns genauer hinschauen:

- Bewegungsanpassungen beim Anziehen bleiben aus. Das Kind hilft sozusagen nicht mit, streckt die Arme nicht vor, die Finger verfangen sich im Ärmel. Es hebt das Gesäß beim Wickeln und Hoseanziehen nicht an. Es kann keine Brücke machen.
- Das Baby strampelt wenig. Die Beine liegen gestreckt wie auseinandergefallen auf der Matratze. Es verdreht die Füße nach außen. In Rückenlage stemmt es die Fersen nicht gegen den Widerstand der Unterlage und beim Wickeln nicht gegen den Körper der Eltern.

- Beim Hochnehmen und Tragen wirkt die Haltung puppenartig mit schlenkernden, baumelnden Gliedmaßen. Das Kleine fühlt sich schwer an und droht zu entgleiten. Es hält sich gar nicht fest, sondern lehnt sich an den Körper des Erwachsenen an oder überstreckt sich.
- Die Körperhaltung sieht schief aus, asymmetrisch, im Liegen, Sitzen und beim Tragen. Der Kopf verrutscht immer wieder aus der Körpermitte zur Seite, bevorzugt zur selben Seite. Die Physiotherapeutin äußert die Gefahr einer Skoliose, da die einseitige Kopfhaltung die Wirbelsäule mit verdreht.
- Die Armbewegungen sind nicht seitengleich ausführbar. Das heißt, das kleine Kind bringt seine Arme nicht gleichzeitig ins Blickfeld. Es greift nicht mit beiden Händen nach dem Spielzeug. Beim Greifen wird eine Hand bevorzugt, die andere wenig zum Spielen genutzt. In Rückenlage werden die passiven Arme zum Ohr hin angewinkelt oder hängen im Stehen nach unten.
- Wenn das liegende Baby seine Arme anheben will, so gelingt dies nicht vollständig, die Oberarme haften auf der Unterlage. Versucht das Kleine nun seine Hände zu betrachten, kommen eigenartige, wedelnde, auch wurmartige Handbewegungen vor. Das Festhalten einer Rassel gelingt nicht lange. Vieles fällt aus der abgewinkelten Hand heraus. Manche Kinder schleudern Gegenstände von sich, weil sie diese nicht ausdauernd untersuchen können. Sie freuen sich am Geräusch, ohne die Geräuschquelle mit den Augen zu verfolgen.
- Das hypotone Baby spielt nie in der Bauchlage, denn es hat große Mühe, auf dem Bauch liegend den Kopf zu heben. Meist sinkt dieser nach kürzester Zeit ab und wird bevorzugt zu einer Seite zwischen den Armen abgelegt. Die Unterarme sind unter dem Bauch eingeklemmt oder rutschen zu weit nach vorn. Das Abstützen auf den Unterarmen und Händen gelingt nicht. Das schwache Kind erlernt nicht den wichtigen Entwicklungsschritt der Gewichtsverlagerung, sich nur auf einen Arm zu stützen und mit dem anderen zu greifen. Meist verweigern muskulär hypotone Babys die Bauchlage, weil sie in dieser Position gegen die Schwerkraft des Kopfes kämpfen und zu wenig von der Umgebung sehen.
- Weil Kinder mit Muskelhypotonie die Bauchlage auslassen, fehlt folgender Entwicklungsschub: Aus der Bauchlage heraus entwickelt sich das Robben, anfangs als Schiebebewegung nach rückwärts. Beim Vorwärtsrobben erfahren die Arme mitsamt dem Schultergürtel eine mächtige Kräftigung bei äußerster Anstrengung. Die ersten Schiebeversuche sehen so aus, dass sich der halbjährige Säugling auf dem Bauch liegend mit den Armen im Kreis herum um die eigene Achse schiebt (Pivoting). Dieses kreisförmige Verschieben erweitert das Blickfeld zu einem Panorama von 360°, das zu neuen Entdeckungen motiviert. Bald danach gelingt es dem Baby, eine Richtung einzuhalten und sich rückwärts nach hinten zu stoßen. Nach dieser massiven Aktivierung der Armkraft folgen Robben nach vorwärts und Krabbeln (etwa zwischen dem achten bis zehnten Monat der natürlichen Säuglingsentwicklung).
- Die ersten anstrengenden Bewegungsversuche in der Bauchlage wecken den Antrieb zu weiteren Fortbewegungen – eine Erfahrung, die hypotonen Kindern fehlt. Der innere Antrieb zu motorischen Aktivitäten, die Kraft und Ausdauer dazu sind bei Muskelhypotonie erheblich vermindert. Bei einigen betroffenen Kindern fehlt der Wunsch, sich selbst zu bewegen, besonders dann, wenn sich die kleinen Menschen ständig auf die Hilfe ihrer Eltern verlassen. (Da nahezu alle entwicklungsverzögerten Säuglinge – und nicht nur diese – die Bauchlage vermeiden, sollten Eltern mit viel Animation und Konsequenz daran arbeiten.

Für die Verantwortlichen gilt: Null Toleranz gegen die Ablehnung der Bauchlage! Dazu lesen Sie mehr in Abschn. 3.6 und in Abschn. 3.7)
- Als Folge des fehlenden Druckes auf die Gliedmaßen kann das Kind auch später seine Arme nicht frei und ausdauernd anheben. Die Muskulatur des Schultergürtels bleibt kraftlos unterentwickelt. Die Arme fühlen sich schwer an und sinken ab. Beim Sitzen und Gehen hängen sie entsprechend der Schwerkraft nach vorn und schlenkern. Beim Tragen eines Wasserglases oder eines Tabletts kommt es zum Verschütten. Dieser Kräftemangel macht sich im Schulalter mit Ermüdung beim Schreiben bemerkbar. Für Ballspiele fehlen Armschwung und Wurfkraft. Armbetontes Training kann den Kräftemangel verringern.

1.2   Körperpflege ohne Entspannung

Kinder mit Muskelhypotonie, die in der Bauchlage den Kopf nicht aufrecht halten können, haben auch auf dem Rücken liegend Probleme, den Kopf stabil anzuheben, um beim Emporkommen mitzuhelfen. Muskelgruppen arbeiten nach dem Prinzip Halt geben und dagegen halten.

Die fehlende Kopf- und Körperkontrolle macht sich beim Waschen und Baden gefährlich bemerkbar. Die Eltern spüren, dass ihr Kind ihnen buchstäblich aus den Händen rutscht. Zur Notlösung steigt man mit ins Badewasser – ein aufwendiges Verfahren. Zum Halten und Reinigen des Kindes braucht man nun vier Hände, das heißt zwei Personen. Zum Glück gibt es Badeliegen für die Wanne zur Unterstützung der Körperhaltung. Darauf befindet sich das Kind praktisch über dem Wasser liegend, ein zweifelhaftes Vergnügen. Mehr Badespaß bringen zwei kleine zusammengebundene Schwimmringe, in dessen Mitte das Kind sitzt. Darin kann es zumindest mit den Beinen und Armen planschen, was auf der Liege weniger gelingt.

Vorsicht ist beim Duschen geboten. Das brausende Wasser macht einigen übererregbaren Säuglingen Angst. Zischende Wassergeräusche in Nähe der Ohren mögen viele kleine Menschen nicht. Die Wasseroberfläche in der Badewanne ist einschätzbarer als sprudelndes Nass aus dem Duschkopf. Manche kleinen Kinder empfinden Wassertropfen als kitzelig. Duschen kann die Wahrnehmung überfordern, ja irritieren.

1.3   Große Aufregung im Nest

Von Übererregbarkeit in den ersten Lebensmonaten ist gut ein Fünftel aller Säuglinge betroffen. Man kann es als Anpassungsschwierigkeit an die Verhältnisse außerhalb des Mutterleibes sehen. Die Probleme klingen meist mit zunehmender Gewöhnung an die Außenwelt im ruhigen Familienklima ab. Kinder mit Entwicklungsstörungen können sich jedoch weniger selbst beruhigen und sich nicht so gut an die Umgebung anpassen. Eventuell reagieren sie auf Sinneseindrücke wie liebevolle Berührung nur schwach oder erschrocken. Einige Kinder zeigen Angst vor „Fliegerspielen", welche die meisten Babys lieben. Schnelle Veränderungen der Körperhaltung bringen Kinder mit Muskelhypotonie aus dem Gleichgewicht.

In Angst und Abwehr kann ein schlaffes Kind sich ungewöhnlich steif machen, vor allem, wenn es den Kopf überstreckt. Diese Kopfüberstreckung kommt häufig bei Muskelhypotonie, Frühgeborenen und übererregbaren Säuglingen vor. Jede Lageveränderung beim Hochnehmen, Hinsetzen, Tragen, Baden und Windelwechsel kann zu unruhigem Verhalten führen. Trotz schwacher Muskulatur überstrecken sich solche Kinder, bäumen sich auf. Zappelnd mit hilflosen Bewegungen wollen sie der Veränderung entgehen. Hypotone Kinder brauchen viel Kraft und Zeit, um eine bequeme Körperhaltung zu finden. Wenn sie dann „gestört" werden, reagieren einige mit Geschrei. Dabei wollten die Eltern doch nur sanft beruhigen. In der Abwehrhaltung kann der Muskeltonus von Hypo- zu Hypertonie wechseln, d. h. zwischen zu geringer und übermäßiger Anspannung schwanken.

Das wiederholte Aufbäumen begünstigt bei muskulär instabilen Kindern eine asymmetrische Körperhaltung. Der Arzt stellt dann möglicherweise die Diagnose „Schiefhals" oder „Lageasymmetrie". Dahinter können sich noch unentdeckte weitere Probleme verbergen. Immerhin wird eine Therapie eingeleitet, wenn das Baby schief aussieht oder sich nur zu einer Seite orientiert. Physiotherapeuten mit Erfahrung in der Säuglingsbehandlung merken schnell, wenn sie ein haltungsunsicheres, hypotones Kind vor sich haben. Nicht nur der Kopf sinkt zur Seite, der ganze Körper ist unsymmetrisch. Die Behandlung dauert dann meist länger als ein Rezept mit zehn Therapien.

Im Verlauf der Therapie verringert sich mit zunehmender Haltungssicherheit die Unruhe instabiler Kinder. Wir dürfen bei frühgeborenen und entwicklungsverzögerten Kindern annehmen, dass die motorische Haltlosigkeit ein wesentlicher Grund für ihre Übererregung ist. Festes Einpucken in mehrere Lagen Baumwolltücher (Abschn. 2.3) trägt zum Ruhigwerden bei. In den meisten Fällen klingt die Aufregung in den ersten Wochen und Monaten allmählich ab. Das Familienleben ordnet und entspannt sich in dem Maße, wie das Baby ruhiger wird.

Da die frühkindliche Unruhe so häufig vorkommt, haben Mediziner ihr einen Namen gegeben: Hyperexzitabilität (Michaelis und Niemann 2010, S. 74). Man zählt sie zu den neuen Kinderkrankheiten. Bei Frühgeborenen und in Verbindung mit Muskelhypotonie kann der unglückliche Verhaltenszustand länger als gewöhnlich andauern. Beim Besuch einer Kindertagesstätte kann die Unruhe erneut aufflammen, denn an Reizüberflutung leiden diese Kinder besonders. Sie brauchen wiederkehrende Strukturen und Rituale. Jeder Ortswechsel ist mit einer schwierigen Anpassung verbunden. Hocherregbare Kinder lassen sich in unbekannten Situationen kaum beruhigen. Sie kommen schwer zur Ruhe und benötigen eine lange Zeit zum Einschlafen. Ihr Schlaf- und Wachrhythmus ist unregelmäßig und störanfällig.

Hochsensitive Kinder sind auch noch nach der Säuglingsphase äußerst geräuschempfindlich. Sie reagieren auf unbekannte Geräusche aus der Umwelt mit Unruhe. Sie brauchen einen überschaubaren und gleichbleibenden Alltagsablauf. Der Umgangston sollte leise und rücksichtsvoll sein. Zu viele Personen und Aktionen führen zur Überreizung hochsensibler Menschen. Ein langer Tag in der Kindertagesstätte oder an der Ganztagsschule kann zu viel für ihr hochreaktives Nervensystem sein. Solche Kinder finden dann nicht in den nötigen Schlaf und erwerben keinen beständigen Tag-Nacht-Rhythmus. Trotz Übermüdung ist ihr Gehör hellwach und nimmt alle Geräusche der Umgebung wahr.

Einige Kinder mit niedriger Reizschwelle sind berührungsempfindlich und zusätzlich schmerzempfindlich. Manche mögen keinen kuscheligen Körperkontakt. Ihre Temperaturwahrnehmung kann ebenso erhöht sein. Eine niedrige Wahrnehmungsschwelle kommt bei Muskelhypotonie vor, jedoch auch das Gegenteil davon. Die Reizleitung kann bei niedriger Muskelspannung sensorisch hyporeaktiv sein. Einige Kinder sind kaum schmerzempfindlich und vertragen Eiskaltes. Die Schmerz- und Temperaturempfindung kann auffallend hoch oder deutlich vermindert sein. Wenn ein Kind mit Entwicklungsproblemen übermäßig oder nur schwach auf natürlichen Körperkontakt, Berührung und Ansprache reagiert, sind die Eltern zu Recht irritiert. Diese besondere Reaktionsweise erweckt Besorgnis vor allem dann, wenn das Kind keinen Körperkontakt genießt.

Mehr noch als motorische Unruhe kommt bei Muskelhypotonie Passivität, Hypoaktivität, vor. Unerfahrene Eltern wundern sich anfangs über ihr anspruchsloses, pflegeleichtes Baby, das zufrieden scheint. Mir als Therapeutin macht die Antriebsschwäche in Verbindung mit Muskelhypotonie mehr Sorgen als die tollpatschige Bewegungsfreude von Kindern. Wenn kleine Menschen nicht neugierig Neues entdecken möchten, sondern passiv auf dem Rücken liegend zur Decke schauen oder angelehnt auf Mamas Schoß sitzen, erfahren sie zu wenig geistige Anregung und Anstrengung. Es ist weitaus schwieriger, den Entwicklungsrückstand der Antriebslosen aufzuholen, als ein quirliges, leicht erregbares Kind vor Reizüberflutung zu schützen.

1.4   Schau mich an, mein Kind

Verliebt sehen die Eltern ihrem Neugeborenen in die Augen. Säuglinge werden andauernd angeschaut und bewundert. Alle warten gespannt auf den Moment, an dem das Kind die Eltern erkennt, in Augenschein nimmt. Dieser Augenblick ist wie Weihnachten und Ostern zugleich. Die Augen zu öffnen, bedeutet, lebendig zu sein. Eltern sind verzückt beim Augenaufschlag ihres Kindes. Wie weh tut es, wenn ein kleiner Mensch den Blick nicht erwidert.

Eltern von entwicklungsverzögerten und hypotonen Kindern kennen folgende schmerzhafte Erfahrungen:

- Das Kind erwidert den Blickkontakt trotz liebevoller Zuwendung nicht.
- Es wendet den Kopf und den Blick nicht zu interessanten Dingen.
- Das Kind beobachtet wenig die Umgebung und wirkt teilnahmslos.
- Es scheint Gegenstände neben sich nicht wahrzunehmen.
- Nahe vor dem Kind liegende Objekte werden nicht beachtet; es beugt sich nicht vor und greift nicht danach.
- Die Augen wirken irritiert bei sich schnell bewegenden Objekten. Ein zugeworfener Ball kann nicht fokussiert werden.
- Die Augäpfel bewegen sich wenig, Schielen kommt vor.
- Im Liegen schaut das Kind mit seitlich gedrehten Augen unentwegt zum Licht, zu einem Fenster hin.
- Im Augenausdruck ist kein waches Interesse erkennbar.

Diese alltäglichen Beobachtungen der Eltern werfen Fragen auf:

- Starrt das Kind ins Leere, wenn es ruhig daliegt oder wenn es ausgefahren wird?
- Was nimmt es sehend wahr, und was übersieht es?
- Woran erkenne ich Absencen, von denen der Arzt auf Verdacht hin spricht?

Blickkontakt nährt die Seele. Sich liebevoll anzuschauen, stärkt die Beziehung. Ohne die direkte Begegnung der Augen vermögen wir Gefühle weniger einzuschätzen. „Je häufiger Eltern ihre Liebe durch Blickkontakt ausdrücken, umso zufriedener wird ein Kind sein und umso voller ist sein ‚emotionaler Tank‘", so beschreibt der Psychiater Ross Campbell (2001, S. 42) in anschaulicher Weise die Bedeutung des Blickkontakts. Kindergesichter spiegeln das Familienklima wider. Am Augenausdruck ist erkennbar, ob in zwischenmenschlichen Beziehungen ein fröhliches Miteinander oder teilnahmsloses Nebeneinander vorherrscht. Im Gesicht ihres entwicklungs-verzögerten Kindes suchen die Eltern oft vergeblich nach Resonanz auf ihr liebevolles Werben. Der elterliche emotionale Tank bekommt ein Leck bei nicht erwidertem Augenkontakt und droht leerzulaufen.

Der fehlende oder wenig konstante Blickkontakt fällt auch bei den ersten Vorsorgeuntersuchungen auf. Den Blick auf jemand oder etwas richten zu können, hängt nicht zuletzt von der muskulären Stabilität ab. Wenn ein Kind sich in seiner Körperposition sicher fühlt, kann es die Augen ruhig schweifen lassen. Die Kopfkontrolle zu erwerben, ist ein erster Meilenstein in der regel-rechten Entwicklung, d. h., dass der Kopf weder in Ruhe noch in Bewegung nach vorn, seitlich oder nach hinten absinkt. Es bedeutet auch, dass der Kopf in allen Positionen zusätzlich gedreht werden kann. Beim gesunden Säugling gelingt die Kopfdrehung zu beiden Seiten gleichermaßen, beinahe bis zu den Schultergelenken im Radius von 180°. Diese angeborene freie Halsbeweglich-keit nimmt im Jugend- und Erwachsenenalter leider ab. Mit Muskelhypoto-nie ist das kontrollierte Bewegen des Kopfes schwer erreichbar, besonders zur Seite. Ein Kind mit Muskelhypotonie hat bereits Schwierigkeiten, den Kopf in der Körpermitte einzustellen. Die Kopfdrehung gelingt unvollständig und entspricht eher einem Absinken in die Schwerkraft.

In dem Maße, wie sich die Kopfhaltung bei Muskelhypotonie stabilisiert, verbessern sich auch die Augenbewegungen. Bei aktiver, selbst gesteuer-ter Drehung von Kopf und Körper weitet sich das Blickfeld. Diese Erfah-rung vermissen hypotone Kinder, die ihren Kopf entweder überstrecken oder bevorzugt zu einer Seite „ablegen". Ich erzähle eine kleine Begebenheit aus der Tierwelt, um das Zusammenwirken der Muskulatur von Kopf und Augen zu verdeutlichen:

Beispiel

Auf einem Bauernhof in Niedersachsen hielt eine früh verwitwete Landfrau zwei Schafe, um die grünen Weiden abzugrasen. Ihre jüngste Tochter besaß einen großen Schäferhund, der sich tagsüber in einem geräumigen Zwinger neben der Wiese befand, auf der die Schafe grasten. Eines Abends kam es zu einer unbeabsichtigten Kollision. Die rassige Hündin „Dixie von der Westfa-lenpforte" büxte aus, stürmte auf die friedlichen Schafe los und zerbiss deren Halssehnen. Damit machte sie ihrem Namen als Hütehund keine Ehre.

Die Tiere überlebten den schrecklichen Angriff, jedoch fehlte ihnen fortan muskuläre Stabilität. Ihre Köpfe hingen schlaff nach unten und zur Seite bau-melnd. Fortan veränderte sich das Blickfeld der beiden Schafe, sie konnten nicht mehr geradeaus schauen und nie mehr ihre Köpfe umwenden. Was für ein Dilemma! Ihre Augen gewöhnten sich jedoch an diese wackelige, schiefe Kopfhaltung. Beim Versuch, nach vorn zu schauen, schielten die Schafe.

Die kleinen Augenmuskeln, die in der Regel die Augäpfel in der günstigsten Position zum Sehen einstellen, passten sich der schrägen Kopfstellung an. Die schielenden Schafe sahen aus wie zwei Komikfiguren und taugten als Vorlage für einen Zeichentrickfilm. Unverdrossen grasten sie weiter bis zum Ende ihrer Tage. Sie starben alt und satt vom vielen Grünzeug.

Jedes Neugeborene muss buchstäblich erst sehen lernen. Dazu brauchen die Augen „Nahrung", um die Sehfunktion im Gehirn anzuregen. Fast alle Sinneswahrnehmungen bilden sich im Mutterleib aus: Hören und Lauschen, Tasten und Begreifen, die Tiefensensibilität der Muskulatur, der Gleichgewichtssinn, der Geruchssinn und das Schmecken von Fruchtwasser. Diese Wahrnehmungsfähigkeiten sind mit der Geburt vorhanden, nicht so das Sehen. In der abgeschirmten Gebärmutterhöhle ist nur eine geringe Helldunkel-Unterscheidung möglich, etwa wenn die Sonne auf den Bauch der Mutter scheint. Die vorgeburtliche Sehwahrnehmung ist eher schemenhaft, die Augen sind überwiegend geschlossen. Die Sinneszellen der Augen entstehen im Mutterleib als letzte aller Wahrnehmungsrezeptoren.

Nach der Geburt beginnt das fokussierende Sehen, indem das Neugeborene etwas in den Blick nimmt. Zum Erkennen des Sichtbaren braucht es Erfahrung. Als frühe visuelle Fähigkeit werden die Gesichter der nahen Bezugspersonen unterschieden. Das Lächeln am Ende des zweiten Monats gilt als Zeichen von Erkennen. Es macht die Eltern glücklich. Auch Kontraste, Streifen und farbige Muster werden von Säuglingen belächelt, d. h. erkannt. Mein Sohn Philip lächelte seine schwarz-weiß-rot gestreifte Babyhose an. Er strahlte über kontrastreich gestreifte Fenstervorhänge, bevor er uns sein Lächeln schenkte.

Eltern interpretieren freudig das Verziehen der Mundwinkel: Unser Baby erkennt uns. Wie schön ist es, wenn der Blickkontakt endlich gelingt! In den ersten Lebenstagen und Wochen entwickelt sich die Sehfunktion als Prozess des Erkennens visueller Eindrücke im Gehirn. Die nun entstehende Sehkraft beinhaltet die Scharfeinstellung der Augen, das Fokussieren, das etwas In-den-Blick-Nehmen sowie das mit den Augen Fixieren, Taxieren und Erkennen. Ohne einen Punkt zu fixieren, pendeln die Augen im Leeren wie das Objektiv einer Kamera, das die Scharfeinstellung sucht.

Unbewusst halten die Eltern den Hinterkopf ihres Säuglings in aufrechter Position, um sein Gesicht zu betrachten. Der sanfte Zug auf die Halsmuskulatur sensibilisiert die Augenmuskeln. In sicherer Kopfhaltung übt der kleine Mensch, den Eltern in die Augen zu schauen als erste Fähigkeit des Erkennens. Das Haltgeben am Hinterkopf hat Einfluss darauf, ob der erste Blickkontakt gelingt.

Wenn nun bei Muskelhypotonie der Kopf des Kindes asymmetrisch zu einer Seite absinkt, so erschwert die instabile Haltung den Augenkontakt. Eltern, die ihr entwicklungsverzögertes Kind ansprechen, vermissen dann dessen Aufmerksamkeit und Zuwendung. Mit der verminderten hypotonen Kopf- und Körperbewegung bleibt die Augenmotorik (okuläre Motilität) ungeübt. Kinder mit Behinderung, die lange Zeit auf dem Rücken liegen, suchen mit den Augen bevorzugt Lichtquellen, schauen zum Fenster, zur Lampe oder auf reflektierende Flächen. Solange diese Kinder noch keine vertikale Position innehalten, lernen sie nicht, bewegte Objekte zu fokussieren. Die Gesichter der Eltern und Geschwister erscheinen dem liegenden Kind wie ein Mobile; sie sind mal hier, mal dort und verschwinden wieder aus dem eingeschränkten Blickfeld. Die Rückenlage ist keine gute Position, um Blickkontakt zu erwerben.

1.5   Ins Auge gehende Aspekte der Muskelhypotonie

Zum Verfolgen und Fixieren von beweglichen Objekten benötigen Neugeborene und muskulär hypotone Kinder viel Zeit und besondere Anregung. Ihre Augenmuskulatur arbeitet noch verlangsamt und weniger koordiniert. Spezielle Übungen für die Augenmotorik sollten bei der Frühbehandlung von Entwicklungsstörungen nicht fehlen. Fehlstellungen der Augen wie das Schielen etablieren sich bereits in den ersten Lebensmonaten. Die Augenmuskeln passen sich einer asymmetrischen Kopf- und Körperhaltung an. Bei Bewegungsstörungen wie muskulärer Hypo- oder Hypertonie reduziert sich häufig auch die okuläre Motorik. Sie gerät buchstäblich in Mitleidenschaft.

Das Blickfeld erweitert sich zunehmend, wenn sich Säuglinge um die eigene Körperachse drehen. Gesunde Babys halten während des Kullerns in der Seitlage inne und beobachten das Umfeld. Ein Rundumraumbild entsteht. Entwicklungsverzögerten Kindern, die weder auf dem Bauch liegen noch sich vom Rücken auf den Bauch und zurück drehen, fehlt diese Raumübersicht. Während der Rotation müssen die Augen ständig fokussieren und sich immer wieder neu orientieren. Die langsame Körperdrehung wirkt sich günstig auf die Anpassungsfähigkeit der Augenmuskeln aus. Doch nur wenige muskulär hypotone Kinder erlernen die Rotation; viele instabile Kinder vermeiden Drehung, lassen sie aus und kippen in der Seitlage um. Porutschen als Bewegungsart wird dem Kullern vorgezogen.

Die muskuläre Insuffizienz der kleinen Augenmuskeln, die die okuläre Feinmotorik regulieren, kann sich an beiden Augäpfeln unterschiedlich auswirken. Bei Entwicklungsverzögerung kommt es vor, dass ein
Auge bevorzugt fokussiert und das zweite Auge die muskuläre Regulation
vernachlässigt. Allmählich bildet sich Schielen aus unter Einbuße der Sehkraft. Wenn vom muskulär schwächeren Auge weniger visuelle Stimuli das
Sehrindenfeld im Gehirn erreichen, gewöhnt sich die neuronale Wahrnehmung an das einäugig dominante Sehen. Diese sensorische Deprivation
könnte im weiteren Verlauf zur schleichenden Erblindung des vermehrt
schielenden Auges führen, wenn das muskulär stärkere Auge die Sehfunktion im Alleingang übernimmt.

Um das schwächere Auge zum Sehen anzureizen, empfehlen Augenärzte
dringend die Abklebung des „besseren" Auges. Das Abkleben mithilfe einer
halbblinden Brille stößt bei einigen Eltern auf Unverständnis. Sie verstehen
nicht, warum sie ihr vielfach beeinträchtigtes Kind mit einer undurchsich-
tigen Brille noch mehr behindern sollen. Kleinkinder reißen sich die unbe-
queme Brille oft vom Gesicht. Weil es unmöglich erscheint, ein junges Kind
zu einer lästigen Maßnahme zu motivieren, geben manche Eltern dem Willen des Sprösslings nach. Denken Sie an die möglichen Folgen einer einseiti-
gen Erblindung, und nutzen Sie Ihre Vernunft. Sie finden sicher einen Weg,
Ihr unglückliches Kind zum Tragen der Brille zu motivieren. Veranstalten
Sie faszinierende Lichtspiele zur Anregung der Sehkraft.

Einige spielerische Tipps zur Förderung der Augenmotorik:

- Zum Spurenmalen mit der Taschenlampe legen Sie sich mit Ihrem Kind
gemeinsam gemütlich auf den Rücken. Im abgedunkelten Raum darf das
Kind nun mit einer Taschenlampe Lichtspuren an die Decke zaubern. Sie dürfen raten, was es da malt oder schreibt.
- Augen- und Körperübungen lassen sich prima kombinieren in einer Turnstunde im geheimnisvollen Halbdunkel. Legen Sie sich gemeinsam gemütlich auf den Rücken. Eine niedrig platzierte Stehlampe dient Schattenspielen
mit Händen und Füßen. Motivieren Sie Ihr Kind mit Muskelhypotonie, seine
schweren Gliedmaßen so anzuheben, dass sie Schatten an die Wand werfen.
Auf diese Weise wird zusätzlich Muskelkraft aufgebaut und Kontrolle über
die Schwerkraft, gegen das Absinken der Gliedmaßen, erworben.
- Kerzenlicht ist eine ruhige Lichtquelle. Jedes Kind möchte mit Streichhölzern
und Feuer spielen. Selbst eine Kerze anzuzünden, ist eine harmonisch stim-
mende Belohnung für das Tragen der abgeklebten Brille beim Sehtraining.
- Als bewegliche Lichtquellen kommt ein Kaminfeuer oder ein in eine Lampe
integriertes bengalisches Feuer in Betracht. Es gibt auch künstliche Kaminfeuer. Wie gemütlich ist es, dem Flackern gemeinsam zuzuschauen.

- Inszenieren Sie ein Wassertheater: Eine Lichtquelle hinter einem großen Glasbehälter mit eingefärbtem Wasser fördert das Hinschauen. Untertauchende oder schwimmende Playmobil-Figuren erhöhen die Freude am Theaterspielen. Die Männchen können vom Rand abspringen und gerettet werden. Unzählige Spielideen werden Sie zusammen mit Ihrem Kind entwickeln und viel Spaß dabei haben.
- Jeder liebt das Spiel *Fische angeln* aus einem „Aquarium". Natürlich muss es kein echtes Aquarium sein, obwohl Wasser gut motiviert. Ein Behälter mit einer Sichtwand reicht aus. Das Kind darf zuschauen, ob die Fische anbeißen. Ein echtes Aquarium mit lebendigen Fischen ist eine wunderbare Anregung zur Schulung der Augenmotorik: Kleine Kinder lernen, zu fokussieren und sich langsam bewegende Objekte in allen Richtungen zu verfolgen.
- Malen mit Stiften fällt entwicklungsverzögerten Kindern oft schwer, da sie Probleme mit der visuomotorischen Koordination haben. Sie verlieren ihre Hand und die gemalte Spur schnell aus den Augen. Viel anregender und aufregender ist das Malen auf spiegelnden Flächen. Wenn Sie einen alten Badspiegel übrig haben, so lässt dieser sich gut zum Malen nutzen. Stellen Sie den Spiegel senkrecht und leicht schräg auf einen Tisch. Das Kind schmiert die reflektierende Fläche mit Rasierschaum ein und zieht mit den Fingern Spuren darin. Ein länglicher Spiegel horizontal vor dem Kind platziert erweitert das seitliche Blickfeld. Mit einem schmalen, hohen Spiegel wird das Schauen nach oben und unten geübt. Variieren Sie die Richtungen!

Die Augenmotorik benötigt Anregung, um verschiedene Blickwinkel und Blickrichtungen auszubilden. Wir reden umgangssprachlich von der „Blickwendung". Diese beinhaltet eine Richtungsänderung. Wir bemerken einen Seitenblick und spüren, wenn uns jemand von hinten anschaut. Die visuelle Wahrnehmung wird durch kräftige Sinneseindrücke gespeist und bildet buchstäblich Sehkraft.

1.6   Der visuellen Wahrnehmung auf der Spur

Säuglinge lernen, ihre Augen als Quelle bunter Sinneswahrnehmungen zu nutzen. Vom schemenhaften, unscharfen ersten Sehen bis zur Entdeckung von reflektierenden Regentropfen an der Fensterscheibe oder eines Fussels auf dem Fußboden braucht es ein ganzes Jahr. Das Erkennen der Außenwelt leistet das Gehirn. Es interpretiert die visuellen Eindrücke, kombiniert und vergleicht sie mit anderen sensorischen Erfahrungen des Hörens und Fühlens, Riechens und Schmeckens. Um vollständig visuell wahrzunehmen, sind ergänzende Sinneseindrücke erforderlich. Entwicklungsverzögerte und behinderte Kinder, die weniger selbstständig die Umwelt erforschen können, haben erhebliche Nachteile für ihre visuelle Wahrnehmung.

An dieser Stelle erklärt sich, dass viele betroffene Kinder lange Zeit kein Interesse an Bilderbüchern zeigen. Um eindimensionale bunte Flecken auf einer Pappe als Formen, Tiere oder Menschen zu erkennen, benötigen Kinder Erfahrung mit der realen Umwelt. Säuglinge vollziehen die Form- und Materialwahrnehmung überwiegend mit ihrem Mund. Sie saugen und lutschen jeden ergreifbaren Gegenstand an. Sie verleiben sich die Umwelt sozusagen ein. Wenn Eltern ein Bilderbuch zu früh anbieten, wird es angekaut und weicht auf. In den ersten Lebensmonaten ist der Mund das primäre Greiforgan, seine Schleimhaut ist empfänglicher und empfindlicher als das Tastvermögen der Finger. Die Hand-Mund-Koordination gelingt früh. Das Essen erst einmal mit den Händen in den Mund zu stopfen, ist natürlich. Mit dem Durchbruch der Zähne brauchen Kinder ein vielfältiges Angebot von fester Nahrung, um ihre Mundmotorik zu schulen. Die Entdeckung des Mundes ist eine wichtige Voraussetzung für die Sprachentwicklung.

Leider weisen nahezu alle Kinder mit Muskelhypotonie erhebliche Defizite an koordinierten Fähigkeiten aus. Gerade die wichtige Hand-Mund-Koordination wird durch das mühsame Anheben der Arme erschwert. Das angebotene Keks fällt dem Kind unbeachtet aus der Hand, bevor es den Mund erreicht. Die Essentwicklung verzögert sich, die Sprachbildung lässt auf sich warten. Entwicklungsverzögerten Kindern, deren Mundschleimhaut weniger Kontakt mit harten oder weichen Substanzen, runden oder eckigen, spitzen oder stumpfen Objekten, rauem oder glattem Material bzw. saftiger oder trockener Nahrung hatte, fehlen wertvolle Erfahrungen der Tast- und Tiefensibilität, um visuell wahrgenommene Objekte im Gehirn richtig zu interpretieren.

Kleinkindern ohne ausreichende Sinneserfahrungen mit Strukturen und Formen fällt es dann möglicherweise schwerer, Dinge im Bilderbuch wiederzuerkennen. Liebe Eltern, beginnen Sie mit einer Schale voll kleiner Alltagsgegenstände, die Ihr Kind anlecken und in den Mund stecken darf. Denken Sie daran, dass Sie mit diesem unappetitlichen Spielangebot die natürliche Neugier zum Erforschen der Umwelt wecken. Die Tast- und Tiefensibilität, das taktil-kinästhetische Empfinden, wird damit geschult und sensorisch gesättigt. Das Zentralnervensystem (ZNS) erhält unauslöschliche, wertvolle Sinneseindrücke, auf die es zeitlebens zurückgreifen kann.

Unsere sprachlichen Begriffe sind durch Begreifen entstanden. Säuglinge und Kleinkinder müssen berühren, zugreifen und in den Mund stecken, um ihre Lebenswelt zu erfassen. Auf der Grundlage von Erfahrungen mit realen Objekten entsteht die abstrakte Begrifflichkeit. Das Verstehen von Wörtern, das Sprachverständnis, setzt das Begreifen der Wirklichkeit voraus. Anderenfalls bleiben Wörter und Bilder leere Hülsen. Verstehen Sie nun das fehlende Interesse Ihres Kindes an Bilderbüchern?

Bei den ärztlichen Untersuchungen können Augen und Ohren unauffällig sein, dennoch fehlen dem Gehirn vergleichende Sinneseindrücke zum sicheren Erkennen. Man hat dann den Eindruck, dass das Kind nicht alles sieht, obwohl es keinen augenärztlichen Befund gibt. Kopf- und Augenbewegungen bilden eine funktionelle Einheit. Bei beeinträchtigter Kopfkontrolle mit Schiefhaltung (Torticollis) verändert sich das zielgerichtete Sehen. Die Augenmuskulatur bildet nicht ihr Maximum aus, sondern passt sich der Körperhaltung an. Ja, es stimmt, entwicklungsverzögerte Kinder nehmen längst nicht alles wahr, was andere mühelos sehen.

Der Blick sieht so aus, als ob er ins Leere geht. Dieser Leerlauf im Augenausdruck macht den Eltern Angst. Ist mein Kind geistig behindert? Warum reagiert es nicht? Warum schaut es mich nicht an, wenn ich es von der Seite anspreche? Einige dieser drängenden Fragen mögen beim Lesen dieses Textes beantwortet worden sein. Die Frage nach der geistigen Entwicklung bleibt lange Zeit offen und brennt doch so sehr im Herzen der Eltern.

Das Nachholen der motorischen und sensorischen Defizite bildet die Basis für weiteres Lernen. Mit dem allmählichen Aufholen der Erfahrungslücken vergrößert sich die Chance für geistige Entwicklungsschritte. Entscheidend für die Lernfähigkeit ist die neuronale Vernetzung der Sinnesinformationen im ZNS. Das kindliche Gehirn ist in den ersten Lebensjahren stark auf Wachstum angelegt. Es produziert einen riesigen Überschuss an Nervenzellen. Die Vernetzung der Gehirnzellen (Synaptogenese) vollzieht sich nur, wenn die Sinneszellen angeregt und gebraucht werden.

1.7   Spurenlegen ist Handarbeit

Wirksame neurophysiologische Behandlung zielt auf die neuronale Vernetzung ab. Die Stimulierung des Gehirns erfolgt über sensomotorische Impulse, über Sinneswahrnehmung und Motivation. Der zeitliche Beginn der neurophysiologischen Behandlung, deren Intensität, Häufigkeit und Dauer beeinflussen die Synapsenbildung. Nur wenn die Nervenzellen „am Netz" sind, funktionieren Reizweiterleitung und Reizantwort. Ein kontinuierlicher Zustrom von sensorischen Informationen aus der Peripherie des Körpers versetzt das Gehirn in einen Arbeitsmodus. Es reicht nicht aus, einen Computer lediglich anzuschalten, wichtiger ist es, die Programme zu aktivieren. Das bedeutet für die Eltern, über einen Zeitraum von mehreren Jahren mehrmals täglich häusliche Übungen durchzuführen – bis das Kind selbst entdeckend lernen kann.

Manchmal muss das ZNS aus einer Art Dornröschenschlaf geweckt werden. Dies betrifft antriebslose Kinder, die noch keine Bewegungs- und Entdeckungsfreude zeigen. Eine versäumte Frühbehandlung und fehlende häusliche Anregung in den ersten Lebensmonaten hinterlassen Spuren. Wenn sich das Nervensystem nicht früh und vielschichtig vernetzt, so kann die frühkindliche neuronale Prägung lange Schatten werfen. Manche Eltern berichten, dass ihr hypotones Kind auch tagsüber viel zu lange schläft. Dieser Dämmerzustand sollte hellhörig machen. Das als pflegeleicht empfundene Baby könnte in seinem Dornröschenschlaf eine Menge versäumen. Sein Gehirn befindet sich wohlmöglich im Sparmodus „Verschlafen" mit Trägheit und Lustlosigkeit. Die häufig vorkommende Antriebsschwäche von Kindern mit Muskelhypotonie kann spätestens bei der Einschulung zum bösen Erwachen führen.

Die Qualität und Wirksamkeit einer guten Therapie zeigen sich zuerst in vermehrter Wachheit des muskulär hypotonen Kindes. Diese Erweckung bezieht sich auf die verbesserte Funktion im ZNS (Vigilanz). Endlich reagiert das Kind auf Zuwendung und Ansprache. Die Mimik und der Ausdruck der Augen verändern sich. Die Eltern nehmen ihr Kind als lebhafter, eben aufgeweckter, wahr. Die Zeit des neuronalen Erwachens beginnt. Das ZNS wird leistungsfähiger. Neurophysiologische Behandlung vermittelt tiefensensorische Informationen aus Muskeln und Gelenken an das Gehirn und vermehrt die Synaptogenese. Gezielter Druck, Zug, Berührung und Vibration wirken wie Öl auf die Hirnfunktion. Die Muskelspannung verbessert sich und bildet die Voraussetzung für die motorische Geschicklichkeit. Die Eltern bemerken in dieser Entwicklungsphase, dass die Anstrengungsbereitschaft und Ausdauer ihres Kindes zunehmen.

Nach ausgefüllten Wochen mit unzähligen häuslichen Übungen von Haltungsbewahrung und Gleichgewicht sowie von Stabilität und Mobilität wirkt das Kind zufriedener. Es nimmt aktiver am Familienleben teil. Die kritische Phase des verminderten Blickkontakts und des eingeschränkten Gesichtsfeldes klingt ab. Das einst antriebslose Kind robbt, kullert und krabbelt von einem Zimmer ins nächste, verweilt sich an Schubladen, erobert deren Inhalt. Es gewinnt räumliche Orientierung und Raumübersicht. In diesem sensomotorischen Prozess des Erforschens der Umwelt entwickeln sich ganz nebenbei lebhafte Augenbewegungen. Der Ausdruck ist nun wach und interessiert an Neuem.

1.8   Kinderaugen suchen Nähe

Im letzten Drittel der Säuglingsphase sind die Augenbewegungen so weit gereift, dass das triangulierende Sehen gelingt: Das Kind schaut die Mutter an, danach einen Gegenstand oder eine andere Person und vergewissert sich nun mit einem zweiten Blick zur Mutter, ob seine visuelle Entdeckung Akzeptanz findet. Am Gesichtsausdruck der Eltern interpretiert das Baby, ob es weitere Vorstöße in unbekanntes visuelles Terrain wagen darf. In der Fachsprache nennt man die Fähigkeit zu Blickpunktwechseln Triangulation. Die Augen sind dabei nicht nur auf eine Person oder ein Objekt geheftet, sondern triangulieren flexibel.

Die zarten Fäden des Erkennens von Mimik und Gestik spannen sich unter beständiger Zuwendung der Eltern zum Kind hin. Bei Abwendung und Gesichtsverlust kann sich ein kleiner Mensch nicht ausreichend bei seinen Eltern rückversichern und baut weniger Vertrauen in die noch undurchsichtige Umwelt auf. Bruchstückhafte elterliche Zuwendung stabilisiert die kindliche Gefühlswelt nicht, sondern kann irritieren.

Das heutige Ausfahren in Kinderkarren, Autositzen und Fahrradanhängern ermöglicht keinen Blickkontakt, ja, verhindert die für Säuglinge und Kleinkinder unerlässliche Kontinuität. Babys möchten sich etwa ab dem achten Monat bei der Bezugsperson vergewissern, sobald sich ein fremder Mensch nähert, das Kind anschaut und anspricht, ob die Mutter der unbekannten Begegnung zustimmt. Der kritische Augenausdruck des Babys und Kleinkindes verrät Unsicherheit, die Augen schauen deshalb erwartungsvoll zur Bezugsperson und erkunden deren Befindlichkeit. Sobald der Gesichtsausdruck und die Stimme der Mutter Vertrauen spiegeln, entspannt sich auch die Mimik des Kindes. Gegen Ende der Säuglingsphase erfolgen Blickwechsel in einem dreieckigen Verlauf, d. h., sie triangulieren. Diese Flexibilität der Augenbewegungen wird als emotionales Reifezeichen gewertet, denn es zeigt, dass das Baby zwischen bekannten und fremden Personen unterscheiden kann.

Wie geht es den vielen Kleinkindern, die in Abwendung zur Bezugsperson ausgefahren werden? Sie sind von der emotionalen Rückversicherung abgeschnitten und einer unbekannten Reizflut ausgeliefert. Sie können sich nicht bei der Mutter vergewissern, ob Passanten vertrauenswürdig sind oder nicht. Kleine, die nicht durch kontinuierlichen Augenkontakt Wärme empfangen, schauen meist ernst und angestrengt in die Umwelt. Sie erhalten keine mimische Filterung ihrer visuellen Wahrnehmung durch die Mutter. Ohne Zuwendung fühlt sich ein kleiner Mensch einsam und wird beim Ausfahren einer unerforschlichen Welt ungeschützt ausgesetzt.

Kleine Kinder, die es nicht frühzeitig lernen, zustimmende oder ablehnende Mimik der Erwachsenen zu erkennen, zeigen in den folgenden Kinderjahren kein Bedürfnis nach emotionaler Rückversicherung. Zweijährige laufen dann ziellos herum, ohne zu schauen, ob die selbst gewählte Wegstrecke gefährlich oder begehbar ist. Eltern, die ihr Kind nicht mimisch lenken, verlieren die Kontrolle über dessen Verhalten. Sie vermuten, dass ihr Kind in jedem Alter wisse, was gut und richtig ist. Dieser fatale Irrtum erschwert die Erziehung einer ganzen Kindergeneration.

Kinder lernen anschaulich durch Beobachten und Nachahmen der Verhaltensweisen, die sie sehen. Welches Vorbild geben Erwachsene und ältere Kinder? Schenken sie Ruhe und Geborgenheit? Fehlende Grenzen sind fehlende Schutzmauern, Unruhe und Ziellosigkeit breiten sich aus. Die Hirnforschung hat Spiegelneurone entdeckt, die dafür sorgen, dass sich Gesehenes blitzschnell multipliziert und in vielen Hirnregionen abrufbar ist.

Welche Vorbilder und Flimmerbilder sehen Kinder heutzutage? Welcher digitalen Überflutung sind sie ausgesetzt? Das bei Jugendlichen und Erwachsenen verbreitete Schauen auf digitale Medien ist aus Sicht der Kinder ein unmenschliches Verhalten. Gefühle werden nicht mehr ausreichend von Angesicht zu Angesicht gezeigt, erkannt und gespiegelt. Kinder, die zwischen Medien aufwachsen, erleben eine bisher nie gekannte emotionale Kälte und Verunsicherung. Unsere moderne Gesellschaft bewegt sich auf einen hausgemachten, sozialen Autismus mit Seelenblindheit zu.

Halten wir fest: Der kleine Mensch hat nicht nur eine verletzbare Seele, sondern sein Fühlen, Handeln und Denken entsprechen seiner Seele. Er ist ganz Seele! Die Seele nährt sich aus warmherzigen Augenblicken, aus liebevollem Blickkontakt. „Angesehen sein" kommt von „angesehen werden".

1.9   Ungeübt im Blickkontakt oder Autismus?

Kinder mit Muskelhypotonie haben Probleme, sich schnell bewegende Objekte visuell zu fokussieren und mit den Augen zu verfolgen, z. B. einen vorbeifliegenden Vogel, einen zugeworfenen Ball, ein rasendes Motorrad, ein Eichhörnchen im Wald, das rasch von Baum zu Baum springt, oder ein digitales Reaktionsspiel auf einem Bildschirm.

Warum reagiert das Kind nicht? Sieht es nicht genug? Mal scheint es zu sehen, dann wieder nicht? Ist es etwa ein Autist? Wenn das Kind alles wahrnimmt und nicht reagiert, dann muss es doch ein Autist sein? Laien und Fachleute überschlagen sich mit atemberaubenden Vermutungen. Der Begriff „Autismus" erlebt einen geradezu inflationären Gebrauch. In Fachkreisen ging man damit noch vor zwei Jahrzehnten vorsichtiger und sparsam um. Man war sich der Tragweite bewusst, dass wenn das große „A" erst einmal in der Patientenakte steht, dies kaum noch zu löschen ist. Der als Autist stigmatisierte Mensch ist weitgehend von beruflicher Betätigung ausgeschlossen.

Wir leben in einer medizinischen Wunderwelt, die forschend neue Krankheiten entdeckt. Über die Autismus-Spektrum-Störung (ASS) wird viel publiziert. Der Name drückt es aus: Es geht um ein breites Spektrum von möglichen Störungen. Den Autisten mit den spezifischen Symptomen gibt es nicht. Noch existiert keine verbindliche diagnostische Abgrenzung zwischen okulären Motilitätsstörungen, wie sie zuvor beschrieben bei Muskelhypotonie vorkommen kann, und autistischem Vermeiden von Blickkontakt.

Jede Kindesentwicklung lässt immer einige Fragen offen. Eine Retardierung wirft viele ungelöste Fragen auf. Entwicklung ist jedoch kein fertiges Produkt, sondern ein Prozess, bisweilen unergründlich, vielseitig und rätselhaft. Nein, alle medizinischen und pädagogischen Ungereimtheiten lassen sich nicht erklären, entschieden, nein! Auch manche innerfamiliären Fragen, Gefühlsausbrüche und Verhaltenszustände bleiben fragwürdig. Nun hat die Fachwelt begonnen, auffällige Kinder zu kategorisieren, zu Patienten zu erklären und in Patientengruppen einzuteilen. Psychologen, Pädagogen und Mediziner sind dabei, zwei große A-Gruppen zu schaffen: Aufmerksamkeitsdefizit-Syndrom und Autismus-Spektrum-Störung. Sorgt diese Aneinanderreihung von unspezifischen Substantiven für mehr Klarheit?

Liebe, mit Diagnosen geplagte Eltern, ich versuche es für Sie zu klären, ohne eine wissenschaftliche Abhandlung heranzuziehen. Ich nutze meine Erfahrung aus vier Jahrzehnten Berufstätigkeit mit Kindern, die Entwicklungsprobleme haben. Wir begeben uns ein zweites Mal auf die schwierige Reise in das Land der visuellen Wahrnehmung. Die eingeschränkte Augenbeweglichkeit bei Muskelhypotonie habe ich in Abschn. 1.5. beschrieben.

In einer Tabelle stelle ich die defizitäre Augenmotorik hypotoner Kinder dem Vermeiden des Blickkontakts autistischer Kinder gegenüber. Diese Aufstellung bezieht sich auf meine Beobachtung der okulären Motilität einer großen Gruppe von Kindern mit Muskelhypotonie und einer kleineren Anzahl von Autismus Betroffener. Die Kriterien können Eltern und Fachleuten zur Differenzierung dienen. Eltern wissen am besten, was auf ihr Kind zutrifft. Sie werden nach der Auseinandersetzung mit dem Thema „Blickkontakt" ihr Kind noch intensiver beobachten und zur Begegnung der Augen locken.

Muskelhypotonie	Autismus
Geöffnete, tief liegende Augen	Verengte Pupille und Augenring
Hinschauen zum Licht	Vermeiden von Punktlicht
Angestrengter Blick	Leerer Blick wie Hindurchschauen
Verdacht auf Absencen	Verzögerte Pupillenreaktion
Nystagmus (Augenzittern) bei seitlicher Sehrichtung als okuläre Anpassungsstörung	Erweitertes seitliches Blickfeld als okuläre Strategie zum Schutz vor visueller Reizüberflutung
Kompensatorisches Augenzittern	Erstarrter Blick ohne Zielrichtung
Lidschluss bei Reizüberflutung	Kein Lidschluss, inneres Abschalten
Irritation bei rotierenden Objekten	Großer Gefallen an kreisenden Objekten
Vermeiden von Rotation	Trudeln- und Rotierenlassen von Dingen
Keine diagonale Augenbewegung	Komplettes visuelles Erfassen
Fehlende Detailwahrnehmung	Fotografische Wahrnehmung
Vermindertes Fokussieren	Gezieltes Fokussieren kleiner Teile – Bevorzugen winziger Details
Nachlassen der visuellen Aufmerksamkeit	Erweiterte visuelle Wahrnehmung

Kindern mit Muskelhypotonie fehlen die Fokussierung und Lenkung ihrer Blicke. Ihre Fähigkeit, Menschen anzuschauen und im Blick zu behalten verbessert sich mit zunehmender Mobilität. Der Blickkontakt unterliegt einem Übungsprozess. Wenn Ihr Kind beständig Fortschritte im Kontaktverhalten macht, seien Sie sicher, dass es nicht autistisch veranlagt ist.

Autistische Kinder fokussieren gezielt, sie wissen beim Betreten eines Raumes, welche Objekte sie in Schwingung versetzen können. Solche Kinder bevorzugen runde Teile (z. B. Deckel), die sie auf den Boden werfen, um das Trudeln zu beobachten. Alles was rollt, kullert und sich dreht, bereitet ihnen Spaß. Ihre Augenbewegungen sind blitzschnell, so schnell, dass Richtungsänderungen für den Beobachter nicht erkennbar sind. Die sensorischen Vorlieben sind schwer zu beeinflussen – nur in einem pädagogischen Gesamtkonzept. Ein Autist spezialisiert sich zunehmend auf wenige ausgewählte Effekte. Die Freude an neuen Entdeckungen fehlt. Autisten sind Meister der Spezialisierung und Minimalisten im Handlungsspektrum. Flexibilität und Variabilität kommen bei ihnen nicht vor.

Menschen mit visueller Hypersensitivität, wie sie bei Autismus vorkommt, sehen buchstäblich zu viel. Sie nehmen alle Details eines Raumbildes gleichzeitig und gleichwertig auf. Diese bunte Reizfülle überflutet ihr ZNS. Das vordere, mittlere Blickfeld wird vom neuronalen Sehrindenfeld ausgeblendet, möglicherweise als Schutzfaktor. Nimmt man direkten

Blickkontakt mit einem autistischen Menschen auf, so wird dieser nicht mit lebendigem Augenausdruck erwidert. Der Blick wirkt starr, unbeweglich, ohne emotionale Wärme – wie hindurchschauend. Der Beobachter weiß nicht recht, ob er angeschaut wird. Der Autist ist jedoch höchst irritiert von der Eindrücklichkeit des gut gemeinten Blickkontakts seines Gegenübers. Innerlich schaut er weg, blendet die visuellen Stimuli im Sehrindenfeld im Hinterhaupt aus.

Autisten können sich auf die Bevorzugung der seitlichen Sehrezeptoren spezialisieren, nach innen zur Nase hin und nach rechts und links, ohne den Kopf zu wenden. Manchmal lachen sie auf, wenn sie etwas wahrnehmen, das sich unserer Vorstellung entzieht. Für uns ist ihr seltsamer Gefühlsausbruch nicht nachvollziehbar. Die Sinneswahrnehmung in einem autistischen Gehirn ist außerordentlich erweitert und hypersensitiv. Licht und Farben wirken intensiver, geometrische Muster werden explizit erkannt, feinste Strukturen genauestens erfasst. Das fotografische Gedächtnis ruht praktisch nur im Schlaf. Autistische Wahrnehmung kann man auch als Begabung sehen – und nutzen. Das spirituelle, sphärische Wahrnehmen von autistisch begabten Menschen ist eine Besonderheit, die sich jeder rationalen Erklärung entzieht. Ihr Wissen über die geistige Welt ist für normal Sensible uneinschätzbar.

Die hohe Sensitivität von Autisten korreliert oftmals mit Hochbegabung. Die in Walldorf ansässige weltweit operierende Software-Firma SAP hat bereits mathematisch kompetente Autisten angestellt und geht auf ihre besonderen Bedürfnisse ein. Ein Erfolgsprojekt!

Es gibt ebenso minderbegabte, ja, geistig behinderte Menschen mit autistischen Störungen. Man findet sie in sozialen Einrichtungen der Lebenshilfe, Caritas oder Diakonie. Zu ihrer spezifischen Problematik gibt es wenig Literatur, die zur Entschlüsselung des eigenartigen Verhaltens beiträgt. Geistig retardierte Autisten leben einsam und vereinzelt, missverstanden und unverstanden unter uns. Sie werden sonderpädagogisch betreut und oft unterfordert. Autisten mit geistiger Behinderung nehmen Sinnesreize eher vermindert wahr. Ihre Toleranz für Sinneseindrücke ist hoch, sie leiden weniger unter sensorischer Überflutung. Ihre Reizschwelle ist hyposensitiv und hyporeaktiv.

Diese sensorischen Besonderheiten entsprechen meiner Erfahrung mit geistig behinderten autistischen Kindern. Ich fand klinische Beobachtungen zur Hyposensitivität bei Autisten in längst vergriffener Literatur (Delacato 1975). Damit möchte ich meine kontroversen Betrachtungen zum Thema „Blickkontakt" schließen. Liebe Eltern, vertrauen Sie Ihrer eigenen guten Beobachtung im täglichen Umgang mit Ihrem Kind. Vielleicht empfinden

Sie Erleichterung darüber, dass Ihr entwicklungsverzögertes Kind nicht auch noch autistische Züge aufweist.

1.10 Träumerei oder Absencen?

> Meine zweijährige Tochter Annamarie hat manchmal einen starren Blick. Der Kinderneurologe hat den Verdacht auf Absencen geäußert. Ich bin Kinderkrankenschwester und kann keine auffälligen Augenbewegungen erkennen. Ob die vermuteten Absencen mit einem kurzen Bewusstseinsverlust einhergehen, soll nun durch ein EEG geklärt werden. Ich mache mir Sorgen, dass die Diagnostik Krampfanfälle im Gehirn bestätigt. Vermindert sich bei Anfällen die Lebenserwartung? Ich habe gehört, dass Epilepsie oft mit einer geistigen Beeinträchtigung verbunden ist. Die Vorstellung einer geistigen Behinderung macht mir riesige Angst!

Im Kleinkindalter kann es verfrüht sein, um bei Träumerei an Anfälle wie Absencen zu denken, denn meist wird diese Form der Epilepsie erst im Schulalter diagnostiziert. „Die kindliche Absencenepilepsie beginnt meist zwischen dem fünften und zehnten Lebensjahr", schreibt Günter Krämer (2015, S. 4) vom Schweizerischen Epilepsiezentrum in Zürich.

Absencen beginnen und enden plötzlich, sie kommen vorwiegend in den Morgenstunden und bei Müdigkeit vor. Das Kind wirkt benommen, nimmt seine Umgebung für Sekunden nicht wahr und verharrt meist regungslos. Rhythmisches Augenblinzeln, Rückwärtsbewegen oder Herabsinken von Kopf und Armen, Herabfallen vom festgehaltenen Gegenstand oder Löffel mit unkontrollierten Mundbewegungen können die Bewusstseinstrübung begleiten. Meist lässt sich keine Ursache finden. Der Behandlungsverlauf ist insgesamt günstig, mit zunehmendem Alter werden die Anfälle seltener bis hin zur Ausheilung (90 %). Die körperliche und geistige Entwicklung verläuft normal, wenn keine weitere Grunderkrankung vorliegt.

1.11 Angst ist kein guter Entwicklungsberater!

„Ist eine muskuläre Hypotonie immer mit einer geistigen Beeinträchtigung oder Behinderung verbunden?" Diese Frage bewegt viele Eltern, besonders wenn es vor, während oder nach der Geburt Komplikationen gab, die die Vitalität beeinträchtigen. Angst lähmt und raubt die seelische Kraft. Angst ist die Mutter der Sorge. Sorge führt zu übermäßiger Fürsorge. Sorge und Kontrolle sind Schwestern.

Muskelhypotonie kann die Kindesentwicklung in Teilbereichen verzögern. Nicht immer ist die gesamte Muskulatur betroffen, sondern vor allem die Stabilität des Rumpfes beeinträchtigt. Dies wirkt sich auf die Haltung aus, auf die sog. posturale Kontrolle. Die Wirbelsäule hat für Stabilität bei der Aufrichtung zu sorgen; ihr Name ist Programm. Die Aufgabe von Muskeln, Sehnen und Bändern besteht darin, die Knochen in ihrer Position zu halten. Und diese Feinabstimmung des Bewegungsapparats funktioniert nicht gut bei Muskelhypotonie.

Der Spannungszustand der Muskulatur wird vom Gehirn ausgehend geregelt. Eine auf die Tonusregulation bezogene Hirnfunktionsstörung ist jedoch nicht topografisch messbar. Häufig lässt sich die Muskelhypotonie nicht erklären und aufklären. Wenn sie nicht mit Stoffwechselstörungen, neurologischen Erkrankungen oder genetischen Syndromen verbunden ist, kann die Diagnose nicht immer eindeutig gestellt werden. Aufwendige Gehirn- und Laboruntersuchungen bleiben dann ohne Befund – zum Glück! Die verminderte Muskelspannung bewirkt vorrangig die Verzögerung der motorischen Entwicklung. Sitzen, Krabbeln, Stehen und Gehen lassen manchmal bis zum zweiten Geburtstag auf sich warten. Das Krabbeln mit der hohen Anforderung an die Koordination der Gliedmaßen wird oft ausgelassen.

Da viele Eltern ihr Kind passiv und verfrüht aufsetzen und aufstellen, übersehen sie (und auch Kinderärzte), dass kleine, wichtige Entwicklungsschritte zur selbstständigen Aufrichtung fehlen. Dieser Mangel an Haltungssicherheit und Bewegungsqualität wird von unerfahrenen Eltern und Erzieherinnen nicht erkannt und benannt. Wenn Unwissenheit herrscht, kann man die Probleme auch nicht artikulieren. Der Entwicklungsspielraum zum freien Gehen wird heute großzügig bis zum 18. Lebensmonat gewährt. Erst danach müsste der Kinderarzt eine Therapie einleiten. Umsichtige Pädiater schicken vorsorglich auch ohne Diagnose und eventuell ein Jahr früher sich spät entwickelnde Säuglinge zur Physiotherapie.

Im zweiten Lebensjahr des von Muskelhypotonie betroffenen Kindes hat sich der anfangs nur motorische Entwicklungsrückstand multipliziert. Das antriebsschwache Kleinkind erobert die Umwelt nicht in dem Maße wie Gleichaltrige. Es spürt sich und anderes schwächer. Die sich selbst entdeckende Wahrnehmung des Körpers fehlt. Aus ausgelassenen Entwicklungsstufen resultieren sensorische Defizite. Der Mangelzustand an Sinnesinformationen im Gehirn kann wiederum das Interesse, Neues zu lernen, „träge" und kleinhalten.

Heute bezeichnet man einen Entwicklungsrückstand als sensomotorische Retardierung. Früher begnügte man sich mit Ausdrücken wie „statomotorisch". Die Fachwelt hat dazugelernt und begreift Entwicklung als einen komplexen Prozess aus Emotionen, Sinneseindrücken und motorischen Fähigkeiten. Deshalb spricht man heute von sensomotorischer Entwicklung. Dieser Begriff verbindet die sensorische Wahrnehmung mit den Bewegungen des Körpers.

Mit der Erinnerung an vorausgehende Körperwahrnehmung komme ich zurück zur beunruhigenden Frage der geistigen Behinderung.

Anhand folgender Kriterien können Sie, liebe Eltern, überprüfen, ob Ihr Kind so experimentierfreudig ist, dass die geistige Entwicklung vorankommt:

- Ist mein Kind eher antriebsschwach oder neugierig?
- Steckt es unzählige Male die Hände und immer wieder alle möglichen und unmöglichen Dinge in den Mund – oder hindere ich es daran?
- Patscht das Kind mit den Händen in den Teller, grapscht nach dem Essen und versucht es in den Mund zu stecken? Füttere ich es immer noch, weil ich das Verschmieren unhygienisch finde?
- Gewähre ich die ungeschickten Selbstversuche mit Essen und Trinken, oder bin ich ungeduldig?
- Was ist der Grund dafür, dass ich meinem Kind noch keine feste Nahrung anbiete, obwohl es Zähne hat?
- Prustet, brabbelt und lautiert mein Kleines? Mag ich die rau oder schrill klingende Stimme und fördere die ersten Sprechversuche, oder sind sie mir peinlich?
- Wie kommuniziere ich mit meinem Kind? Singe ich ihm täglich immer wieder Liedchen vor, oder lasse ich lieber eine CD laufen?
- Darf mein Kind mit mir in der Küche sein, am Boden liegen und krabbeln, Schubkästen ausräumen, mit Besteck klappern?
- Akzeptiere ich das Mithelfen meines Kindes beim Essenzubereiten, oder ist mir Ordnung wichtiger?
- Gibt es Möglichkeiten in der Wohnung, auf ein niedriges Möbelstück oder Stufen zu krabbeln, oder räume ich vieles aus dem Weg?
- Sind Möbel vorhanden (Couchtisch, Bank), an denen sich mein Kind festhalten und hochziehen kann?
- Erlaube ich selbsttätige Erfahrungen mit Wasser, z. B. den Wasserhahn öffnen, Behälter füllen und ausgießen, spritzen und patschen?
- Lasse ich Berührung mit der Natur zu, z. B. auf der Wiese Gräser rupfen, kullern und krabbeln im Gras?
- Darf mein Kind drinnen und draußen barfuß sein, um den Boden besser wahrzunehmen?
- Erlaube ich meinem Kind, mit Händen und Füßen in Erde, Sand und Matsch zu greifen?
- Darf es Stöckchen und Steinchen aufsammeln, spüren, in den Mund stecken und damit spielen?

Wenn Sie gemeinsam Blätter, Kastanien und Herbstfrüchte sammeln, so fördern Sie intensive Sinneswahrnehmungen mit Gerüchen und Geräuschen. Die kindliche Neugier lässt sich im Kontakt mit Alltäglichem und Natürlichem leichter wecken als mit dem üblichen Spielzeug. Plastik ist geräusch- und geruchsarm. Materialien aus Kunststoff sind weniger anregend als eine Schatzkiste mit aufgesammelten Hölzern und Steinen. Körperlich beeinträchtige Kinder werden oftmals von der Erde ferngehalten. Ihr von Erwachsenen geregeltes, aufgeräumtes Umfeld ist sensorisch reizarm. Die angeborene Neugier lässt sich jedoch bei jedem Menschen wecken – unabhängig von einer motorischen Behinderung. Ermöglichen Sie solche Sinneserfahrungen, die alle Kinder so ganz nebenbei selbst entdecken.

Von der Intensität und Häufigkeit früh erlebter Sinneserfahrungen hängt das Verstehen ab. Begriffe bilden sich beim Anfassen, Begreifen. Der Verstand kann in dem Maße zunehmen, wie ein kleines Kind fühlen und beobachten darf. Auf der Überholspur im Autositz geschieht dieses Wunder nicht. Lernen wird von der Art und Weise bestimmt, wie ein kindliches Gehirn wahrnimmt, neuronale Vernetzungen bildet und abrufen kann. Es ist die vorrangige Aufgabe von Eltern, Betreuern und Therapeuten, kleinen und großen Kindern Vertrauen in eigene Entdeckungen und Betätigung zu geben! Auf dieser Basis schreitet die Entwicklung ungebremst voran!

1.12 „Milagros" bedeutet Wunder

Die Beziehung zwischen Eltern und Kind ist der Entwicklungsraum, in dem Vertrauen wachsen kann. Vertrauen ist eine lohnende Investition in die Seele Mensch. Es bringt immer Wachstum und Früchte hervor. Wenn das Kind sich in beständiger Elternschaft verwurzeln kann, entsteht in ihm das Urvertrauen auf der Basis von Treue und Liebe. Auch die Eltern brauchen Urvertrauen in ihr Kind. Ich erzähle dazu eine Geschichte von einer großartigen Mutter.

Beispiel

Sie kam aus den Anden Südamerikas nach Europa, nicht als traumatisierte Asylantin, sondern als Ehefrau eines deutschen Mannes. Für sie war Kindererziehung kein Thema aus Büchern, sondern ein selbstverständliches Wissen. Ihr zweites Kind wurde extrem früh geboren und verbrachte lange Zeit im Brutkasten, angeschlossen an Ernährungs- und Beatmungsschläuche. Als das Sechsmonatskind endlich nach Hause durfte, schaffte die Mutter sogleich die Ernährungssonde ab. Sie vertraute darauf, dass die Kleine saugen und schlucken würde und regte dies mit dem Finger und ihrer Brust an. Das Trinken gelang ohne Verschlucken. Als die ersten Zähne durchbrachen, durfte das Kind an einem flachen Holzstück kauen üben. Gegen Ende der Säuglingsphase, zu einem ungewöhnlichen Zeitpunkt nach der extremen Frühgeburt, bewältigte das kleine Mädchen bereits Brei und Brotstückchen.

Die körperlich starke Mutter gab viel, sehr viel wärmenden Körperkontakt, so wie die Andenvölker, die ihre Kinder in Tücher wickeln und tragen. Die Entwicklungsverzögerung klang rasant ab. Im unkorrigierten Alter von sechs Monaten hatte das Kind die Folgen der extrem frühen Geburt bereits aufgeholt. Die Kinderärztin verordnete vorsichtshalber neurophysiologische Behandlung mit Elternanleitung, denn sehr früh Geborene weisen häufig eine sensomotorische Retardierung und einige Symptome von Muskelhypotonie auf.

Diese Mutter benötigte keine Ratschläge. Ihrer Intuition folgend, führte sie ihre kleine Tochter Schritt für Schritt durch die ersten kritischen Monate. Woher nahm sie dieses Vertrauen in die normalen Fähigkeiten ihres winzigen Kindes? Nun, sie vertraute sich selbst, das Richtige zu tun, und sie hatte eine große Portion Gottvertrauen. Sie zweifelte keine Sekunde daran, dass ihre Kleine nicht alles aufholen könnte. Die Mutter quälte sich nicht mit den Gedanken, ob es später Lernprobleme geben würde.

Ihre Tochter war ein Geschenk aus Gottes Hand. Sie nannte sie Milagros, das bedeutet Wunder. Alle Fachleute wunderten sich darüber, dass nach der Entlassung aus der Neuropädiatrie keine weiteren Gedeihstörungen und Entwicklungsprobleme auftraten. Milagros spielte wie alle Kleinkinder gern im Sandkasten. Sie besuchte mit drei Jahren einen regulären Kindergarten. Die Mutter nahm ihre Berufstätigkeit wieder auf. Im Alter von sechs Jahren war das Kind völlig selbstständig und schulreif. Sie wurde regulär in die Grundschule eingeschult. Niemand fand Lern- und Konzentrationsstörungen – oder dichtete ihr solche an. Die Schülerin beobachtete genau und ordnete sich gut in die Klasse ein. Sie verhielt sich ruhig und besonnen – wie ihre starke Mutter. Milagros' problemlose Entwicklung grenzt an ein Wunder, das durch das Vertrauen der Mutter in ihr Kind Wirklichkeit wurde.

Literatur

Campbell, R. (2001). *Kinder sind wie ein Spiegel. Ein Handbuch für Eltern, die ihre Kinder richtig lieben wollen* (34. Aufl.). Marburg: Francke.

Delacato, C. (1975). *Der unheimliche Fremdling. Das autistische Kind.* Hyperion: Freiburg i. Br.

Enders, A. (2003). Muskelhypotonie im frühen Kindesalter. Klinische Differentialdiagnose. *Kinderärztliche Praxis, 8,* 516.

Michaelis, R., & Niemann, G. (2010). *Entwicklungsneurologie und Neuropädiatrie. Grundlagen und diagnostische Strategien* (4. Aufl.). Stuttgart: Thieme.

2

Muskeltonus, Vitalität und Antriebsschwäche

2.1 Kleine Neurophysiologie der Skelettmuskulatur

In diesem Buch geht es um benigne (gutartige) Muskelhypotonie, bei der keine Krankheitsherde oder erkrankten Bereiche nachweisbar sind und kein Laborbefund vorliegt. Sie ist nicht fortschreitend; im medizinischen Sinne sieht man sie als vorübergehenden, transitorischen Zustand an. „Die Muskelhypotonie im frühen Kindesalter ist ein häufiges, aber wenig spezifisches neurologisches Symptom", schreibt Angelika Enders (2003). „Die Energiebereitstellung für den Muskel kann beeinträchtigt sein durch mangelnde Sauerstoffversorgung (Herzfehler, chronische Lungenerkrankung), Mangelernährung oder Verdauungsstörung. Stoffwechselstörungen (Zöliakie, Mukoviszidose, Hypothyreose) verändern die Energiebilanz und können die Qualität des Muskeltonus beeinflussen."

Die im vorliegenden Buch beschriebenen Symptome der Muskelhypotonie sind in der hier aufgezeigten Komplexität nicht als Krankheitsbild definiert. Michaelis und Niemann (2010, S. 74) haben einige Probleme mit der posturalen Kontrolle bei benigner zentraler Hypotonie beschrieben. Die Autoren gehen davon aus, dass sich die Symptomatik der muskulären Hypotonie zwischen dem zweiten und dritten Lebensjahr verliert.

© Springer-Verlag GmbH Deutschland 2017
C. Seiler, *Nicht verzagen trotz Muskelhypotonie*,
DOI 10.1007/978-3-662-53848-7_2

Wir verstehen die Funktion der Haltemuskulatur am besten, wenn wir uns die verschiedenen Aufgaben von Muskeln anschauen:

- Muskulatur kann sich bei gleichbleibender Länge der Muskelfasern anspannen. Man nennt dies isometrische oder isotonische Spannung.
- Angespannte Muskeln erzeugen den Muskeltonus. Die muskuläre Spannung ist Grundlage jeder Haltung und Bewegung. Bei verschiedenen Handlungen wechselt der Muskeltonus in seiner Intensität. Im Schlaf und Ruhezustand ist er deutlich herabgesetzt. Seine Anpassungsfähigkeit an Tätigkeiten und Bewegungen ist enorm, variabel und flexibel.
- Muskeln können sich unter der Anspannung verkürzen. Ein beliebtes Beispiel dafür ist das Zeigen des großen Beugemuskels am Oberarm, des Musculus biceps brachii. „Zeig mal deine Muckis", sagt man gern. Unter Anspannung kann ein länglicher Muskel einen „Bauch" vorweisen.
- Gut tonisierte Muskulatur bildet mit der Zeit eine Art „Muskelrelief", wird sichtbar und fühlbar. Muskelbereiche können sich fest und hart anfühlen. Schlaffe, hypotone Muskulatur fühlt sich weich und teigig an. Hypotone Muskeln und Sehnen sind weniger tastbar. Hypotone Muskulatur weist kein Relief auf, einzelne Muskeln heben sich nicht von anderen ab.
- Muskeln können sich nicht aktiv verlängern. Man kann sie passiv dehnen. Nach dem Sport streckt man die Beine gegen einen Widerstand und zieht die Fußspitze nach oben, um die Achillessehne und rückseitige Beinmuskulatur zu dehnen. Diese „Verlängerung" hält nur so lange an, wie der Widerstand die Muskeln daran hindert, in ihre ursprüngliche Position zu finden.
- Muskeln erzeugen Kraft als wichtigste Grundfunktion. Sie halten die Knochen und Gelenke mit Kraft in der richtigen Position. Mit der Kraft vieler kleiner Haltemuskeln richtet sich die Wirbelsäule auf. Ohne Kraft ist man bettlägerig. Kraft ist ein Zeichen von Gesundheit und Vitalität.
- Muskeln sorgen für Bewegung. Muskelarbeit ist die Grundlage aller Körperbewegungen. Durch ein raffiniertes Zusammenspiel (Synergien) von sich zum Teil gegenüberliegenden Muskeln bewegen wir Arme und Beine. Bewegung erfordert die Koordination im ZNS. An höchster Stelle im motorischen Hirnrindengebiet werden Haltung und Bewegung geplant, Impulse ausgesendet und überwacht.

Man nennt die Muskelarbeit der Skelettmuskulatur Willkürmotorik. Sie wird im Mutterleib erlernt, in der Säuglingszeit wieder erworben und vor allem in den Kinderjahren ständig erweitert und verfeinert. Unter Einfluss des Willens können Jugendliche und Erwachsene körperliche Höchstleistungen vollbringen. Der Trainer von Dirk Nowitzky resümiert über dessen Ausnahmetalent im Basketball: 20 % sind Begabung, 80 % beruhen auf Übung, Wiederholung, Anstrengungsbereitschaft und Willen. Die willkürlich gesteuerte Skelettmuskulatur besteht aus vielen Fasern, die oft wie Streifen aussehen. Aus dieser Struktur leitet sich die Bezeichnung quer gestreifte Muskulatur ab.

Davon abzugrenzen ist die glatte Muskulatur. Sie umgibt die inneren Organe, die Magen- und Darmwand, Luftröhre und Speiseröhre. Die

Organmuskulatur funktioniert – zum Glück – unabhängig von unserer Anstrengung. Man nennt sie unwillkürliche oder vegetative Muskulatur, da sie ohne Willensimpulse arbeitet. Der Herzmuskel ist ein hocheffizientes, autonom wirkendes Kraftpaket.

Viele Eltern beschäftigt die Frage, welche Muskeln von Muskelhypotonie betroffen sind. Betroffen ist die willkürliche Skelettmuskulatur, jedoch nicht alle quer gestreiften Muskeln gleichermaßen. Vor allem jene Muskelfasern, die für die Körperhaltung zuständig sind, weisen zu geringe Spannung auf. Andere, auf Bewegung spezialisierte Muskeln können bei Muskelhypotonie gut funktionieren. Das heißt, schnelle Bewegungen gelingen; zur langsamen, ausdauernden, Kraft erfordernden Motorik reicht der Muskeltonus nicht aus.

Die autonom arbeitende Organmuskulatur ist nicht von Hypotonie betroffen. Das ist die gute Nachricht. Lunge, Bronchien und Luftröhre funktionieren autonom. Frühgeborene, hypotone Kinder mit unregelmäßiger, flacher Atmung können tiefes Ein- und Ausatmen erlernen. Die Muskulatur zwischen den Rippen ist willkürlicher Art. Wir können den Brustkorb bewusst heben und senken und den Atemrhythmus verändern. Atemprobleme bei Muskelhypotonie sind demnach regulierbar.

Die willkürlich arbeitende Mundmotorik ist leider häufig von Muskelhypotonie mit betroffen. Viele hypotone Kinder haben Probleme mit der Zerkleinerung von Nahrung. Sie können zwar unwillkürlich saugen und schlucken, jedoch fehlt oftmals die Muskelkraft zum Kauen. Um festere Nahrung zu bewältigen, brauchen muskulär hypotone Kinder Motivation und Anstrengung, Anreize und geduldige Begleitung. Die zum Kauen erforderliche Koordination von Mund-, Zungen- und Kieferbewegungen wird willkürlich erlernt. Das Einüben von Essen und Trinken ist für das oral hypotone Kind und die Eltern oft extrem zeitaufwendig. Aber mit elterlichem Willen und therapeutischer Unterstützung entwickeln sich kleine Nahrungsverweigerer zu guten Essern.

2.2   Unsichtbare Kraftwirkungen

Den größten Teil der Muskelarbeit spüren wir nicht. Zahlreiche, überwiegend kurze Muskeln und Bänder halten das Skelett in Form. Sie erzeugen ausdauernde Haltearbeit. Bei ihrer statischen Aufgabe ermüden sie (in der Regel) nicht. Das bedeutet, wir können viele Stunden in aufrechter, gleichbleibender Körperhaltung verbringen. Stundenlang wird die Computermaus bedient oder der Hals beim Fernsehen gestreckt, bis das Kinn ermattet auf die Brust fällt. Haltemuskeln benötigen viel Energie und Sauerstoff. Bei Untersuchungen im Labor erscheinen ihre Fasern rot. Man nennt sie rote, tonische Muskulatur.

Muskeln, die vorrangig für Bewegung zuständig sind, benötigen weniger Sauerstoff. Deshalb bezeichnet man sie als weiße, phasische Muskulatur. Doch so einfach lassen sich Körperfunktionen nicht trennen. Derselbe Muskel kann tonische und phasische Fasern enthalten. Bewegung ist ohne Haltung nicht denkbar.

Von Muskelhypotonie sind vor allem die tonischen Muskelfasern betroffen. Die Entwicklung der Vertikalisierung bis zum aufrechten Gang dauert in der Regel ein Jahr lang. Etliche hypotone Kinder tricksen ihre langsam funktionierende Haltemuskulatur aus, indem sie frühe Senkrechtstarter werden. Sie überspringen Entwicklungsschritte wie die Rotation oder das Krabbeln. Manche dieser instabilen Kinder kommen verfrüht zum Laufen, nein, sie rennen und stolpern. Es sind kleine Raser, die sich schnell und abrupt bewegen. Um zu sitzen oder auf einem Bein zu stehen, fehlt die Balance. Zappelphilippe agieren hyperkinetisch, mit überschießender Bewegung. Sie finden motorisch nicht zur Ruhe.

Hinter einem oberflächlich betrachteten hyperaktiven Verhalten verbirgt sich nicht selten eine Störung der tonischen Muskulatur. Das Kind wirkt kräftig, schubst, stößt oder drückt fest zu. Die Eltern denken, mein Kind ist stark. Fehlanzeige! Es nutzt Schwung und Schubkraft zum Bewegen. Ausdauernde Tätigkeiten, z. B. etwas vorsichtig tragen oder malen und schreiben, fallen schwer. Der Stift wird zu fest aufgedrückt. Das feine Bewegungsgefühl fehlt. Die Körperkraft wird nicht dosiert eingesetzt. Die Kraft zum Halten und Durchhalten fehlt. Hinter dem Bewegungsüberschuss verbirgt sich nicht selten Muskelhypotonie. Hyperkinesie kann eine Kompensationsform fehlender Haltearbeit der Muskulatur sein.

Möge Ihnen, liebe Eltern, dieses Kapitel zu der Erkenntnis verhelfen, dass Ihr vermeintlich starkes Kind eventuell schwach sein könnte. Ruppiges Bewegen wird von Pädagogen und Psychologen als Verhaltensstörung eingestuft und deshalb nicht ursächlich über gezielte Haltungsförderung behandelt. In der Schule fallen schnelle „Senkrechtstarter" unter den Mähdrescher des Aufmerksamkeitsdefizit-Syndroms mit Hyperaktivität. Dies könnte ein verheerender Trugschluss mit lebenslangen Folgen sein!

2.3 Kräfte wecken durch Pucken

Ein reif ausgetragenes Baby wächst in einer allmählich enger werdenden Umhüllung heran. Mit den stärksten Muskelkontraktionen, den Wehen, wird es aus der Gebärmutter herausgepresst – und übersteht den massiven Druck unbeschadet. Das kleine Köpfchen weitet dabei schiebend den Geburtskanal. In den letzten Wochen der Schwangerschaft, wenn die Gebärmutter sich senkt, hat der Schädel bereits großen Druck und Enge aushalten müssen. Wie eingemauert im Knochenring des kleinen Beckens verharrte das Ungeborene im Kopfstand. Das Gewicht des Körpers drückte dabei auf die Kieferknochen. Auf diese Weise vorbereitet hält das Kiefergelenk zeitlebens die Dauerbelastung des Kauens aus. Es ist das stärkste Gelenk unseres Körpers.

Im Mutterleib erfolgten Bewegungen und Veränderungen der Körperposition innerhalb der begrenzenden Gebärmutterwand. Mit dieser grundlegenden Wahrnehmung von Widerstand wird der kleine Mensch geboren. Es sind Urgefühle der Geborgenheit, von Druck nicht bedrückt zu werden, von Enge nicht beengt zu werden, von Stoßkraft nicht weggestoßen zu werden, Schreitbewegungen zu machen, ohne zu fallen. Diese Aufzählung vorgeburtlicher Erfahrungen lässt sich fortsetzen.

Wir kommen mit einem hohen Potenzial verlässlicher Sinneswahrnehmungen zur Welt. Die Muskulatur ist vorgeburtlich eingestimmt worden, auf Druck, Widerstände und Enge positiv zu reagieren. Auch das Pulsieren und Vibrieren des mütterlichen Herz-Kreislauf-Systems und ihrer Verdauungsorgane beruhigen und wecken zugleich Vitalität. Ein Hot-Whirlpool vermag uns eine Spur der verlorenen Glückseligkeit zu vermitteln.

Das Neugeborene braucht ähnliche Sinneswahrnehmungen wie jene im Mutterleib. Wenn es auf eine flache Unterlage gelegt wird, strampelt es haltlos im Leeren. Beim Stillen eng am Körper der Mutter gehalten, beruhigt es sich. Viele Kulturen pflegen die Tradition, ihre Säuglinge in Tücher zu wickeln und angeschmiegt am Körper zu tragen. Das über Jahrtausende bewährte Pucken ist wieder ins Bewusstsein moderner Menschen gekommen. Jedoch erfüllen die recht weiten, käuflichen Pucksäcke nicht den versprochenen Zweck. Beim traditionellen Einpucken werden mehrere Tücher schichtweise an den Körper des Säuglings gezurrt, wobei die Arme, Beine und auch der Kopf Halt gebend mit eingewickelt werden.

Kindern mit Muskelhypotonie tut Pucken außerordentlich gut. Einwickeln mit zeitlichen Intervallen ist nichts Hemmendes, sondern entspricht dem kindlichen Bedürfnis nach Sicherheit und Geborgenheit. Gegen die

sanfte Begrenzung von dehnbaren Stoffwindeln und dünnen Baumwolltüchern kann das Baby ständig kleine Bewegungen ausführen. In diesem
aktiven Spüren von Druck und Widerstand wird die tonische Muskulatur
fortwährend stimuliert. Der Muskeltonus reguliert sich selbst.

Ich habe mir eine wirksame Pucktechnik von einer albanischen Mutter und
Großmutter zeigen lassen. Sie wickelte alle ihre Kinder und Enkel stundenweise bis ins Laufalter hinein in eng geschichtete Tücher, legte sie eingepuckt
auf eine Wiege und schaukelte sie – den Rhythmus des Mutterleibes nachspü-
rend.

Kinderärzte und Schreiambulanzen empfehlen das Pucken für übererr-
regte Säuglinge, sog. Schreikinder. Fachleute sind sich über die Wickeltechnik, Zeitintervalle und Dauer uneinig. Die Eltern erhalten nicht immer
eine Anleitung zu einer wirksamen Wickeltechnik. Wenn sich ein unruhi-
ges Baby „haltlos" fühlt, kann Pucken zur Beruhigung beitragen. Das enge
Umwickeln mit mindestens drei dünnen Schichten vermittelt instabilen
Kindern mit Muskelhypotonie ein wohliges Körperbefinden.

2.4   Kraftwirkungen in der Therapie

Neurophysiologische Behandlung knüpft an vorgeburtliche sensomotorische Wahrnehmungen an. Therapeutisch lässt sich die Kraft der Muskulatur
durch gezielte Stimulierungen wecken. Kleine Nervenzellen in den Muskelfasern, an Bändern und Sehnen nehmen spezifische Impulse auf. Die Rezep-
toren dieser Tiefensensibilität sind spezialisiert auf die Wahrnehmung von

- Druck und Widerstand,
- Zug und Dehnung,
- Vibration und rhythmischem Pulsieren.

Physikalisch gesehen ist Druck die Kraft, die auf eine Fläche einwirkt. Die
fördernden Kräfte wirken von außen nach innen. Die Muskulatur reagiert
auf diese Wahrnehmung von Widerstand mit Gegenspannung und sie
erhöht den Tonus. Dazu ein Beispiel: Wenn man auf einer harten Holzbank
sitzt, werden Gesäß und Rücken mehr angespannt als in einem weichen Ses-
sel. Man sitzt aufrechter als die im Sofa einsinkende, schlaffe Couch-Potato.

Nach der Nachtruhe ist der Muskeltonus niedrig. Wenn wir im Bett liegend aufwachen, recken und strecken wir unsere Gliedmaßen meist unbewusst. Auf die Dehnungsreize folgt ein Zusammenziehen der Muskelfasern.
In der Kontraktionsphase baut die Muskulatur die adäquate Spannung auf.

Der während des Schlafes erschlaffte Muskeltonus wird mit passiver Dehnung auf die aufrechte Körperhaltung vorbereitet. Da Muskeln sich nicht von selbst verlängern können, ist Dehnen eine wichtige Übung. In der Therapie von verkürzter Muskulatur wird zur Regulierung Zug angewendet. Auch hypotone Muskeln dürfen vorsichtig unter Anleitung gedehnt werden, um sie in einen „Arbeitsmodus" zu versetzen.

Neurophysiologische Behandlung bewirkt unter Anwendung von manuellem Druck, Zug und Vibration eine Verbesserung der Tonusqualität sowohl bei Muskelhypotonie als auch bei Muskelhypertonie. Vibration ist ein starker Stimulus für die gesamte Entwicklung von Säuglingen und Kindern. Vibration zählt zu den Grundgefühlen im Mutterleib. Das Ungeborene ist im Wachzustand und Schlaf fortwährend von rhythmisch vibrierender Schwingung des mütterlichen Körpers umgeben. Jedes noch so geschädigte Nervensystem reagiert positiv auf vibratorische Reize während der neurophysiologischen Therapie.

Der verstorbene argentinische Rehabilitationsarzt Dr. Rodolfo Castillo Morales hat die Technik der manuellen Vibration auf die Muskulatur wie kein anderer spezifiziert. Die neurophysiologische Behandlung nach dem Castillo Morales®-Konzept gilt als wirksamste Therapie bei Muskelhypotonie. Sie wurde am Rehabilitationszentrum in Córdoba unter seiner Leitung entwickelt. Das Konzept stieß in Deutschland bei Kinderärzten, Zahnärzten und Therapeuten auf reges Interesse. Für Physiotherapeuten, Ergotherapeuten, Logopäden und Ärzte werden mehrwöchige Intensivkurse von der Castillo Morales®-Vereinigung angeboten, um diese besonders bei Muskelhypotonie mit vibratorischer Stimulierung wirkende Therapie zu erlernen.

Eltern von Kindern mit Muskelhypotonie und genetischen Syndromen können sich an die Vereinigung wenden, um zu erfahren, in welchen therapeutischen Praxen, Kliniken oder heilpädagogischen Einrichtungen zertifizierte Castillo Morales®-Therapeuten zu finden sind. Den Schwerpunkt jeder neurophysiologischen Behandlung bilden die täglichen häuslichen Übungen. Die Vibrationstechnik lässt sich nur manuell unter Anleitung vermitteln, sie ist nicht über gedruckte oder digitale Medien erlernbar.

2.5 Stärke und Schwerelosigkeit

Alle Kinder mögen Bewegung, z. B. Toben und Turnen, Klettern und Springen. Beim Schaukeln, Rutschen und Durch-die-Luft-Wirbeln erleben sie Schwerelosigkeit wie einst bei den Purzelbäumen im Mutterleib. Die Vorliebe zum Schaukeln ist kleinen Kindern angeboren. Schwingen und

Abstoßen, Anklammern und Haltungbewahren auf einem schmalen Brett stimulieren den Muskeltonus des gesamten Körpers. Mit jedem Schwung nimmt die Kraft zu.

Da Kinder mit Muskelhypotonie sich kaum festhalten und noch wenig Balance aufweisen, ist die Freude am Schaukeln getrübt. Einige instabile Kinder lehnen Schwingen ab. Die Fähigkeit, selbst schaukeln zu lernen, kann sich um einige Jahre verspäten. Hypotonen Kindern bereitet es Mühe, die Beine anzuheben, sie abwechselnd zu strecken und zu beugen. Die Eltern sollten zum täglichen Schaukeln anregen, denn es gibt keine bessere Übung für die Beugekraft, als sich auf einer schmalen Schaukel auszubalancieren. Muten Sie Ihrem Kind zu, dass es sich selbst festhält. Nur Ein- bis Zweijährige brauchen einen Schaukelsitz. Bei Muskelhypotonie gilt der Grundsatz, je schmaler die Basis ist, desto intensiver wird die Haltung trainiert.

Hängen Sie die Schaukel so niedrig auf, dass sich Ihr Kind mit den Füßen abstoßen kann. Trippeln und Stoßen sind eine gute Vorbereitung für das Gehen. Sobald Ihr Kind einigermaßen aufrecht sitzen kann, ist Schwingen auch das beste Mittel, um die Balance zu verbessern. Im mobilen Sitzen ist der lockere Bewegungsfluss der Beine möglich; im Stehen überwiegt bei hypotonen Kindern eine starre Beinhaltung mit überstreckten Knien und falscher Fußbelastung. Deshalb ist vom Kind gesteuertes Schaukeln angesagt, damit es seine Füße kräftigt und entdeckt, dass es die Beine flexibel bewegen kann. Auf Spielplätzen sind die Schaukeln für Kleinkinder in der Regel zu hoch angebracht. Installieren Sie zu Hause eine passende Schaukel im Türrahmen, im Wohnungsflur oder auf der Terrasse. Die Sitzhöhe soll so angepasst sein, dass die Beine leicht gebeugt sind und das Abstoßen mit den Vorfuß möglich ist.

Die Stoßbewegungen der Füße sind angeboren – auch bei Kindern mit Muskelhypotonie –, jedoch spürt die Mutter während der Schwangerschaft das Treten ihres Ungeborenen weniger stark und häufig. Nach der Geburt drückt das hypotone Baby seine Füßchen auch nicht gegen Widerstände. Es benötigt zur Beinkräftigung elterliche Unterstützung. Beim Wechseln der Windeln umfasst man die Beine, hält sie gebeugt und führt sie mit wippendem Druck gegen knöcherne Bereiche am eigenen Brustkorb. Väter haben hier Vorteile. Diesen Druck auf die Fußsohlen und Beine muss das entwicklungsverzögerte Kind unzählige Male wahrnehmen, bis es ihm gelingt, sich selbst abzustoßen. Das Drücken und Stemmen der Füße gegen die Unterlage, den Bettrand oder den Körper der Eltern stimulieren den Muskeltonus des gesamten Körpers.

Einige Säuglinge und junge Kinder suchen nicht nur mit den Füßen, sondern auch mit dem Kopf nach Halt. Sie rutschen mit dem Schädel an den oberen Bettrand und schlafen mit Druck besser ein. Je enger das Bett ist, desto sicherer fühlt sich ein kleines Kind. Vielleicht erinnern Sie sich, dass Sie als Kind Angst hatten, aus einem großen Bett herauszufallen. Bei Frühgeburten und Kaiserschnitt fehlt der Druck der Presswehen auf den Kopf und Körper. Manche Kleinkinder klopfen rhythmisch mit dem Kopf gegen eine Wand. Dieses sonderbare Verhalten bereitet den Eltern Sorge. Es könnte eine Ersatzhandlung für fehlende Geburtserfahrungen sein, mit der das Kind sich spüren möchte. Zur Abhilfe taugt ein u-förmiges Kirschkernkissen an der oberen Bettkante, in das das Kind seinen Kopf unbeschadet drücken kann. Probieren Sie aus, mit welchen einfachen Mitteln das Klopfen gegen die Wand nachlässt. Im Zusammenhang mit Körperwahrnehmung ist auch Pucken hilfreich.

2.6 Von Springmäusen und Warmduschern

Die Suche nach der Begrenzung des Mutterleibes durchzieht die Kindheit und führt zu besonderen Bewegungsvorlieben wie Wippen, Hopsen oder Galoppieren. Hüpfen ist der Favorit. Sobald Zweijährige auf das Sofa klettern können, hopsen sie fröhlich darauf herum. Eine auf dem Boden liegende Matratze ist ein ideales Übungsfeld für Kleinkinder. Ältere bevorzugen ein Trampolin, um ihre Kraft auszuprobieren. In Urgroßmutters Kindheit war der aufgemalte Hüpfkasten im Hof verbreitet, um Meisterschaften im Hüpfen auszutragen.

Kindern mit Muskelhypotonie fehlt die Sprungkraft, d. h. die Fähigkeit, den Körper mit Abfedern der Fußmuskulatur in die Höhe zu bringen. Um die Motivation zum Hüpfen zu entwickeln, ist ein elastisches Trampolin für den Hausgebrauch empfehlenswert. Sinnvoller als ein großes Trampolin im Garten ist ein kleines Trampolin drinnen, da man es auch im Winter nutzen kann. Weil die Fußbewegungen den gesamten Muskeltonus stimulieren, ist Trampolinschwingen ein unerlässlicher Beitrag zum Balance-, Kraft- und Ausdauertraining bei Muskelhypotonie. Zusätzlich wirkt Hüpfen vitalisierend auf das Herz-Kreislauf-System. Nach zehnminütiger Schwingung auf dem Trampolin sind Kopf und Körper nachhaltig aufgeweckt.

Völlig aus dem Bewusstsein unserer Gesellschaft gekommen ist die kalte Waschung. Im Badezimmer der Nachkriegszeit stand ein mit Holz beheibarer Badeofen. Es dauerte lange, bis das Wasser für das Bad am Sonnabend warm wurde. Man badete Samstagabend, um für den feierlichen Sonntag sauber zu sein. Duschen mit Heißwasser aus einem Boiler war noch nicht verbreitet. Während der Woche wusch man sich kalt, man rieb den Körper mit einem Waschlappen ab. Das Leinenhandtuch zum Abtrocknen war hart und rau.

Kühles Wasser und Rubbeln reizen die Haut viel mehr als eine warme Dusche. Der Körper reagiert darauf mit Anspannung. Wärme entspannt die Muskeln, und Hitze senkt den Muskeltonus bis hin zum Erschlaffen. Pfadfinder, die im Tipi draußen in der Natur übernachten, lernen noch gelegentlich das eiskalte Wasser aus dem Bach kennen. In der traditionellen Kranken- und Altenpflege war das kühlende Einreiben des Rückens mit Franzbranntwein zur Vitalisierung von bettlägerigen Patienten Standard. Nun, solche Maßnahmen sind Vergangenheit, sie finden nicht mehr die Akzeptanz in einer warm duschenden Gesellschaft.

An einem Beispiel aus meiner Praxis möchte ich über die Auswirkung von Temperatur auf den Muskeltonus erzählen.

Beispiel

Dennis war ein kluger Fünfjähriger, schnell und ungeschickt, waghalsig und ungebremst. Mit hyperkinetischen Bewegungen hielt er sich rennend im Gleichgewicht, das er beim Sitzen verlor. Während der Ergotherapie lernte er, sich langsam und vorsichtig zu bewegen. Seine Haltung und die motorische Impulskontrolle nahmen beständig zu. Als der Behandlungstermin auf Montag verlegt wurde, wunderte ich mich, dass der hochgewachsene Junge seinen Körper nicht mehr im Lot halten konnte. Die aufrechte Haltung brach buchstäblich zusammen, der Oberkörper beugte sich, die Muskelspannung ließ abrupt nach. Dennis fiel beim Gehen vornüber.

Ich fragte in der Familie nach, welche Aktivitäten das Kind am Wochenende derart beanspruchen, dass es am Montagmorgen erschöpft ist. „O, wir gehen den Sonntag ganz entspannt an. Wir liegen zu dritt in unserer sechseckigen riesigen Badewanne. Für unseren Sohn ist das wie ein großes Planschbecken", antwortete der stolze Vater und Erbauer der lichtdurchfluteten Wellnessoase. Ich fragte zurück, ob das Wasser warm ist. „Ja, anfangs heiß zum Entspannen, später wird es lauwarm. Wir baden jeden Sonntag gemütlich und ausgiebig." „Und wie lange?", wollte ich wissen. „Na, so zwei Stunden", war die Antwort.

Nun ging mein Rätselpuzzle auf, warum das Kind am Montagmorgen nicht mehr den Körper aufrichten konnte. Die sonntägliche Muskelentspannung wirkte lange nach. Die Muskelkraft reichte zur Rückenstreckung nicht aus, der Junge ging gebeugt, klappte förmlich zusammen. Er war nicht auf der Höhe und weder körperlich noch geistig fit. Sein Muskeltonus war nachhaltig durch die Wassertemperatur gesenkt worden. Stundenlanges warmes Baden ist ein zweifelhaftes Vergnügen für ein quirliges Kind. Kinder brauchen gerade an Wochenenden Aktivitäten, die mit kräftiger, ausdauernder Bewegung verbunden sind.

2.7 Kinder sind Erfinder

Wohlgefühle des Urvertrauens sind angeboren – unabhängig vom Grad einer Entwicklungsstörung oder Behinderung. Bewegungsarme Kinder sind große Erfinder darin, sich selbst interessante Erlebnisse zu verschaffen. Das Problem des erwachsenen Beobachters liegt in der fehlenden Akzeptanz der kindlich vitalen Ausbrüche, die er nicht versteht. Dazu gehört das häufig vorkommende Knirschen der Zähne. Eltern bemühen sich, es mithilfe einer Spange schnell wieder abzuschaffen. Sie sind besorgt, dass der Zahnschmelz unter dem Knirschen leidet. Den Eltern sind die Geräusche, die der Knirps gerade entdeckt, unheimlich unangenehm. Das Kind hört sich knirschen und wiederholt es hundertmal lachend, fühlt die Zähne und entdeckt die Kraft der Kiefer. Wenn die Zähne des Ober- und Unterkiefers sich finden, passen sie sich einander an und bilden mit der Zeit gleichmäßige Zahnreihen. Zähne ohne Beißkontakt sprießen kreuz und quer aus dem harten Gaumen hervor – beziehungslos einzeln stehend. Normalerweise entsteht der sog. Biss beim Kauen fester Nahrung, aber wenn das Zweijährige noch Brei bekommt, hilft es sich selbst.

Entwicklungsverzögerte und behinderte Kinder, die zu lange auf dem Rücken liegen und die Umwelt nicht erforschen können, nutzen ihre angeborene Fähigkeit zur Selbstregulation. Leider geraten sie mit ihren selbst erfundenen Wahrnehmungen in eine Einbahnstraße, aus der sie nicht herausfinden, um sich neuen Entdeckungen zuzuwenden.

Einige Beispiele für auffällige Bewegungen und Haltungen:

- Im Liegen überstrecken vor allem Frühgeborene den Kopf, drücken ihn in die Unterlage und bauen auf diese unphysiologische Weise Körperspannung auf. Die rückwärts gerichtete Reklinationshaltung verhindert freies Sitzen und gefährdet das Gehen.
- Manche Kinder lieben Kopfschaukeln, ruckartiges Hin- und Herbewegen. Mit Schwung gelingt ihnen dies auch bei schwacher Muskulatur.
- Wenn Kinder mit hypotoner Halsmuskulatur ohne ausreichende Kopfkontrolle sitzen, versuchen einige, mit Anspannen des Gesichts gegenzusteuern.

Sie erfinden Grimassen und eigenartige Kieferbewegungen. Manches Schulkind kaut am Ärmel seines T-Shirts, an Fingernägeln oder Stiften.

- Kleine und große Kinder, die in der Rückenlage ihre Hände nicht anschauen können, fangen an zu wedeln. Die Handgelenke sehen dabei seltsam verdreht aus. Nun, die Armkraft reicht nicht aus, um einen Gegenstand zu greifen und die Hände vor das Gesicht zu führen. Voreilig sprechen Fachleute von stereotypen Bewegungen. Hoppla, wie soll das liegende Kind denn spielen? Klatschen gelingt ihm eventuell mit abgelegten Oberarmen, wenn der Bauch nicht zu dick ist und die Hände in der Mitte zusammentreffen. Das klingt gut und wird oft, sehr oft wiederholt. Patschen beinhaltet Hören und Fühlen. Außerdem wird Klatschen als soziale Handlung nachgeahmt, denn die Erwachsenen beklatschen das Kind ja auch gern.
- Kratzen ist noch beliebter bei hyptonen Kleinen, die nicht viel mit ihren Händen tun können. Das gelingt am besten in der Bauchlage mit abgelegtem Kopf. Alles wird bekratzt, die Matratze, die Bettkante, die Windel, nein, die knistert. Knistern ist auch nützlich, also versucht das liegende Kind über nestelnde und reibende Bewegungen die Umwelt hörbar und spürbar zu machen.
- Das Klimpern des Schlüsselbundes lieben alle, ob Schnecke oder Tausendsassa. Neuerdings wird schon den Kleinsten das Smartphone zum Zaubern von bunten Effekten überlassen.
- Beim Ausfahren kann man mit den Füßen scharren, sofern ein Fußbrett vorhanden ist. Beim Sitzen auf dem Stuhl klappt das Scharren besser. Gegen Holz klingt das Klopfen mit Beinschwung gut. Zum Sitzen gezwungene Füße wollen und müssen immer irgendwo anstoßen, sind ständig auf der Suche nach Widerstand. Grenzenlosigkeit ist langweilig. Wissen Sie noch, welche Eigenarten Sie beim langen Sitzen in der Schule erfunden haben? Kinder sind zum Glück Erfinder.

2.8   Nesthocker

„Pick, pick, pick, wer klopft denn da im Ei?", heißt es in der musikalischen Erzählung von Rolf Zuckowskys *Vogelhochzeit*. Wenn das Vogelbaby groß genug ist und das Ei zu eng wird, bringt es die Kraft auf, sich selbst zu befreien. Es zerstört aus eigenem Antrieb die schützende Umhüllung und verlässt die vertraute Geborgenheit. Außerhalb des Eies, auf unbekanntem Terrain wagt sich das Tierchen auf die Beine, streckt sich, fällt auf den Bauch, reckt den Hals und entfaltet die verklebten Flügel. Nach und nach wachsen Federn am schutzlosen Körper. Bis zum Fliegenlernen braucht es Zeit und geduldige Fürsorge der Eltern.

Beispiel

Elena ist 20 Monate alt und genießt die Zuwendung ihrer Eltern in vollen Zügen. Im Alter von sechs Monaten traten Krampfanfälle auf, die nicht wieder abgeklungen sind. Trotz hoher Medikation bricht die Epilepsie gelegentlich mit zerstörerischer Wucht durch. Seit diesem Einschnitt scheint die Entwicklung des kleinen Kindes still zu stehen. Der innere Antrieb zum Bewegen ist in der wichtigen Phase des Erforschens erstickt. Es gibt keine ausreichende Erklärung für Elenas massive Antriebsstörung. Hängt sie mit der Epilepsie zusammen, oder hemmen die starken Medikamente nicht nur die Krämpfe, sondern auch die Wachheit des ZNS?

Eine ausgeprägte muskuläre Hypotonie vom Ausmaß einer globalen Bewegungsstörung beginnt sich bei dem Kleinkind zu etablieren. Alle Körperbereiche sind betroffen – der Mund, die Zunge und die Mimik jedoch nicht. Elena kann mit den Augen sprechen! Sie beobachtet genau ihre Umgebung und wirkt nachdenklich, in sich versunken. Trotz ihrer Passivität ist sie ein zufriedenes Kind, das nicht fordert, nicht schreit und stets zufrieden erscheint.

Das kleine Mädchen liebt zwei Körperhaltungen, die es selbst nicht verändert: auf dem Schoß der Eltern kuscheln oder auf dem Rücken liegend in die wedelnden Hände klatschen. Stundenlang kann es liegend verweilen, den freundlichen Stimmen lauschen und die Geräusche des Haushalts aufnehmen. Es scheint nichts zu vermissen. Die liebevolle Zuwendung der Eltern ist ihm sicher. Es bleibt fröhlich und genügsam auf dem Rücken liegen, ohne den Wunsch zu verspüren, sich aufzurichten. Diese Art der Antriebstörung blockiert die ohnehin schleppende Entwicklung.

In der Therapie von Muskelhypotonie kommt es nun darauf an, die harte Nuss der Antriebsproblematik zu knacken, das Kleinkind in Bewegung zu bringen. Dazu ist es nötig, die gemütlichen Gewohnheitshaltungen zu vermeiden und das Kind aus seiner Komfortzone zu locken. Manchmal gelingt dies leichter in einem anderen Umfeld, z. B. bei der Tagesmutter.

Ein Tripp-Trapp-Stuhl wird auf Elenas Größenverhältnisse angepasst, das Fußbrett rutschfest gemacht und so erhöht, dass die Füße sicheren Kontakt zum Zwischenboden haben. Die Zweijährige kann nun aufrecht sitzend mit einem Gurt abgesichert am Gruppengeschehen teilnehmen.

Der erfahrene Kinderneurologe Castillo Morales betonte stets die Notwendigkeit der frühen Vertikalisierung von Kindern mit Muskelhypotonie. Er riet allen Therapeuten, Kinder mit Retardierung wie im Fall von Elena nicht monatelang in der Rückenlage zu belassen, sondern die geistige Entwicklung durch Aufrichtung anzukurbeln.

Wenn Kinder lange Zeit hilfsbedürftig sind, lösen sie sich verspätet oder gar nicht aus der Symbiose zu den Eltern. Sie haben noch nicht erlebt, welchen Vorteil es bringen würde, selbst aktiv zu werden. Sie lassen sich lange tragen und helfen dabei nicht mit. Sie greifen nicht nach dem aus der Hand gefallenen Spielzeug, sondern lassen es unbeachtet liegen. Sie warten darauf, dass jemand mit ihnen spricht, spielt oder kuschelt. Auf dem Schoß wippen sie nicht wagemutig, sondern lehnen sich an. Ein anfangs als pflegeleicht empfundener, anspruchsloser Säugling kann im zweiten Lebensjahr zu einem quengelnden Kind mutieren, das ständig die Hilfsbereitschaft der Eltern einfordert.

Auch Elena will die schützende Symbiose mit ihren Eltern nicht verlassen. Sie hat noch nicht erfahren, wie interessant es außerhalb der elterlichen Umhüllung sein könnte. Ihr Bewegungsradius ist auf ihre Armlänge begrenzt. Sie weiß nicht, welche neuen Entdeckungen mit körperlicher Anstrengung möglich wären. Deshalb liegt, sitzt und träumt sie scheinbar zufrieden vor sich hin wie ein hilfloses Vogelkind, das nicht flügge werden will. Sie hat noch nicht zu sprechen begonnen und ahmt keine Handgesten nach. Niemand kann zu diesem Zeitpunkt sicher einschätzen, ob nur die Motorik stagniert oder ob auch die geistige Entwicklung zurückbleibt.

Um den zweiten Geburtstag lernen die meisten Kinder mit Muskelhypotonie frei zu gehen, wenn sie dazu motiviert und anstrengungsbereit sind. Elenas Abstand zu Gleichaltrigen wirkt besorgniserregend auf die Eltern und Verwandten. Schlimme Befürchtungen schleichen sich ein. Im Altersvergleich verläuft die Entwicklung von Kindern mit ausgeprägten Antriebsstörungen wie bei sich langsam nach unten öffnenden Scheren.

2.9 Sprachtanz

Wir können uns gut daran erinnern, welche Lehrer wir in unserer Schulzeit besonders mochten. Es waren jene, deren Ausdrucksweise wir verstanden. Andere Lehrer brachten uns mit ihrer monotonen Stimme zum Einschlafen. Nicht die Lautstärke rüttelt wach, sondern stimmungsvolle Lautmalereien rufen zur Aufmerksamkeit.

Was ist das Geheimnis des konzentrierten Zuhörens? Belauschen wir einmal die ersten Gespräche zwischen einer Mutter und ihrem Baby. Wörter spielen dabei keine Rolle, im Gegenteil, der Dialog besteht aus freudigem Ausprobieren von Tönen. Diese präverbale Kommunikation erinnert an Vogelstimmen, die sich gegenseitig animieren. Mutter und Kind trällern Silbenketten, deren Frequenzen sie so modellieren, dass eine Melodie, die Prosodie, entsteht. Gedehnte und kurze Frequenzen lassen einen beschwingten

Rhythmus erkennen. Aus Gurren und Geckern, Lallen und Schnalzen entsteht eine Sinfonie.

Die Mutter wiederholt freundlich, was der kleine Mensch so von sich gibt. Jeder Ton wird willkommen geheißen. Mit dem ganzen Körper drückt der Säugling seine noch unbeholfene Stimmbildung aus. Die melodische Antwort der Mutter bildet eine verlässliche Resonanz für das Kind. Gemeinsam und unaufhaltsam komponieren beide ihre spezifische, mit hohen Frequenzen angereicherte Prosodie, wobei der Vater stimmlich nicht mithalten kann.

> Die Lust zu kommunizieren, wird beim Kind über die hochtonreiche Mutterstimme geweckt. Der Säugling und die Mutter gleichen ihre stimmlichen Frequenzen melodisch (prosodisch) an, modifizieren und variieren ihre Stimmen dialogisch. Man nennt diese präverbale Kommunikation Motherese. Untersuchungen während der Schwangerschaft ergaben, dass der hohe Singsang der Mutter die Leitfähigkeit der Hörnerven (Myelinisierung) beim Ungeborenen voranbringt.

Eltern mit einem Kind mit Muskelhypotonie warten lange auf den ersten Ton, auf Silben und noch länger auf das erste Wort. Sollte das Zweijährige nicht schon längst „Mama" sagen können? Die Voraussetzung zur Kommunikation ist ohne Kopf- und Körperaufrichtung verringert. Das liegende Kind wird optisch und akustisch weniger wahrgenommen. Sein erstes Murmeln bleibt unbeachtet, unerhört. Allmählich entdeckt es seine Stimme und entlockt ihr schrille Schreie. Das Dosieren des Luftstromes zwischen den Lippen bis zum Kehlkopf wird durch die hypotone Muskulatur im Mundraum erschwert. Die Stimme klingt wie ein Krächzen, gleichförmig und unmelodisch. Die Eltern erschrecken über solche Misstöne und wenden sich ab. Allein das Kind freut sich, je schriller ihm Laute gelingen. Mit Geschrei erhält es zwar keinen Willkommensgruß, wird aber von den Erwachsenen beschwichtigt. Nur die Geschwister finden hohe Tonlagen lustig und erwidern sie kreischend. In jedem Schwimmbad und in Turnhallen kann man den ohrenbetäubenden Schreigesang junger Kinder vernehmen. Es ist ihr Kommunikationsmodus, sich über Distanzen hinweg zu verständigen. Verglaste und gekachelte Flächen erhöhen die Resonanz. Singen nicht auch Erwachsene ungeniert im Badezimmer?

Wie verhält sich die Außenwelt einem entwicklungsverzögerten Kleinkind gegenüber, das mit mehrjähriger Verspätung seine Stimme ausprobiert? Beim Ausfahren finden Eltern und Großeltern die disharmonischen Töne peinlich, wenn Passanten sich erstaunt umdrehen. Ein kreischendes

Kind muss ein Notfall sein! Das unbeholfene Geplärre des Kindes wird beschwichtigt, bis es wieder verstummt. Noch bevor die Stimmbänder ein-gestimmt werden, dreht man das Mundraumradio ab.

Bei vielen Kindern mit Muskelhypotonie lässt die Sprachentwicklung so lange auf sich warten, dass die ersten Laute befremdlich wirken. Die Eltern vergessen dann jenes Begrüßungszeremoniell, das jedes lautierende Baby selbstverständlich erhält. Die reibende Kinderstimme wird als unangenehm empfunden und nicht nachgeahmt. Ohne freudige Resonanz modifiziert das Kind seine Lautbildung nicht. Silbenketten, aus denen Wörter entstehen können, bleiben aus. Aus „Mamamamm" wird dann nicht „Mama" geformt. Ohne den Trommelwirbel elterlicher Begeisterung vergeht dem Kind die Lust am Sprechen. So allmählich wie die Stimmbildung einiger Kinder mit vielschichtigen Entwicklungsproblemen begonnen hat, verstummt sie manchmal wieder. Ohne Spaß an gemeinsamer Lautmalerei und ohne den freudigen Sprachtanz bleibt die Sprachentwicklung auf der Strecke – noch ehe sie begann.

Literatur

Enders, A. (2003). Muskelhypotonie im frühen Kindesalter. Klinische Differential-diagnose. *Kinderärztliche Praxis, 8,* 516–526.

Michaelis, R., Niemann, G., & Niemann, G. (2010). *Entwicklungsneurologie und Neuropädiatrie. Grundlagen und diagnostische Strategien* (4. Aufl.). Stuttgart: Thieme.

3

Eltern auf der Suche nach Antworten

3.1 Uns quälen so viele Fragen!

Eine Mutter schreibt per E-Mail:

> Ich bin Kinderkrankenschwester und machte mein Examen 1990. In mei-
> ner Ausbildung gab es keine Hinweise zum Umgang mit muskulär hypoto-
> nen Säuglingen und Kindern. Es schien dieses Krankheitsbild nicht zu geben,
> außer im Zusammenhang mit genetischen Syndromen, z. B. dem Down-Syn-
> drom. Als unsere Tochter mit enormen Anpassungsschwierigkeiten geboren
> wurde, vor allem beim Saugen, fing ich mit meinem Wissensstand bei null
> an. Erst nach sechs Monaten, als sie immer noch wie eine Puppe mit unbe-
> weglichen Gliedern auf dem Rücken lag, wurde vorsichtig die Diagnose
> „Muskelhypotonie" geäußert. Der Facharzt gab dazu keine Erklärungen und
> beantwortete keine meiner vielen Fragen. Er ließ mich mit seiner Aussage
> buchstäblich im Regen stehen.

Ein Elternpaar möchte wissen, was es tun kann:

> Von kinderärztlicher Seite wurden wir Eltern nicht auf die Tragweite der Mus-
> kelhypotonie hingewiesen. Wir fühlen uns allein gelassen, was den Umgang
> mit der Entwicklungsstörung und mögliche Zukunftsszenarien betrifft. Wir
> haben tausend Fragen und können mit niemanden darüber reden, auch nicht
> mit Fachleuten. Wir stehen täglich vor neuen Problemen mit unserem Kind.
> Es brennt noch viel Ungeklärtes in unserer Seele, und große Sorge um die
> Zukunft überschattet unser Familienleben.

© Springer-Verlag GmbH Deutschland 2017
C. Seiler, *Nicht verzagen trotz Muskelhypotonie*,
DOI 10.1007/978-3-662-53848-7_3

Eltern von Kindern mit Muskelhypotonie stellen sich die folgenden Fragen:

- Wir haben die Frühbehandlung verpasst, ist unserem Kind noch zu helfen?
- Wird unser Kind immer motorische Schwierigkeiten haben?
- Kann sich die verzögerte Entwicklung auf den Verstand auswirken?
- Kommt es infolge der motorischen Probleme auch zu einem geistigen Still-
  stand, zum Zurückbleiben in der geistigen Entwicklung?
- Wie wird unser Sprössling in einer Gruppe mit anderen Kindern zurecht-
  kommen?
- Wirkt sich das langsame Vorankommen auf das schulische Lernen aus?
- Bremst es etwa die Schulkarriere?
- Erwarten unser Kind auch im späteren Leben Probleme mit der Alltagsbe-
  wältigung?

3.2   Austherapiert, wenn das Kind gehen kann?

Die Mutter des kleinen Mädchens Annamarie hat mir E-Mails gesendet, die die Gedanken und Erfahrungen vieler Eltern widerspiegeln. Das Kind wurde nur kurz physiotherapeutisch behandelt und das recht spät. Die Mutter zeichnet mit Sachverstand ein klares Bild ihrer entwicklungsverzögerten Tochter. Ich möchte anderen betroffenen Eltern unsere digitale Kommunikation mit geänderten Namen zugänglich machen:

Unsere Tochter ist jetzt 21 Monate alt. Sie hat wahrscheinlich eine leichte Form der muskulären Hypotonie, welcher Art wissen wir (noch) nicht. Es ist kein Syndrom, so viel ist sicher. Das Neugeborenen-Screening war unauffällig, die Schädelsonografie auch. Wir haben uns im ersten halben Jahr keine Gedanken über unser pflegeleichtes, ruhiges Baby gemacht.

Nachdem unsere Kleine im neunten Lebensmonat keinen Antrieb zum Bewegen zeigte, wurde endlich Krankengymnastik verordnet. Sie hat 18-mal neurophysiologische Behandlung nach Bobath bekommen, was für den gesamten Entwicklungszeitraum von einem Jahr nicht wirklich viel ist. In der Physiotherapie lernte unsere Tochter, sich zu drehen, zu krabbeln und zu laufen. Ihr Entwicklungsstand sei nach Meinung des Kinderarztes nur noch zwei bis drei Monate zurück.

Er wünscht, dass wir jetzt eine Therapiepause von drei bis sechs Monaten machen, um zu sehen, wie sich Annamarie weiterentwickelt. Wenn wieder Probleme auftauchen, soll eine Blutuntersuchung durchgeführt werden. Der Kinderarzt beschwichtigt unsere Sorgen und meint, es sei nicht gut, wenn man als Eltern alles Mögliche weiß. Mir wäre es lieber, ich wüsste, was unsere

Tochter in der Zukunft erwartet, sonst macht man sich ja noch komplett verrückt. Der Kinderarzt findet die Symptomatik nicht so schlimm.

Damit Sie sich ein Bild machen können, versuche ich, unsere nun bald Zweijährige zu beschreiben: Nach kurzzeitigem Sitzen (z. B. im Kinderwagen oder Autositz) hängt Annamarie schief zu einer Seite. Nach weiteren Minuten klappt sie zusammen wie ein Taschenmesser. Anstatt sich wieder aufzurichten, streckt sie die Arme waagrecht zu den Körperseiten aus, anstatt sich irgendwo festzuhalten. Das sieht recht hilflos aus, und wir müssen ihr wieder aufhelfen, sonst bleibt der Kopf auf den Beinen liegen.

Beim Wickeln gibt es ein ähnliches „Klappmesserphänomen". Annamarie berührt nicht mit den Füßen stoßend meinen Oberkörper, sondern streckt die Beine mit weit nach außen gedrehten Fußspitzen kerzengerade in die Höhe. Gleich darauf gelangt sie mit den Fußsohlen bis zu ihren Ohren. In der Krabbelgruppe beobachte ich, dass Babys gerne an ihren Zehen nuckeln. Bei meiner Kleinen habe ich das stets vermisst. Da wir mit der Physiotherapie pausieren müssen, habe ich niemanden, mit dem ich über die täglichen Probleme reden kann.

Was Annamaries Mutter von ihrer Tochter erzählt, spricht deutlich für noch bestehende Symptome der Muskelhypotonie. Ein gesundes Kind passt seine Bewegung ständig den täglichen Verrichtungen wie Hochnehmen und Tragen, Füttern, Wickeln und Anziehen an. Diese motorischen Leistungen entsprechen der neuronalen Regulation des Muskeltonus bei häufig wiederkehrenden Impulsen. Muskulär hypotone Kinder strecken die Gliedmaßen beim Aufsetzen und Tragen, anstatt durch Anbeugen des Kopfes, der Arme und Beine mitzuhelfen. Während des Hochnehmens hängt der Kopf unbequem nach hinten, sodass Eltern intuitiv das Köpfchen halten. Abruptes Hochziehen an den Armen belastet den weichen Schultergürtel. Wenn Eltern ihr Kind jedoch an den Oberarmen in Schulternähe haltend aufnehmen, hat es Chancen, den Kopf selbst mitzuführen, anstatt ihn hängen zu lassen.

Die Beinhaltung beim Wickeln erscheint kerzengerade. Wenn die Kraft zur Streckung nachlässt, werden die Beine auf dem Bauch oder seitlich neben dem Körper abgelegt. Die Mutter nennt es Klappmesserphänomen, ein inoffizieller Ausdruck, den ich in diesem Buch aber weiter verwende. Diese Beinstreckung verbunden mit der Unfähigkeit, die Beine anzubeugen und stabil gebeugt zu halten, ist ein sicheres Zeichen für hypotone Muskulatur. Zum Anheben der Gliedmaßen nutzen hypotone Kinder Körperschwung, womit sie die Muskelkraft ausgrenzen. Die Kniegelenke überstrecken sich, d. h., die natürliche Gelenkmechanik wird sozusagen ausgehebelt. Auf diese Weise haben Sehnen und Muskeln nicht mehr viel zu halten.

Bei der überstreckten Positionierung der Beine verschiebt sich der Hüft-kopf in der Hüftgelenkspfanne nach innen. Dies kommt einer kompensato-rischen Stabilisierung gleich. Die Füße drehen sich nun unkontrolliert nach außen, wobei sich die Großzehen inaktiv nach oben ziehen. Wenn dieses seltsame Verdrehen von Beinen und Füßen nicht neurophysiologisch thera-piert wird, so kommt es beim Gehen immer zu einer Fehlbelastung der Füße und aller darüber liegenden Gelenke.

Selten ist ein muskulär hypotones Kind mit Entwicklungsverzögerung bereits im zweiten Lebensjahr austherapiert. Es gibt bei Annamarie zu viele deutliche Anzeichen für das Fortbestehen der Muskelhypotonie. Nach mei-ner Erfahrung sollte eine neurophysiologische Therapie kontinuierlich andauern, bis die gravierenden Symptome beseitigt sind. Ohne ausreichende Therapie können sich im späteren Alter Fehlstellungen ausprägen. Diese dann operativ zu korrigieren, ist nicht der Königsweg, da man Muskulatur nicht mit Operationen stärken kann. Eine konservative Therapie sollte der operativen immer vorausgehen. Ein entwicklungsverzögertes Kind hat ein Anrecht auf neurophysiologische Behandlung, damit es erst gar nicht zu Fehlstellungen und Fehlentwicklung kommt.

3.3   Kleine Kinder lassen sich leicht tragen – unser Kind nicht

Annamaries Mutter schreibt:

> Beim Tragen kann sich unsere Zweijährige immer noch nicht festhalten. Wenn es mal gelingt, dann nur mit dem rechten Arm. Meist streckt sie beide Arme weit von sich, genauso wie beim Ausfahren im Buggy. Im Supermarkt muss ich aufpassen, dass wir nicht an Regale stoßen und Sachen herunterfallen. Ebenso wenig winkelt Annamarie ihre Füße an, sondern lässt die Beine einfach her-abhängen. Die Beine baumeln nicht nur, sondern schlenkern und stoßen an Hindernisse. Beim Tragen ist mein Kind selbst ein sperriges Hindernis.

Das Mithelfen und Festhalten beim Tragen vermissen viele Eltern von Kin-dern mit Muskelhypotonie. Um das sonderbare Wegstrecken oder Hängen-lassen der Gliedmaßen zu verstehen, müssen wir frühe Entwicklungsschritte in den Blick nehmen. Wir tragen unsere Säuglinge und Kleinkinder meist in Sitzhaltung an unserem Körper angelehnt oder abgestützt. Mit vier bis sechs Monaten halten sich Säuglinge beim Tragen in aufrechter Haltung am Körper der Eltern fest. Das geschieht mit den kleinen Händen, die sicher zugreifen können, beispielsweise an der Kleidung oder am Hals der Eltern. Beim Tragen an der Körperseite ohne Tuch und Tragegestell drücken die Kleinen ihre Beine fest um die Hüfte des Erwachsenen. Kinder von Naturvölkern, die ohne Tragehilfen getragen werden, können sich mit sechs Monaten auf der Hüfte der Mutter sitzend ausbalancieren.

Bereits beim Hochnehmen beugen Babys die Beine, die Arme und ab der zweiten Säuglingshälfte zunehmend den Kopf und Rumpf. Das Kind bereitet sich selbst sozusagen auf das Tragen vor, indem es seine Körperhaltung noch im Liegen erwartungsvoll anpasst. Entwicklungsforscher bezeichneten diese antizipatorische (vorausschauende) Haltungsanpassung als Anspreiz-Hockstellung.

Muskulär hypotone Kinder können die Bauch- und Beinmuskulatur nicht anspannen und deshalb beim Tragen nicht mithelfen. Sie rutschen wie ein Mehlsäckchen am Körper der Eltern herunter.

Ein lederner Gurt mit verbreiterter Sitzfläche, den man wie einen Gürtel anlegt, erleichtert das seitliche Tragen des hypotonen Kleinkindes. Näheres dazu finden Sie in Abschn. 8.2 unter der Bezeichnung „Easy Rider". Eine praktische Hüfttrage kann man selbst herstellen, indem ein Schaumstoffblock mit einem breiten Gürtel verbunden wird. Naturvölker tragen ihre Kleinkinder seitlich auf einer schmal gefalteten Hängematte. Eine gute Übung zur Sitzbalance! Möglichkeiten zum Greifen an der Kleidung der Eltern, z. B. eine aufgenähte Brusttasche oder eine Weste, in deren Armloch das kleine Kind die Hand stecken kann, erleichtern dem hypotonen Kind, sich festzuhalten. Eine dicht gewebte, schräg um den Körper geschlungene Schärpe unterstützt das Tragen auf der Hüfte.

3.4   Hilfe gegen das Klappmesserphänomen

Nun komme ich zum sog. Klappmesserphänomen, das Annamarie im Liegen und Sitzen zeigt. Jedes kleine Kind möchte seine Füße betrachten und sie zum Mund führen. Dem hypotonen Kind gelingt das Anheben der Beine nur mühsam, es streckt sie kurz hoch, bevor die Beine wie ein Klappmesser in die Schwerkraft absinken. Im Sitzen „klappt" der Körper nach unten, beschreibt die Mutter. Trainierte Bauch- und Rückenmuskeln bewirken die Statik beim Sitzen. Wenn ein hypotones Kind nun im Sitzen – wie ein Klappmesser – den Kopf auf seinen Beinen ablegt, so ist die zum aufrechten Sitzen erforderliche Bauch- und Rückenmuskulatur noch nicht stabil genug.

> Jedem Schritt der Aufrichtung geht ein langer Übungsprozess voraus, der an den Füßen beginnt. Beim Wickeln, beim Ausfahren, beim Tragen, beim Sitzen auf dem Schoß und auf dem Stuhl brauchen entwicklungsverzögerte Kinder ständig Anreize zur Fußwahrnehmung. Nur wenn die Füße Widerstand spüren, bilden sie die muskuläre Tragkraft aus, die den Körper beim Sitzen, Stehen und Gehen im Lot hält.

Eltern sollten darauf achten, dass die Beine ihres Kindes nie ausgestreckt auf der Unterlage liegen – weder tagsüber noch nachts –, sondern in Beugestellung der Hüft-, Knie- und Sprunggelenke gelagert werden. Mit der täglichen Körperpflege kann man die Wahrnehmung der Zehen und Füße verbinden, die das Kind selbst nicht spüren kann, z. B. mit angehobenen Beinen die Zehen und Fersen aneinanderreiben. Spielerisch lassen sich die Zehenzwischenräume mit einem weichen Schuhband umwickeln, das das Kind selbst entfernt. Auch die Strümpfe darf es täglich selbst ausziehen. Eltern müssen in jeder Körperhaltung darauf achten, dass die kleinen Füße nicht falsch belastet nach innen abknicken, sondern im Bereich eines gesunden Fußabdrucks Bodenkontakt spüren.

> Durch intensive Fußspiele mit Streck- und Greifbewegungen der Zehen kräftigt sich das Fußgewölbe. Die Gewölbebildung erfolgt im Säuglingsalter vor dem Stehen und Gehen. Wenn in der Frühbehandlung die Füße „vergessen" werden, so sitzen hypotone Kinder mit Froschhaltung der Beine und mit rundem Rücken. Sie stehen mit falscher Belastung auf dem Innenrand anstatt auf dem Außenrand der Füße. Die 26 kleinen Fußknochen, die nur von Muskeln und Bändern gehalten werden, verrutschen dann in falsche Positionen. Die Fußgewölbe senken sich nach innen ab und können zu Knick-Plattfüßen führen. Die Fersen, die zwei Drittel des Körpergewichts tragen, wandern ohne muskulären Halt V-artig nach außen.
>
> Hypotone Füße ohne Fußgewölbe müssen mit elastischen Binden oder Tapes, besonderen Einlagen oder speziellen fußstützenden Orthesen versorgt werden, sobald sich beim Kind mit Muskelhypotonie Fehlbelastungen zeigen. Sensomotorisch stimulierende Einlagen mit Abrollfunktion wurden von der Physiotherapeutin Nancy Hylton entwickelt und werden von ausgewählten Orthopädiemechanikern nach Maß angefertigt.

3.5   Sitzen, wenn die Balance fehlt?

Annamaries Mutter sorgt sich um die Sitzhaltung ihrer zweijährigen Tochter und berichtet:

Nach kurzzeitigem Sitzen im Kinderwagen oder Autositz sinkt Annamarie schief zu einer Seite und klappt schräg nach vorn zusammen wie ein Taschenmesser. Die Arme sind dabei waagrecht ausgestreckt. Sie kommt nicht auf die Idee, sich wieder hochzuziehen.

> Sitzen ohne ausreichendes Gleichgewicht ist wie ein leckgeschlagenes Boot, das schief im Wasser liegt. Ein Meilenstein in der Säuglingsentwicklung ist das freie Sitzen. Freies Sitzen bezeichnet die Fähigkeit, sich selbst aufzusetzen und aus der Sitzhaltung heraus in eine andere Körperposition zu gelangen. Eltern warten meist nicht ab, bis ihr Kind sich so weit seitlich abstützen kann, dass es aus der Bauchlage oder aus der Krabbelstellung selbst zum Sitzen kommt. Den Körperschwerpunkt nach allen Seiten verlagern zu können, ist die Voraussetzung dafür, um beim Sitzen Balance zu halten.

Fast alle Eltern setzen ihr Baby einfach auf, anstatt abzuwarten, bis es die Anstrengung zum Sitzen selbst bewältigt. Wenn nun das kleine Kind wie angewurzelt dasitzt und sich nicht traut, seinen Körperschwerpunkt zu verändern, so kommt das Sitzen zu früh. Ein Kind lernt nicht frei sitzen, wenn es ohne Beteiligung hingesetzt wird. Es muss Hunderte Male ausprobieren, wie es seine Arme zum seitlichen Abstützen gebrauchen kann. Sich auf die Arme zu stützen, gehört zum Sicherheitsprogramm der Natur. Wer nicht lernt, die Stütz- und Abfangreaktionen seiner Arme zu nutzen, läuft zeitlebens Gefahr, beim Stolpern auf den Kopf zu fallen.

Nicht nur der Druck auf die Handgelenke, sondern vor allem die Widerstandswahrnehmung auf die Füße ist ein Impuls zur Aufrichtung, der Eltern dazu verleitet, ihr Baby vorzeitig auf die Füße zu stellen. Diese sensomotorischen Impulse nutzen Säuglinge, wenn sie sich selbst vom Liegen über die Körperseiten aufrichten. Für Kinder mit Muskelhypotonie sind seitliche Positionswechsel so anstrengend, dass sie diese vermeiden und sich gern aufhelfen lassen. Das Gleichgewicht für jede neue Körperhaltung muss vom Kind selbstwirksam auf einer vorausgehenden Bewegungsstufe erworben werden. Die Natur sorgt durch Stützfunktion auf die Gliedmaßen für Absicherung beim langsamen Prozess der Vertikalisierung. Vorsicht ist ein angeborenes Verhalten. Waghalsigen Menschen fehlt möglicherweise ein wenig Körpergefühl.

Die Mutter beobachtet weitere Auffälligkeiten beim Sitzen:

Annamarie setzt sich gern auf ihrem Hochstuhl mit dem Po an die vordere Kante. Wir bekommen dann Angst, dass sie herunterfällt, deshalb legen wir einen langen Schal um ihre Hüften, den wir hinten am Stuhl festbinden.

Zusätzlich stopfen wir noch ein Kissen zwischen ihren Rücken und die Stuhl-
lehne. Wenn Annamarie sich anlehnt, wird sie gleich schief und macht sich
nicht mehr gerade.

Was können wir Eltern tun, um die Sitzhaltung zu verbessern? Wir machen
uns Sorgen, dass es zu Rückenproblemen kommt, wenn unsere Tochter sich so
hängen lässt. Auch auf der Kinderschaukel lässt sie nach kurzer Zeit die Seile los
und sinkt schräg zur Seite. Sie kann sich einfach nicht lange genug festhalten.

Viele Kinder mit Muskelhypotonie sitzen am liebsten auf der Stuhlkante,
um sich wippend im Lot zu halten. Wenn Annamarie an den Rand des
Hochstuhles rutscht, so stimuliert sie wohlmöglich ihren Muskeltonus.
Wichtig ist, dass die Füße guten Halt auf dem Fußbrett finden und nicht
baumeln. Eine Holzleiste am vorderen Rand des Fußbrettes verhindert das
Abrutschen der Füße. Damit die Körperaufrichtung im Sitzen gelingt, benötigen vor allem die Füße eine rutschfeste Unterstützungsfläche. An der harten Stuhlkante stimuliert Annamarie ihre Sitzbeinhöcker im Gesäß, welche
für die Aufrichtung vom Becken und der Wirbelsäule sorgen. Am Widerstand des Holzes spürt sie sich und kann auf schmaler Basis ihre Sitzbalance
selbst regulieren. Ein Rückenkissen sollten Eltern weglassen. Weiche Sachen
unterstützen nicht den Muskeltonus, sondern verhindern die Selbstregulation. Kinder brauchen keine gepolsterten Stühle. Auf weichem Untergrund
ermüdet die Muskulatur, man sinkt ein. Die schiefe Körperhaltung des
Mädchens beim Anlehnen zeigt, zu welcher Hilflosigkeit ein gut gemeintes
Rückenkissen führt.

In diesem Zusammenhang muss gesagt werden, dass die meisten Kleinkinder im Buggy unvorteilhaft sitzen, wenn die Rückenbespannung einer
nachgebenden Mulde gleicht. Zur aktiven Sitzhaltung ist eine feste gerade
Polsterung vonnöten. Kinderfüße finden im Buggy ungenügend Halt, denn
ein ausreichend großes Fußbrett fehlt meist. Ausfahren im handelsüblichen
Buggy ist keine gute Option für ein Kind mit Muskelhypotonie.

Um die asymmetrische Haltung selbst auszugleichen, braucht Annamarie
noch viel Übung mit seitlichen Bewegungsübergängen. Zum Ausgleich des
Sitzens sollten Eltern ihr Kind immer wieder auf den Bauch legen, jedoch
nicht passiv, sondern mit einem interessanten Spielangebot. Die Schul-
ter- und Rückenmuskeln werden beim Abstützen und Anheben der Arme
gestärkt. Aktivität in der Bauchlage ist ein ausgleichendes Rückentraining
vor und nach dem Sitzen. Ein großer Spiegel motiviert viele Kleine zum
Anheben des Kopfes. Auch nach Autofahrten im Autositz dürfen 10 min
Bauchlage zum Ritual werden.

Annamaries Mutter beschreibt, dass ihre Tochter sich nicht ausreichend auf der Schaukel und beim Ausfahren im Buggy festhält. Nun, die Fähigkeit die Arme kräftig zu gebrauchen, entwickelt sich beim Handstütz in der Bauchlage. Ich erläutere diesen Zusammenhang ausführlich in Abschn. 4.1. Kräftiges Abstützen auf die Handgelenke führt zum Festhalten und ist der Königsweg zur puren Kraftentfaltung.

Muskulär gesehen ist der Entwicklungsschritt des Sitzens bei der Zweijährigen noch nicht reif. Trotzdem ist es wichtig, ein Kind mit Muskelhypotonie in eine aktive Sitzhaltung zu bringen, damit es mehr von der Umgebung sieht und zufriedener ist. Dieses intuitive Eingehen auf das Bedürfnis eines Kindes ist nicht falsch. Jedoch müssen bei asymmetrisch sitzenden Kindern die Vorstufen des Sitzens in Bauch- und Seitlage sowie beim Drehen in der Physiotherapie weiterhin erarbeitet werden. Nur durch Abstützen lernt ein Kind mit Muskelhypotonie, frei zu sitzen. Aktives Sitzen beinhaltet die gerade Aufrichtung des Rückens. Bestenfalls nimmt dann die schiefe, asymmetrische Haltung beim Sitzen ab. Auch dafür ist das Spielen in der Bauchlage gut.

3.6   Wutanfälle in der Bauchlage

In der neurophysiologischen Behandlung wird die natürliche Abfolge der Entwicklungsschritte eingeübt. Bevor ein kleiner Mensch zum freien Sitzen kommt, lernt er, liegend seine Arme und Hände zum Stützen zu gebrauchen. Jedoch will kein hypotones und entwicklungsverzögertes Kind gern auf dem Bauch liegen. Ich versuche aus dem Blickwinkel des Kindes die missliche Position der Bauchlage zu beschreiben:

> Hilfe, man dreht mich um! Mein Arm klemmt unter dem Bäuchlein fest und ich bekomme ihn nicht nach vorn. Die Beine wollen sich nicht strecken. Erschrocken verstecken sie sich wie gebeugte Häkchen unter dem Bauch. Nun drückt sich mein Kinn in die Unterlage. Ich überstrecke den Hinterkopf, damit die Nase genug Luft einsaugen kann. So bleibe ich liegen wie ein Insekt mit eingeknickten Flügeln und warte ab.
>
> Ich lausche auf die Stimmen rings um mich herum. Schön, dass ihr noch da seid, liebe Leute! Mit diesem zur Seite überstreckten Kopf kann ich euch nicht sehen. Das macht mir Angst. Ich hasse diese Bauchlage, die mich unfähig macht, an euren Späßen teilzuhaben. Lasst mich doch bitte etwas sehen. Hier unten auf dem Teppich liegend sehe ich nur eure Füße, Stuhl- und Tischbeine und Möbel. Das ist echt langweilig. Eure dünnen, sehnigen

Füße irritieren mich. Und warum schlupft ihr in diese braunen und schwarzen Boote, die eure beweglichen Zehen verstecken? Der Geruch der Füße ist eigenartig und der des Teppichs riecht staubig. Bäh!

Jetzt reicht es mir! Ich provoziere jetzt einen Wutanfall, hebe den Kopf kurz ruckartig an, um ihn dann schnell fallen zu lassen. Mein heftiges Zorngeschrei bringt Mama und Papa ganz schnell auf den Fußboden – und schwups bin ich auf eurem Arm und strahle. Ich stelle die Wut wieder ab bis zum nächsten Versuch, mich auf den Bauch zu legen. Ha! Steht nicht in diesem Buch etwas über positive Gefühle, die mit neuen Erfahrungen verbunden sein müssen? Wenn ihr mich quält, habe ich keine Lust, meine motorischen Schwierigkeiten zu überwinden. Meine Ergotherapeutin hat tolle Ideen, wie die wirklich anstrengende Bauchlage zu einem kleinen Event wird:

Sie legt mich auf ein flaches, gepolstertes Brett, das wie eine Schaukel mit einem Seil an einem Deckenhaken aufgehängt ist. Unter meine Achseln legt sie ein gerolltes Handtuch, sodass meine Arme nicht mehr nach hinten rutschen und nicht unter dem Bauch eingeklemmt sind. Zwei kleine Polster rechts und links neben meinen aufgestützten Unterarmen geben mir Halt. So unterstützt kann ich den wackeligen Kopf in der Mitte etwas aufgerichtet halten. Mein beliebtes Absinken zur Seite verhindern die Seitenpolster.

Nun stupst die Therapeutin die große, breite Bauchlageschaukel an. Juchhe! Der Raum fliegt auf meine Augen zu, mal kommt die Wand näher, mal entfernt sie sich. Ich kneife die Augen zu, weil ich das Schaukeln auf dem Bauch nicht gewöhnt bin. Im Bauch entsteht ein glucksendes Gefühl wie ein frohlockendes Lachen. Das Bäuchleinlächeln durchströmt mich mit jeder wiederkehrenden Schwingung: vor und zurück – wie schön. Ich liebe es! Hoffentlich hören die Erwachsenen nicht gleich wieder damit auf. Ich mag noch mehr Schwingung, noch weiter nach vorn auf die Wand zu und zurück. Das ist wie auf einer Welle im Fruchtwasser schwimmen, als ich noch als Winzling im Mutterleib war.

Nach einer kleinen Verschnaufpause – für die Schaukel – folgt ein Richtungswechsel. Nun sorgt die Ergotherapeutin für Seitenwind: einmal hin, einmal her. Sie singt dazu „Bim bam, bim bam, Glockenklang" oder „Bim bam bum, fall nicht um!" Das ist leichter gesungen, als getan. Zur Seite geht es ganz nach außen rechts und links, sodass ich alle Rumpfmuskeln mobilisiere, um nicht zur Gegenseite zu kippen. Genau das sei der Sinn der Übung, erklärt die Therapeutin meinen erstaunten Eltern. Der Körper soll laterale Ausgleichsbewegungen lernen, die sie mit der seitwärts geführten Schaukel provoziert. O weh, mein Kopf sinkt noch wackelig in die Schwerkraft, aber bald schaffe ich es, ihn beim schwingenden Seitenwechsel immer wieder auszubalancieren. Rumpf und Kopf bilden alsbald eine Bananenform als Zeichen intakter Stell- und Gleichgewichtsreaktionen. „Schön", sagt meine nette Ergotherapeutin. „Mach weiter solche krumme Körperbananen!"

Nach den Glockenbewegungen mit dem Bim-bam-Gesang folgt eine kurze Schaukelpause. Was hat sie nun vor, die Therapeutin? Meine Augen sind ganz wach und schauen aufmerksam. Meinen Wackelkopf kann ich nun auf halber Höhe, ohne abzusinken, halten! „Die Augenbewegungen haben sich in diesen zwei mal zwei Minuten verbessert", stellt die Therapeutin fest. „Ich habe genau beobachtet, ob das Augenzittern, der Nystagmus, auftaucht. Nein, es gab keine Irritation. Die Augenmuskulatur konnte den gleichmäßigen Schwingungen folgen. Das visuelle Wahrnehmungssystem hat die wechselnden Raumbilder sensorisch verarbeitet. Nun wird das Schielen nachlassen, jedoch braucht die Augenmuskulatur täglich sensorische Nahrung für die Sehfunktion!"

Nach dem Seitwärtsschwingen nimmt die Fachfrau meine Äuglein noch fester in ihren prüfenden Blick. Wir pausieren, der Singsang-Glockenklang verhallt. Danach kommt der Höhepunkt der Schaukelei: Es geht im Kreis herum! Das gleicht einem Flieger-Looping in Bauchlage! Unvorstellbar lustig, wie mein Bäuchlein jetzt gluckst. Aber stopp, was ist los? Abrupt hält die Therapeutin das langsam kreisende Brett an. Sie erklärt meinen Eltern etwas, das ich nicht verstehe.

Dieses Kreisen ist zu ungewohnt für das Kind. Die Augen verlieren die Raumübersicht, finden keinen Fixpunkt mehr und reagieren mit dem Nystagmus. Wir müssen vorsichtiger sein, mehrere Minuten pausieren und herausfinden, wie viel vestibuläre Stimulierung das Kind verträgt. Wir brechen das Schaukeln in Bauchlage nach 8 min ab! Die Stellreflexe der Augen (optokinetische Reaktionen) sollen sich langsam an die ungewohnte Kopfhaltung gewöhnen.

Sensorische Anregung in der Bauchlage ist besonders empfehlenswert, da das Gleichgewichtsorgan im Innenohr dem Magnetfeld der Erde in dieser Position am nächsten ist. Die Schwerkraft wirkt intensiver als in einer vertikalen Haltung auf das Vestibularsystem ein, das die Balance im gesamten Körper reguliert. Unter Schwingung gelingt die Aufrichtung des Kopfes nahezu mühelos mit Stellreaktionen, die unbewusst für die richtige Position sorgen. Vestibuläre Stimulierung versetzt das ZNS in einen erhöhten Wachzustand, in dem es schnell auf Veränderung wie Tempo- und Richtungswechsel mit Gleichgewichtsanpassung reagiert. Man sieht die Weckfunktion am wachen Gesichtsausdruck und schnellen Augenbewegungen. Sowie die Augen jedoch die Raumübersicht verlieren, schließt sie das Kind irritiert und lässt den Kopf unkontrolliert sinken. Die soeben verbesserte Haltungskontrolle unter dem Einfluss unwillkürlicher posturaler Reaktionen geht dann womöglich verloren.

O wie schade! Diese Therapie ist ja wie im richtigen Leben das Karussellfahren. Kaum fängt man an, es zu genießen, dann hört das Drehen schon wieder auf. Nun, die Erwachsenen sagen, ich hätte zehn Minuten auf dem Bauch verbracht, ohne Wutanfall und ohne eine Kopfnuss zu inszenieren. Ob das stimmt?

3.7   Bauchlage mit Spaßfaktor

Das oben beschriebene flach über den Boden schwingende Brett ist nicht für alle Verweigerer der Bauchlage geeignet, denn das ungewohnte Schaukeln kann dem Kind auch Angst einflößen. Kinder mit Muskelhypotonie leiden unter vermindertem Antrieb, ihre motorischen Erfahrungen sind minimal, verglichen mit dem unermüdlichen Bewegungsdrang Gleichaltriger. Man muss es langsam angehen, um beim entwicklungsverzögerten Kind die Motivation für die Bauchlage zu wecken.

Folgende Variante ermöglicht Langsamkeit und Selbststeuerung in der Bauchlage: Man legt ein 40–50 cm breites und mindestens 1,80 cm langes glatt lackiertes Holzbrett auf ein 20–40 cm hohes Podest. Das Schrägbrett dient nun als Rutschbahn. Um die Bauchlage einzuüben, beginnt man nicht mit dem Kopf abwärts, sondern legt ihn auf den höchsten Punkt der Rutsche. Die Füße befinden sich niedriger als der Kopf. Auf diese Weise kann ein antriebsschwaches Kind selbst entdecken, wie es mithilfe seiner Schwerkraft allmählich abwärts gleitet. Bald wird es lernen, die Unterarme zur Beschleunigung einzusetzen. Dieses Rückwärtsschieben durch Abstoßen mit den Armen entspricht in der regulären Entwicklung den ersten Robbbewegungen. Alle anfänglichen Bewegungsversuche im Raum, sei es Robben oder Krabbeln, gehen zuerst nach hinten los. Das Verschieben des Körpers auf einer Unterlage ist eine frühe Entdeckung junger Säuglinge. Um sich mit den Füßen und Händen abzustoßen, greifen Babys auf ihre ersten Bewegungsimpulse im Mutterleib zurück.

Für die Bauchlagerung von Frühgeborenen wurde die Wingbo-Schaukel (Abschn. 8.5) entwickelt, die als Übungsgerät für entwicklungsverzögerte Säuglinge einsetzbar ist. Eine stromlinienförmige Unterstützungsfläche wird in einem Dreifußgestell so aufgehängt, dass sie schwebend in Schwingung gerät. Das Baby liegt in Bauchlage auf dieser schmalen Unterlage aus Kunststoff, wobei die Hüftgelenke und der Schultergürtel frei beweglich sind. In der Wingbo-Schaukel soll der Oberkörper höher gelagert sein als die Füße und der Körperschwerpunkt nicht kopflastig sein. Die Unterschenkel liegen nicht auf, sondern berühren in gebeugter Haltung den Boden. Mit dem angeborenen Bewegungsimpuls des Fußstoßens löst der Säugling nun selbst Schwingung aus.

Nach meiner Erfahrung wird dieses Übungsgerät nicht von jedem Kind akzeptiert, da die schmale Unterstützungsfläche des Rumpfes wenig Halt bietet. Da der Oberkörper auf der Schaukel wenig unterstützt wird, macht die Kopfhaltung bei Muskelhypotonie erhebliche Probleme. Wenn die Aufrichtung durch Abstützen nicht möglich ist, sollte man die Wingbo-Schaukel nicht verwenden. Dann ist das oben beschriebene Schrägbrett vorzuziehen. Es ist breit, fühlt sich fest an und bietet Sicherheit. Selbst wenn das Kind den Kopf auf dem Brett ablegt, trainiert es noch seine Armkraft beim Abwärtsschieben. Und sowie die Füße den Boden spüren, beginnen die heilsamen, den Muskeltonus regulierenden Abstoßbewegungen der Zehen.

4

Auf den Stufen des Emporkommens

4.1 Babys brauchen Liegestütze!

So, liebe Eltern, nun komme ich zu der Beobachtung, dass sich viele Kinder mit Muskelhypotonie beim Tragen mit den Armen nicht festhalten können. Anhand der Ausführungen im vorhergehenden Kapitel verstehen Sie sicherlich, wie wichtig die Kräftigung des gesamten Körpers ist. Fehlt die Bauchlage, so hängt nicht nur der Kopf schief nach unten oder wird kompensatorisch überstreckt. Die Entwicklung der Schultermuskulatur und des Schultergürtels kommt nicht in Gang. Wenn das Liegen auf dem Bauch ausgelassen wird, so fehlt die Erfahrung, sich durch starkes Stützen auf die Arme Raumübersicht zu verschaffen.

Fitte Säuglinge üben auf ihre Weise ganz früh „Babyliegestütze". Noch bevor der Kopf am Ende des zweiten Monats aufrecht in der Körpermitte ausbalanciert werden kann, heben sie bereits die Oberarme von der Unterlage ab. Diese kleinen unvollständigen Liegestütze nützen vor allem den Schultern. Sie aktivieren den Schultergürtel, der sich muskulär gut mit der Wirbelsäule verankern muss. Ein stabiler Schultergürtel ist für kräftige Armbewegungen unerlässlich. Bei Muskelhypotonie hängen die Arme mit dem Schwerkraftzug nach vorn herab, schlenkern und können nicht gebeugt werden.

Die beste Voraussetzung zur Armkräftigung sind die Stütz- und Schiebebewegungen in der Bauchlage. Wenn das Kind das Abstützen auf Hände und Arme auslässt und passiv aufgesetzt wird, so kommt es nicht mehr zur Aktivierung der wichtigen Haltemuskulatur am Rücken. Im Gegenteil, die Schulterblätter stehen nach außen wie Flügelchen (Scapula alata), sie rutschen

© Springer-Verlag GmbH Deutschland 2017
C. Seiler, *Nicht verzagen trotz Muskelhypotonie*,
DOI 10.1007/978-3-662-53848-7_4

förmlich aus ihrer muskulären Verankerung. Die Schultergelenke ziehen sich zur Brust hin vor die Rippen, anstatt seitlich ihre Kraftwirkung zu entfalten. Mit diesen protrahierten Schultern ist das freie Anheben der Arme praktisch unmöglich. Mit schwachen Schultern gelingt es dem Kind nicht, sich festzuhalten oder Sachen in den Händen zu halten. Viele Eltern fragen sich, warum ihr Kleines kein Interesse am Greifen von Spielzeugen hat, denn immer wieder lässt es Dinge scheinbar unbeachtet fallen.

Diese stabilisierende Schlüsselfunktion des Schultergürtels ist bei Muskelhypotonie außerordentlich beeinträchtigt. Zwei Knochen des Schultergürtels heißen „Schlüsselbeine". Sie sind vorn mit dem Brustbein verbunden, seitlich bilden sie das bewegliche Dach des Schultergelenks. Bei der Körperdrehung und mit Armbewegungen kommt Dynamik in dieses überaus bewegliche System, das nur oben am Brustbein lose befestigt ist. Die Schulterblätter hinten sind so gleitfähig, dass sie die Armbewegungen in allen Richtungen unterstützen. Dieses lockere Muskel- und Fasziensystem des Schultergürtels taugt bei Muskelhypotonie nicht zur Stabilisierung der Arme. Abhilfe bildet das Stützen, wenn sich Säuglinge langsam aus liegenden Positionen mit Armkraft in die Höhe aufrichten. Aber welches hypotone Kind stützt und dreht sich gern? Dieser Frage spüren wir im folgenden Abschnitt nach.

4.2   Kullern mit Kulleraugen

Ein Verdienst der verstorbenen Krankengymnastin und Begründerin des Bobath-Konzepts Berta Bobath ist die Betonung der Körperdrehung als Grundlage nahezu jeder Bewegung. Um sich aus der Rücken- und Bauchlage aufzurichten, nimmt man die seitliche Aufrichtung als Zwischenposition ein. Bei solchen Bewegungsübergängen verschieben sich Schulter- und Beckengürtel kurzzeitig in die Gegenrichtung, sodass den Rumpf eine spiralförmige Bewegung durchläuft. Mit diesem angeborenen Mechanismus der Rotation sind geschmeidige Positionswechsel möglich. Das langsame, genüssliche Drehen zu beiden Körperseiten kommt als entscheidender Entwicklungsschritt vor dem Sitzen vor. Es tritt erst nach dem Krabbeln ein, nicht vorher. Spät, gegen Ende der Säuglingszeit, winden sich gesunde Kinder selbst zum Sitzen empor.

Kinder mit Muskelhypotonie verfügen ebenso über die Fähigkeit, sich umzudrehen, ohne die Rotation jedoch viel zu nutzen. Sie vermeiden langsame Positionswechsel wegen ihrer muskulären Instabilität, kippen beim Drehversuch oft um. Wenn ein entwicklungsverzögertes Kind die Rotation auslässt, so kann die Folge gravierend sein: Es kommt nicht ohne Hilfe vom

Liegen zum Sitzen. Die verstorbene ungarische Kinderärztin Emmi Pikler (2001) beschreibt in ihrem Buch *Laßt mir Zeit* die wichtigen Entwicklungsschritte der Positionswechsel. Die von ihrem Team betreuten Waisenkinder wurden niemals passiv aufgerichtet, sondern übten viele Monate lang variable Zwischenpositionen auf dem Fußboden ein. Mit der am Boden erworbenen sicheren Drehung holten die Kinder ihren motorischen Entwicklungsrückstand selbstständig auf.

Wenn Sie Ihrem entwicklungsverzögerten Kind tägliches Üben am Boden gewähren, sorgen Sie bitte für ein interessantes Umfeld. Räumen Sie nicht jedes Hindernis aus dem Weg. Das Kind profitiert von Umwegen, es lernt, von einer Raumecke zur anderen zu kullern und dabei Entdeckungen zu machen. Es umfasst Möbelbeine, erkundet sie mit Händen, Füßen und Mund und entdeckt schließlich, sich daran hochzuziehen. Wenn Sie nun alles Harte aus dem Weg räumen und nur die weiche Couch übrig bleibt, so verhindern Sie wichtige Lernschritte. Hunderte Male werden Schubkästen auf- und zugeschoben, bis das Kind sicher weiß, was sich darin verbirgt. Nichts ist aufregender, als Schränke zu plündern. Und beim Durchforsten und Ausräumen richtet sich Ihr liegendes Kind ganz von selbst auf! Warten Sie ab! Kullern muss so ereignisreich sein, dass Ihr Kind Kulleraugen macht.

4.3 Stubenhocker

Säuglinge mit ausgeprägter Muskelhypotonie benötigen abwechselnde Sichtweisen. Wenn sie lange Monate auf dem Rücken verbringen, flacht sich nicht nur ihr Hinterkopf ab, sondern die visuelle Wahrnehmung wird zu wenig angeregt. Castillo Morales hat dafür plädiert, bewegungsarme Kinder möglichst früh aufzurichten, damit sie die Umgebung wahrnehmen können, Blickkontakt aufnehmen und kommunizieren lernen. Die rechtzeitige Vertikalisierung sorgt für Wachheit und regt die geistige Entwicklung an. Der Volksmund redet von „aufgeweckt sein". Dieser Aspekt wird von vielen Physiotherapeuten hierzulande unterschätzt. Eine verbreitete fachliche Meinung ist, dem Rücken drohe sitzend die Gefahr einer Skoliose (seitlichen Verkrümmung). Die orthopädische Argumentation bezieht sich auf die körperliche Entwicklung und lässt andere Aspekte der Hirnreifung außer Acht.

Viele Eltern befinden sich permanent in der Zwickmühle kontroverser fachlicher Meinungen. Sie wissen, dass ihr entwicklungsverzögertes Kind gern auf dem Schoß sitzt und Körperkontakt genießt. Das ist völlig normal und der beste Platz für jedes Kind. Eltern probieren (heimlich) gegen den Rat der Physiotherapeuten aus, ob und wann das Kleine am Boden sitzen kann, ohne umzufallen. Damit gehen sie unbewusst auf das Bedürfnis ihres Kindes ein, am Familienleben teilzunehmen. Sitzend kann das körperlich beeinträchtigte Kind doch wenigstens die spielenden Geschwister, die Katze oder den Hund beobachten oder sich über den rollenden Ball freuen.

Spätestens gegen Ende der Säuglingsphase brauchen kleine Menschen veränderte Körperpositionen. Die sonst verpönte Maxi-Cosi-Sitzschale gibt bei Muskelhypotonie Halt. Je enger sie ist, desto sicherer fühlt sich ein instabiles Kind darin. Wenn die Kopfkontrolle noch fehlt, kann das schräg aufgerichtete Kleinkind mehr sehen als in der Rückenlage. Auch zum Füttern, Knabbern und Kauen eignet sich die Sitzschale. Nach dem zwölften Monat sollte das Fläschchentrinken nicht mehr flach liegend erfolgen, um die anatomischen Verhältnisse im Mundraum auf die Aufnahme festerer Nahrung vorzubereiten. Nach der Phase des Saugens ändert der Kehlkopf seine Position im Rachenraum. Er legt sich sozusagen tiefer, was auch für die Stimmbildung vorteilhaft ist. Eltern bemerken, dass der kleine Hals länger und schlanker wird und das Babydoppelkinn allmählich verschwindet. Nun ist es an der Zeit, das Fläschchen abzuschaffen und Essen und Trinken im Sitzen einzuüben.

Wenn man ein Kind mit Muskelhypotonie, das sich noch nicht selbst aufsetzen kann, zum Sitzen verhilft, so bleibt es fast regungslos am selben Fleck. Die schwache Muskulatur und das fehlende Abstützen der Arme erlauben keine Veränderung der Körperhaltung. Kurzzeitig gelingt es dem hypotonen Kind, seinen Rücken zu strecken, jedoch sinkt es bald vornüber oder legt ausgleichend den Kopf in den Nacken. Beide Kompensationen sind nicht nützlich. Sie führen zum hilflosen Verharren in ungünstigen Positionen.

Ein kleines flaches Tischchen oder eine Fußbank mit Spielzeug darauf, vorn über die Beine des am Boden sitzenden Kindes gestellt, vermittelt optischen Halt. Mit dem wackeligen Kopf gelingt das Herabschauen zum Fußboden nicht. Mit dem Tischchen fühlt sich der Abgrund da unten nicht ganz so tief an. Solange das Kind von der schwierigen Körperaufrichtung beim Sitzen beansprucht ist, greift es nicht nach Spielzeug. Es könnte die Balance verlieren, wenn es spielt. Das ungeübte Sitzen erlaubt noch keine Mobilität.

> Das Ehepaar Berta und Karel Bobath haben betont, dass Stabilität und Mobilität zusammengehören. Es sind ein Paar Schuhe derselben Fähigkeit. Das heißt, freies Sitzen erfolgt immer in Balance mit wechselseitiger Belastung des Gesäßes. Die knöchernen Sitzbeinhöcker im Gesäß ermöglichen eine Art Abrollbewegung beim Sitzen. Der Körperschwerpunkt kann mühelos nach vorn, hinten oder zu den Seiten verlagert werden und sich immer wieder in der Mitte einpendeln, je nachdem wie die Sitzfläche gestaltet ist. Dies sind die physiologischen Gegebenheiten.

Muskulär hypotone Kinder trauen sich nicht, ihre Sitzposition durch Gewichtsverlagerung zu verändern. Deshalb sitzen sie regungslos. Viele bevorzugen den umgekehrten Schneidersitz, weil das Sitzen zwischen ihren eigenen Oberschenkeln ihnen Halt vermittelt. Nun ist die Kunst von Therapeuten und einfühlsamen Eltern gefragt, wie sich dieses ungünstige, starre Sitzen vermeiden lässt. Das Wegklappen der Unterschenkel nach außen sieht wie ein W aus und wird auch als W-Sitz bezeichnet. Diese Art des Sitzens kommt bei gesunden Zweijährigen gelegentlich vor. Sie sollte bei Kindern mit Muskelhypotonie unbedingt vermieden werden, da sie die Position nicht verändern, sondern zu lange sitzen bleiben. Der zwischen den Beinen eingeklemmte Rumpf kann sich nicht mehr drehen. Mobiles Sitzen ist im W-Sitz praktisch unmöglich.

Eine kleine Unterstützung des Gesäßes kann ausreichen, um das Verrutschen zwischen die eigenen Beine zu verhindern. Man trennt eine Schwimmnudel so durch, dass man zwei 50 cm kurze Rollen erhält, die man aneinanderbindet. Diese Rollen schiebt man quer unter das Gesäß. Nun kann das Kind seine Sitzbeinhöcker ihrer Funktion entsprechend nutzen. Das Becken richtet sich beim Abrollen mühelos auf, und auch die Wirbelsäule wird gerade. Eine kleine, kostengünstige Sitzhilfe mit großer physiologischer Wirkung!

Einen Nachteil hat der leicht erhöhte Sitz allerdings: Die Hände berühren nicht mehr den Boden, die Arme kommen nicht zum Absichern der aufrechten Haltung zum Einsatz. Zusätzlich fehlen einigen Kindern zum Abstützen mit den Armen günstige Proportionen. Manchmal ist der Rumpf lang, und die Arme sind so kurz, dass sie nicht die Bodenfläche erreichen. Mit diesen Kleinkindern übt man Sitzen am besten zwischen den Beinen der Eltern. Dazu sitzt der Erwachsene mit ausgestreckten Beinen, und das Kleine wird seitlich über Papas Oberschenkel gelegt. Nun kann es sich stützend selbst zum Sitzen bringen.

Der schönste Platz zum Wippen ist der Körper der Eltern. Setzen Sie sich auf den Wohnzimmerteppich, strecken Sie ein Bein aus und stellen Sie das andere auf. Ihr Kleinkind setzen Sie seitlich nach außen gewendet auf das ausgestreckte Bein. Die kleinen Füße müssen den Boden berühren, damit das Kind selbst sein Gleichgewicht regulieren kann. Nach und nach geben Sie mit Ihrem zweiten Bein weniger Unterstützung am Rücken. Halten Sie das Kind bitte nicht mit den Händen fest. Es soll ja Vertrauen in seine eigenen Fähigkeiten bekommen. Zur Sicherheit können Sie einen Arm wie eine Schranke vor dem Kind ausstrecken. Wenn nun das Kleine „frei" auf Papas Oberschenkel sitzt, lassen Sie Ihr ausgestrecktes Bein am Boden hin und her rollen, leicht nach außen, zur Mitte, nach innen. Das kugelförmige Hüftgelenk erlaubt solche Drehbewegungen. Damit erhalten die Sitzbeinhöcker im Gesäß Ihres Kindes jene Bewegungsimpulse, die zur aufrechten Sitzhaltung nötig sind: abrollen!

Das Sitzen auf dem Oberschenkel fühlt sich an wie auf einer wackeligen Turnstange. Das sich hin und her bewegende Bein bietet recht wenig Unterstützungsfläche, aber die elterliche Nähe sorgt für Vertrauen. Mit der Mobilität wird die Sitzbalance geübt. Die Wirbelsäule richtet sich auf, Bauchmuskeln und Rückenmuskeln „arbeiten" gleichermaßen. Im vertrauensvollen Schoßkontakt entwickelt das Kind Bewegungsfreude. Mit diesem Training der Sitzbalance kann es bald ohne elterliche Unterstützung am Boden mobil sitzen und endlich die Umgebung mit Händen und Füßen erkunden.

Sitzschalen engen ein

Die Eltern eines kleinen Jungen, der als sitzunfähig gilt und deshalb mit einer orthopädisch angepassten Sitzschale versorgt wurde, machen eine erstaunliche Entdeckung. Sie beobachten, dass ihr passives, hypotones Kind sich im Sitzen bewegen will:

> Unser eineinhalbjähriger, noch nicht gehfähiger Sohn ist recht schwer von Muskelhypotonie betroffen und hat eine seinen Körperformen angepasste Sitzschale bekommen. Wir haben ihn darin immer „passiv" angelehnt sitzen lassen. Er fand es wohl langweilig und hat sich ab und zu nach vorn gewurschtelt. Dann kamen wir auf folgende Idee: Mit einem Handtuch im Lendenbereich erhält der Rücken Abstand zur Sitzschale. Unser Sohn wird damit zur aufrechten Haltung angeregt, auch unterstützt und muss sich im Raum vertikal austarieren. Ist dies sinnvoll oder zu früh?
>
> Außerdem möchte ich Sie fragen, ob wir ihn nach den Mahlzeiten für zehn bis fünfzehn Minuten etwas freier sitzen lassen können, um die Rumpfmuskulatur zu kräftigen. Er wackelt zwar noch im Sitzen nach allen Seiten, schafft es aber immer wieder selbstständig, die Körpermitte zu finden. Ist es zu früh, ihn ohne die einengende Sitzschale sitzen zu lassen?

Sitzschalen werden meist unter orthopädischen Aspekten zur Korrektur einer asymmetrischen und unaufgerichteten Haltung veranlasst. Wenn sie nach Maß angefertigt werden, lassen sie kaum Spielraum zur Mobilität. Das reglose, angelehnte Sitzen fördert nicht den Muskelaufbau und führt selten zum freien Sitzen. Man muss in jedem Fall neu abwägen, wann und in welchem Zeitrahmen Korrekturmaßnahmen dran sind. Sitzschalen ersetzen keine Übungen zur freien Sitzfähigkeit. Sie sollten bei Kindern mit ausgeprägter Muskelhypotonie als vorübergehende Maßnahme gehandhabt werden.

Wenn ein entwicklungsverzögertes Kind die Bereitschaft zeigt, im Sitzen mit seinem Gleichgewicht zu „spielen", ist die Zeit reif für Veränderung und Abwechslung. Auf dem Schoß von Papa und Mama traut sich auch ein bewegungsunsicheres Kind viel zu. Probieren Sie sanft das Bewegungsspiel *Hoppe, hoppe Reiter* aus, um die Balance zu fördern. Finden Sie Möglichkeiten, wie Ihr Kind Spaß am Sitzen haben kann. Gehen Sie mit Ihrem Kind den Weg der Überraschungen, folgen Sie den kleinen Gelegenheiten, auf die Ihr Kind selbst hinweist. Kinder legen Spuren, und es ist die Aufgabe der Erwachsenen, sie zu entziffern.

4.4 Überrascht vom Emporkommen

Welch eine Freude, wenn das Kind sitzen lernt! Dieser Meilenstein ist erreicht, wenn es sich selbst aufsetzt, ohne helfende Arme, ohne sich am Stuhl oder am Hosenbein der Eltern hochzuziehen. Sitzen können bedeutet, es allein zu schaffen und sich frei in dieser Position auszubalancieren. Dieser Entwicklungsschritt folgt um den achten bis zehnten Monat nach dem Drehen. Auch hypotone Kinder müssen lernen, sich auf die Stützfunktion ihrer Hände zu verlassen und den Körper seitlich hochzustemmen. Dazu brauchen sie viel Übung. Die Mutter des dreieinhalbjährigen Mädchens in der folgenden Geschichte dachte, ihre mehrfach behinderte Tochter mit Rett-Syndrom würde den seitlichen Bewegungsübergang niemals schaffen.

Beispiel

Ricky lag gern, oft und viel auf dem Wohnzimmerteppich und wedelte mit ihren Armen. Die Mutter breitete zusätzlich eine Rettungsfolie aus, damit jede kleinste Bewegung der schwerbehinderten Tochter ein Knistern verursachte. Das geistig weit zurückgebliebene Mädchen liebte raschelnde Geräusche und verbrauchte viele Rettungsfolien. Es wurde mit einer untypischen, rätselhaften Epilepsie geboren. Die Ärzte hatten zwar keine Diagnose genannt, der Mutter jedoch prophezeit, dass das ausgeprägt hypotone Kind nie zum Sitzen kommen würde. Wenn man sie passiv aufsetzte, so fiel sie kurz darauf vornüber in die Beugung (Klappmesserphänomen). Doch eines Tages schaute die Mutter durch die Wohnzimmertür und traute ihren Augen nicht. Sie fand ihre Kleine aufrecht sitzend auf der Rettungsfolie vor. Das Mädchen hatte es selbstständig geschafft, sich aus der Rückenlage über die Seite zum Sitzen emporzuarbeiten!

Viele Male übten wir in der Ergotherapie die Sitzbalance auf einer seitlich verschiebbaren Rolle oder einer u-förmig aufgehängten Hängematte ein. Das Mädchen lernte in wackeliger Reiterposition, sich mit den Füßen am Boden abzustoßen und die Hängematte in leichte Schwingung zu versetzen. Je schmaler die Sitzfläche ist, desto größer ist die Herausforderung zum Balancehalten. Das „Reittraining" zeigte seine Wirkung nun auch außerhalb der Therapie: Ricky saß mit aufgerichtetem Rücken auf dem Wohnzimmerfußboden, und auch die Kopfhaltung erwies sich als stabil. Sie klappte nicht mehr hypoton zusammen. Mit Händen und Füßen vermochte sie ihre Sitzposition zu variieren, über die Seite zurück auf alle viere und auf den Bauch. Mit dieser Mobilität war das Sitzen nun keine starre, unveränderbare Haltung mehr und gefährdete keineswegs die Rückenmuskulatur. Entgegen der Erwartung aller Beteiligten hatte die Dreijährige außerdem gelernt, den zur Aufrichtung notwendigen seitlichen Bewegungsübergang zu beherrschen.

4.5   Turnstunde mit Mama und Papa

Liebe Eltern, bedenken Sie gegenüber Ihrem Kind Ihre Wortwahl, wenn die Physiotherapeutin anordnet, die neurophysiologische Behandlung drei- bis fünfmal täglich durchzuführen. Bitte sagen Sie nicht: „Wir müssen noch Therapie machen" oder „Du musst jetzt turnen". Es kommt darauf an, das tägliche Turnen lustvoll zu gestalten. Lassen Sie sich lustige Wörter einfallen, z. B.: „Wir gehen ins Wackeltheater" oder „Wir spielen *Hoppe, hoppe Reiter*".

Wenn Ihr Kind gerne sitzend auf dem Trampolin hopst, setzen Sie sich entspannt dazu und strecken Sie die Beine aus. Nun lassen Sie es auf Ihrem Oberschenkel thronend *Hoppe, hoppe Reiter* spielen. Das weiche Trampolin unterstützt das rhythmische Wippen und fördert ganz nebenbei die Sitzbalance. Wenn der Reiter zur Seite plumpsen darf, wird das seitliche Abstützen auf die Arme initiiert.

Die Abfangreaktionen der Arme entwickelt sich zu allen Körperseiten in einer chronologischen Abfolge: zuerst nach vorn (mit sechs Monaten), dann nach rechts und links (mit acht Monaten) und zuletzt nach hinten (mit zehn Monaten). Diese physiologische Schutzfunktion stellt sich ein, bevor der kleine Mensch höhere Positionen wie Sitzen und Stehen erreicht. Sowie man aus dem Gleichgewicht gerät, nähern sich die Hände ganz schnell dem Boden. Das unbewusste Abstützen schützt den Kopf vor einem harten Aufprall. Dieses angeborene Sicherheitsprogramm ist auch bei Kindern mit Muskelhypotonie vorhanden. Jedoch wirkt es mit Verzögerung, weil die Muskeln sich weniger anspannen können. Die gute Nachricht: Sicherheit lässt sich unabhängig vom Schweregrad einer Behinderung trainieren. In den Zwischenpositionen und beim Drehen wird Abstützen eingeübt.

Balanceunsichere Kinder haben oft Angst vor dem Fallen, jedoch grenzenloses Vertrauen, dass ihre Eltern sie auffangen. Deshalb ist die Turnstunde mit Mama und Papa so schön, in der es wild zugehen darf. Der wiederkehrende Liedvers *Hoppe, hoppe Reiter* nimmt die Angst. Das Kind weiß, wann es zur Seite wegrutschen oder fallen darf. Und plötzlich fühlt sich der vermiedene Bewegungsübergang zwischen Sitzen und Seitlage nicht mehr furchterregend, sondern spaßig an. Die Abfolge der Handlungssequenzen im Kehrvers verschafft Übersichtlichkeit. Sie erleichtert dem Kind die antizipatorische Bewegungsanpassung.

Annamaries Mutter fragt:

Kann das Hüpfen im Sitzen den Muskeln und Gelenken schaden?

Nur in einer Position schadet das Hüpfen im Sitzen den Gelenken: Wenn sich das Kind dabei im umgekehrten Schneidersitz bewegt. Dabei liegen die Unterschenkel seitlich wie ein W neben den Oberschenkeln auf der Unterlage. Diese Position kommt bei Kindern mit Muskelhypotonie leider häufig vor und ist unbedingt zu vermeiden. Mit hopsenden Bewegungen im umgekehrten Schneidersitz erhalten die Hüftgelenke eine unphysiologische Stimulierung, die sich schädigend auf die Gelenkstellung auswirken kann.

Wenn das Kind jedoch im Reitersitz hopst, so verbessern das Abstoßen der Füße und der Kontakt zur federnden Unterstützungsfläche die Aufrichtung der Wirbelsäule. Die Muskulatur und die Gelenke werden auf einem weich schwingenden Trampolin keinesfalls geschädigt, sondern – ganz im Gegenteil – angeregt. Muskeln und Knochen brauchen dynamischen Widerstand, um ihre Stärke zu entfalten. Auf einem Trampolin mit wolkenweicher Gummifederung ist keine zeitliche Einschränkung des Hüpfens erforderlich. Vergleichen wir es mit dem Gehen auf einem weichen Waldboden, auf dem die Füße weniger ermüden als beim Laufen auf betonierter Straße.

Zur Entlastung der Eltern als Reitpferd dient eine Art „Baumstamm", eine dicke Papprolle oder „Banane", die man auf dem Trampolin platziert, worauf das Kind im Reitsitz weiter hopsen kann. Beim sitzenden Hopsen vermag auch ein großes Kirschkernkissen unter dem Gesäß das Einsinken in die nachgebende Bespannung des Trampolins zu vermindern. Wenn das Kind sich sicher fühlt, kann man einen Hopsball auf das Trampolin legen und mit Sandsäckchen stabilisieren. Die Anforderung an die Sitzbalance ist auf einem Ball noch höher als auf einer Rolle. Nun, es gibt viele spielerische Möglichkeiten zum Einüben von Balance und Zwischenpositionen.

Die größte Bewegungsfreude und Vertrauen in die eigenen Fähigkeiten bringt das Turnen am Körper der Eltern.

Ein federndes Trampolin mit Gummischnüren eignet sich auch vorzüglich zum Einüben der Stehbalance. Für Kleinkinder erfüllt eine auf den Boden gelegte Matratze den gleichen Zweck. Vermeiden Sie von Anfang an, dem Kind Ihre Hände zum Festhalten anzubieten. Verwenden Sie einen Kleiderbügel aus Holz oder eine quer gehaltene Stange, an der sich das Kind festhalten kann. Wenn es immer starke Hände angeboten bekommt, so wird es sich länger als nötig anklammern. Sie haben dann Mühe, auf Distanz zu gehen und die Hilfestellung zu verringern. Stehen und gehen lernen ist wie freischwimmen. Man muss es wagen und erfahren, dass das Wasser trägt.

4.6   Stehend in die Hocke

In den bisherigen Ausführungen zur Vertikalisierung wurde empfohlen, die sensomotorische Entwicklung in ihrer physiologischen Folge einzuüben. Jedoch machen die wenigsten Kinder bei einem noch so gut ausgedachten therapeutischen Programm mit. Viele sind bereits Emporkömmlinge auf ihre eigene Art und Weise. Sie wollen nicht mehr in niedrige Positionen zurück, besonders wenn Übungen Anstrengung kosten. Zum Glück kann man die vom Kind ausgelassenen Entwicklungsschritte auch von oben nach unten erarbeiten. Das heißt, die Therapie darf im Stehen beginnen, um dann in umgekehrter Reihenfolge über Einbeinkniestand und Hocke zum Boden zu gelangen.

Das zum Stehen erforderliche Gleichgewicht gelingt an einer großen Holzkiste als stabile Unterstützung. In der Kiste sollen sich interessante Dinge befinden. Das stehende Kind muss sich bücken, um etwas aus der Kiste zu holen – das ist die kleine Balanceübung. Im Herbst gesammelte Kastanien haben einen hohen Spielwert. Man kann sie mit einem großen Löffel schöpfen, umfüllen und Kochen spielen oder sie in enge Rohre stecken, in einen Trichter kullern lassen und vieles mehr.

In Blechdosen gefüllte Kastanien verursachen interessante Geräusche. Zweijährige lieben klangvolle Aktivitäten. Im zweiten Lebensjahr dominiert die auditive Exploration, das lustvolle Ausprobieren von Geräuschen. Manchmal vergisst ein balanceunsicheres Kind beim Spielen, dass es frei steht und sich dabei bewegt. Durch geschicktes Arrangieren der Spielgegenstände können Sie Körperdrehung und Seitwärtsschritte initiieren. Der kleine Koch sollte es nicht zu leicht beim „Arbeiten" haben, denn Anstrengung steigert die Motivation. Ein zweiter Behälter, z. B. ein seitlich neben dem Kind platzierter Blechtopf, fördert die vermiedenen Dreh- und Wendebewegungen.

Natürlich gehört zum Kochen auch, dass ab und zu etwas danebengeht. Das Aufheben vom Fußboden ist dann die Übung zur Körper- und Kniebeugung. Die Hocke ist für muskulär hypotone Kinder eine besonders schwierige Position, die sie meist vermeiden. Sie brauchen dazu niedrige Möbel zum Festhalten.

Wenn das Kind langsam rückwärts von einem Podest oder Bänkchen, Treppenabsatz oder Trampolin absteigt, so erfordert dieser Rückwärtsgang intensive Muskelspannung. Wenn Ihr kleines Kind zu ängstlich bei abwärts gerichteten Bewegungen sein sollte, schenken Sie ihm Vertrauen im Körperkontakt. Lassen Sie es von Ihrem Schoß herunterkriechen und dabei mit den Füßen nach unten tasten. Auch Treppenstufen sollen Kleinkinder nie mit dem Kopf zuerst bewältigen. Die Körperkontrolle wird bei rückwärts gerichteten Bewegungsarten besonders intensiv gefordert. Nicht die Augen, sondern die Wahrnehmung der Tiefensensibilität leistet die Absicherung. Das Kind lernt dabei, sich auf sein Körpergefühl zu verlassen. Ein wichtiger Baustein für die gewünschte Eigenaktivität!

Erlauben Sie mir noch einen Gedanken zu Kindern von Naturvölkern, die man als Säuglinge nicht auf die Erde setzt, sondern überwiegend im Tuch trägt. Die Traglinge bilden ein besonders feines Gespür für Zwischenpositionen aus, obwohl sie diese nicht selbst ausführen. Ständig werden sie vom Bewegungsrhythmus der gehenden und arbeitenden Mutter stimuliert. Die Wahrnehmung am Körper der Mutter reicht offenbar aus, um zeitlich früher als europäische Kinder motorisch selbstständig zu werden. Getragene Kinder zeichnen sich durch eine hohe Geschicklichkeit und Koordination aus. Einige Naturtalente aus Entwicklungsländern sind Spitzensportler geworden.

Ich möchte aus dem intuitiven Prozess der Körperwahrnehmung ableiten, dass es dabei nicht nur um Motorik, sondern vor allem um seelische Empfindungen geht. Der kleine Mensch ist ganz Seele und vollständig auf ein Du bezogen. Kleine Kinder sind einfühlsam und verhalten sich taktvoll. Sie sind zurückhaltend und gute Beobachter, die sich leise sozial eingliedern können. Sie schätzen das Verhalten anderer ein und brauchen keine wortreichen Erklärungen. Wir Europäer neigen zur verbalen Erziehung mit sprachlicher Überfrachtung unserer Kinder. Wir entfernen uns weit vom natürlichen zwischenmenschlichen Kontakt, wenn wir unserem Nachwuchs die Welt überwiegend in Worten und Bildern darstellen.

4.7   Unterwegs lauern Gefahren

Wenn das Laufen beginnt, geht es los. Bisher war die Wohnung überschaubar aufgeräumt, nun fegt das sich am Couchtisch emporziehende Kind die Zeitung herunter. Es macht einige schwankende Schritte zur Gardine und versucht, sich daran festzuhalten. Es wedelt mit dem Vorhang und verliert unvorhersehbar das Gleichgewicht. Im Fallen sucht es Halt am Blumentopf und zieht ihn mit nach unten. Die Eltern hören den Krach und eilen zum Ort des Geschehens. Das Kind überwindet den ersten Schreck, vergisst zu weinen und freut sich über die am Boden verstreute Erde, die es beginnt in den Mund zu stopfen.

Warum ist dem kleinen Eroberer nichts passiert? Nun, wenn die Körperkraft zum Hochziehen an Möbeln zunimmt, knicken die Arme nicht ein, sondern strecken sich beim Fallen. Die Hände erreichen den Boden, bevor der Kopf dort ankommt. Diese Abfangreaktion der Arme mildert den Aufprall wie ein eingebauter Airbag. Schnelle Stützreaktionen gehören zum angeborenen Sicherheitsprogramm. Umkippen und Hinfallen lösen den unbewussten Schutzmechanismus aus.

Diese Alarmbereitschaft zum Abstützen beim geringsten Stolpern gibt es auch bei Spätentwicklern. Bei hypotonen Kindern, die regelmäßig neurophysiologisch behandelt werden, brauchen Eltern keine Angst vor dem Fallen zu haben. Nicht immer kommt bei Muskelhypotonie das Abstützen prompt, jedoch landet der kleine Mensch selten auf seinem Gesicht. Die in der Therapie eingeübten seitlichen Bewegungsübergänge fördern das variable Stützen der Arme und Füße. Variable Positionswechsel gehören zum Pflichtprogramm jeder nützlichen Therapie für entwicklungsverzögerte und muskulär hypotone Kinder. „Ich bin doch nicht auf den Kopf gefallen" ist ein Ausspruch, der sich auf die unbewussten Stützreaktionen bezieht. Nein, man fällt auf die Hände und Arme. Das ist weder gefährlich, noch tut es sehr weh.

Liebe Eltern, lassen Sie Ihr Kind gehen, wenn es Schritte wagen will, jedoch nicht an Ihren Händen, sondern selbstwirksam. Zu diesem sensiblen Zeitpunkt der Anstrengungsbereitschaft zum Laufen sollte das Ausfahren im Buggy drastisch eingeschränkt werden. Ein noch gehunsicheres Kind hat das Bedürfnis, sich festzuhalten. Das darf an der Karre sein oder an einem Schiebewagen aus Holz. Es will sich festhalten. Ganz ohne Hilfe schiebt es die Stühle in der Wohnung hin und her. Alle ein- bis zweijährigen Kinder erproben ihre Kraft am Mobiliar. Je mehr Erfahrungen mit festen oder mobilen

Objekten das Kind beim Gehen macht, desto besser wird es Gefahren einschätzen lernen.

Ja, Sie haben richtig gehört. Ihr Kind merkt selbst beim Bewegen, wie es
zum Ziel kommt. Es kann nicht die Aufgabe der Eltern sein, ihr Kind vor
allem Negativen zu bewahren. Die Natur sorgt selbst für das Sicherungsprogramm. Lehnen Sie sich zurück und lassen Sie Ihr Kind die Wohnung
und Terrasse, den Hof oder Garten und den Spielplatz erobern. Bitte räumen Sie keine Möbel aus dem Weg, denn diese werden für das Kräftemessen
gebraucht. Jedes Kind bewegt sich, um etwas zu holen oder zu transpor-
tieren, und klettert auf einen Stuhl, um etwas zu erreichen. Der elterliche
Beitrag zum Gehenlernen lautet, die rückwärts gerichteten Bewegungen
vor den ersten freien Schritten einzuüben und das Abwärtsklettern von der
Couch mit den Füßen zuerst, nicht kopfüber anzuleiten. Manche entwicklungsverzögerte Kinder brauchen beim Rückwärtsgang etwas Nachhilfe.

Das Nichteinschätzen von Gefahren wird dadurch begünstigt, dass
die Kinder viel im Kinderwagen herumgefahren werden und somit kaum
eigene Erfahrungen machen können. Jeder kleine Emporkömmling muss
seine Gehschule selbst durchlaufen. Ständig im Kinderwagen sitzend wird
er nicht mit den Unebenheiten der Gehwege vertraut, lernt Stufen und
Kanten nicht kennen. Bitte greifen Sie nur im Notfall ein, denn es gilt die
Devise, das Kind laufen zu lassen. Wenn Stolpergefahr droht, reagieren viele
Eltern reflexartig mit einem starken Zug am Arm. Dabei wird das Ärmchen
mitsamt Kind in die Höhe „gerissen". Die Angst der Großen verhindert,
dass der kleine Mensch sich selbst abzufangen lernt, denn dazu braucht er
freie Hände. Wenn das Kind gehen lernt, ist es sicherer, es nicht an den
Händen gehalten herumzuführen, sondern es allein sein Gleichgewicht finden zu lassen.

Kleine Spaziergänger-Sprüche senken die Angst auf beiden Seiten und
lockern die Atmosphäre, z. B.: „Da kommt eine blinde Schnecke, die kriecht
eine kleine Strecke. Ihr Fühler stößt an die Ecke, damit sie nicht erschrecke."

Der kleine Eroberer lernt schneller als seine Eltern, mit der Angst fertig
zu werden. Ohne Zumutungen wird ein Kind nicht mutig, sondern ein
Angsthäschen in der Grube elterlicher Überfürsorge. Wie entspannend ist
es, wenn der Sprössling nicht ständig fordernd nach Hilfe schreit. Ge(h)-las-
sen-heit ist ein guter Gehpartner für unterwegs. Wenn das Kind nicht mehr
gefahren wird, lauern weniger Gefahren, weil es weiß, wie mit Stolperfallen
umzugehen ist.

4.8   Umfallen ist ein Kinderspiel

Annamaries Mutter schreibt:

> Als Kinderkrankenschwester weiß ich, dass kranke Kinder eher stürzen oder
> aus dem Bett fallen können. Sie haben nicht die Kraft, sich sicher zu bewegen.
> Während der Krankheit fehlt das Gleichgewicht, sich ausreichend zu stabili-
> sieren. Ich denke, auf Kinder mit Muskelhypotonie trifft dies ebenso zu. Sie
> sind meiner Meinung nach extrem unfallgefährdet. Ich bin ständig besorgt
> um meine zweijährige Tochter. Sie läuft zwar noch nicht, jedoch könnte sie
> vom Hochstuhl gleiten, vom Sofa rutschen oder aus der Karre fallen. Ich kann
> sie doch nicht überall festbinden.
>
> Welche Übungen sind sinnvoll, um beim Fallen den Kopf einziehen zu ler-
> nen? Da Annamarie den Kopf oft in den Nacken oder schief zur Seite legt,
> habe ich Angst, dass sie heftig mit dem Kopf aufschlägt, wenn sie fallen
> würde. Wie fördere ich das Abrollen? Kann es beim Abstützen auf die Arme
> zu Gelenkschädigungen kommen?

Alle Kinder fallen manchmal hin. Auch ein entwicklungsverzögertes Kind
können die Eltern nicht vor jeder Gefahr bewahren. Erfahrungen wie Stolpern sind unumgänglich. Unvorhersehbare Situationen kommen vor. Es
macht wenig Sinn, die Wohnung leer zu räumen. Kleine Kinder haben noch
ein „weiches", biegsames Skelett. Beim Aufprall bieten die kurzen Gliedmaßen keinen starren Widerstand. Meist geht der Sturz für den Körper glimpf-
lich aus.

Am Kopf kann sich ein ungeschützter Aufprall heftig auswirken. Das
Geschrei ist dann groß. Eine Beule oder eine Platzwunde entsteht. Zum
Glück ist das Gehirn durch die knöcherne Schädeldecke geschützt. Gehirn-
erschütterungen sind bei jungen Kindern selten.

Eine natürliche Art, dem Fallen vorzubeugen, besteht darin, das Gleichgewicht mit Kniereiterspielen zu schulen. Beim Bewegungsspiel *Hoppe,
hoppe Reiter* lernt das Kind, den Körper auszubalancieren. Sorgen Sie dafür,
dass der kleine Kopf beim Wippen auf dem Schoß nicht überstreckt wird,
sondern sich zum Kinn geneigt einstellt. Halten Sie Ihr Kind nicht an den
Händen fest, sondern nur an den Oberschenkeln, damit es Bauchspan-
nung aufbaut. Die Beugung des Rumpfes erleichtert die Kopfbeugung. Das
Plumpsen soll nicht heftig, sondern langsam gleitend erfolgen. Beim Absinken nicht nur nach hinten, sondern auch zu den Seiten wird die Balance
besonders gefördert. Geben Sie dem Kind die Möglichkeit, sich bei diesem
spielerischen Fallen eigenständig anzuklammern und abzustützen.

Fast alle Kinder lieben es, mit den Eltern zu toben. Lustvolles, wildes Bewegen ist auch für entwicklungsverzögerte Kinder eine schöne Erfahrung. Setzen Sie Ihr Kind auf das große Bett oder Sofa, lassen Sie es sanft und nicht tief auf ein Kissen umfallen. Wenn Sie es am Oberarm anstupsen, provozieren Sie spielerisch die seitliche Abfangreaktion als Sturzprophylaxe. Wenn sich das Kind auf die Handfläche stützt, so hält das Handgelenk den leichten Aufprall gut aus. Hypotone Kinder mit weicher Muskulatur verdrehen manchmal die Hände, sodass sie sich auf den Handrücken stützen. Dieses kraftlose Abfangen sollten die Eltern korrigieren. „Liegestütze" in der Bauchlage bringen Kraft für die Arme und Handgelenke. Nein, zu Gelenkschädigungen führen Turnen und Toben mit entwicklungsverzögerten Kindern in der Regel nicht. Viel unangenehmer ist es, das Kind ruckartig hochzuziehen oder es von hinten anzufassen, wenn es sich nicht auf die Absicht der Eltern einstellen kann. Solange das Kind aktiv mitmacht, reguliert es seinen Muskeltonus und lernt, sich in verschiedenen Körperhaltungen zu stabilisieren. Dazu eignen sich Kniereiterspiele gut.

4.9 Zwischen Halten und Gehenlassen

Die kleine Annamarie macht Fortschritte. Die Mutter berichtet, wie ihre Tochter gehen gelernt hat:

Unsere Tochter hat mit Unterstützung der Physiotherapeutin im 20. Monat gehen gelernt. Darüber haben wir alle gejubelt. Sie ist jedoch nicht zuerst seitwärts an den Möbeln entlang gegangen, um ihr Gleichgewicht zu finden. Nein, sie wackelt mit überstreckten Knien nach vorn. Dabei streckt sie einen Arm seltsam verdreht nach hinten, so wie ein Ruder. Die Arme schwingen beim Gehen nicht mit. An den Möbeln hält sie sich nicht fest, so als wüsste sie mit den Händen nichts anzufangen.

Nun will sie immer stehen und gehen. Sie fordert es und muss dann am Arm geführt werden. Das ist anstrengend, weil sie keinen Schritt in der Wohnung ohne uns macht. Meist lässt sie sich im Kreis herumführen. Das kommt mir sinnlos vor. Sie denkt nicht daran, meine Hand loszulassen. Wenn ich sie auf dem Fußboden absetze, schreit sie und bewegt sich keinen Zentimeter. Sie bleibt stur auf dem Po sitzen und schaut mich weinend an. Diesen Blick halte ich nicht aus, dann stelle ich sie wieder auf. Sie kommt nicht auf die Idee, sich selbst hochzuziehen, außer an meinem Hosenbein. Wir hatten bereits 18-mal Krankengymnastik nach Bobath. Drehen und krabbeln hatte sie in der Therapie erlernt, aber zu Hause klappte es nicht damit. Sie wollte immer nur sitzen und stehen. Jetzt scheint sie die in der Therapie erreichte Fortbewegung verlernt zu haben, denn sie will nur noch laufen, aber nicht alleine. Ich bin verzweifelt. Was soll ich tun?

Dass ein gehunsicheres Kind die Hände des Erwachsenen nicht loslassen will, kommt häufig vor, besonders wenn Verwandte das Laufen forcieren wollen. Das in der Mail Geschilderte ist leider kein Einzelschicksal. Häufig wird bei einer zu spät und nur kurzzeitig verordneten Physiotherapie das Kind in die Vertikale gepuscht, anstatt abzuwarten, bis das Gleichgewicht mitwächst. Oftmals stellen Eltern und Großeltern die wackeligen Kleinen verfrüht auf und ermutigen sie zum Gehen. Auch die längst verworfenen, Unheil anrichtenden Lauflernhilfen sind noch im Handel. Man reicht sie unter Verwandten weiter, anstatt sie endlich zu entsorgen.

Auf keinen Fall sollten Eltern ihr balanceunsicheres Kind in ein Gehfrei stellen. Ohne ausreichende Muskelspannung hängt es darin und stößt sich unkontrolliert ab, anstatt Gleichgewicht zu erwerben. Man sollte das „Händchenhalten" beim Gehen allerdings nicht anbieten, sondern das Kind vor ein dickes Polster oder eine Kiste stellen. Die Gitterstäbe eines Laufstalles sind am besten dazu geeignet, sich festzuhalten, die Knie zu beugen, Schritte zur Seite zu wagen und das Körpergewicht zu verlagern. Der Laufstall aus Holz bietet Sicherheit für neue Gangschüler. In der Fahrschule dürfen Sie auch nicht gleich ins Gelände. Zuerst müssen die Grundlagen vermittelt werden. Eine ins Gehen verliebte Prinzessin noch einmal auf den Boden zu locken, um Bewegungsübergänge zu erwerben, ist auch für erfahrene Kindertherapeuten schwierig und nicht spaßig.

4.10 Im Dschungel zerrissener Gefühle

Kinder mit Muskelhypotonie, Entwicklungsverzögerung und Behinderung halten oft viele Jahre lang eine enge Symbiose mit ihren Eltern aufrecht. Wenn das äußere und innere Gleichgewicht fehlen und jede Veränderung der Körperhaltung Unsicherheit hervorruft, reagieren die meisten Kinder intuitiv mit anklammerndem Verhalten. Die Angst zu fallen sitzt tief. Sie ist aus kindlicher Sicht berechtigt, denn infolge der motorischen Instabilität ist auch die Wahrnehmung für den eigenen Körper eingeschränkt. Auf dem Arm gehalten, im kuscheligen Körperkontakt fühlt sich jedes Kind wohl. Mit zunehmender Mobilität lockern die meisten Kleinkinder die natürliche Symbiose selbst. Bei Entwicklungsverzögerung verspätet sich die Eroberung der Umwelt, der Aktionsradius bleibt klein, das Kind will die enge Symbiose nicht lösen.

Mit der Bewegungsunsicherheit prägt sich ein Urmisstrauen aus, das nach Frühgeburten und bei Entwicklungsverzögerungen häufig vorkommt. Mit therapeutischer Unterstützung und geduldiger Ermutigung der Eltern kann sich die Hilflosigkeit des Kindes allmählich in Urvertrauen umwandeln.

Länger als Gesunde benötigen Kinder mit Bewegungseinschränkungen verlässliche Bezugspersonen. Eltern gehen intuitiv auf die kindlichen Bedürfnisse ein und halten damit unbewusst die Umklammerung aufrecht. Sie erleben, dass ihr Kind übermäßig Hilfe fordert, und fühlen sich im Laufe der Zeit genervt. Manche Mutter empfindet das Fordern ihres älter werdenden Kindes nach Nähe als unangemessen. Ihr Gefühl ist ein Warnzeichen für eine enge und zu lang anhaltende Mutter-Kind-Symbiose.

Das Band der Liebe lockert sich in der zweiten Hälfte des zweiten Lebensjahres auf natürliche Weise, wenn der Sprössling selbst die Welt erobert, frei und sicher gehen kann und anfängt zu klettern. Nun sagen Kleinkinder „Ich" und meinen „Ich kann das allein".

Zwischen entwicklungsverzögerten Kindern und ihren Eltern intensivieren beide Seiten die Bindung in dem Maße, je eingeschränkter das Kind ist. Doch Vorsicht ist geboten: Schauen Sie genau hin, was das Hilfe fordernde Kind selbst bewältigen kann.

> Eltern und Großeltern sollten ihre Assistenz ständig hinterfragen und modifizieren:
>
> * Wie viel Unterstützung ist aktuell noch dran?
> * Wobei kann ich mein Kind selbstwirksam sein lassen, indem ich mich zurückziehe?

Geduld ist erforderlich, denn Eltern in Zeitnot neigen dazu, unüberlegt zu handeln. Die im Alltag erforderlichen Handgriffe erledigt ein Erwachsener schneller, als wenn das Kind selbst tätig wird. Das Ankleiden kann eine Stunde dauern, wenn das Kind selbst Knöpfe zumacht, den Reißverschluss zuzieht und Schuhe bindet. Doch nur mit häufigen, täglichen Wiederholungen automatisieren sich Handgriffe. Auch das Essenlernen braucht Zeit, viel Zeit. Zusätzlich kauen Kleinkinder in gesunder Weise gründlich und langsam.

Das entwicklungsverzögerte Kind braucht positive Erfahrungen mit seiner Selbstwirksamkeit. Die Eltern müssen lernen, das umständliche Tun und das extrem verlangsamte Tempo zu akzeptieren. Man sollte genügend Zeit einplanen und Freiräume zum Üben gewähren.

> Unter Zeitdruck gelingt die Erziehung zur Selbstständigkeit nicht. Entwickeln Sie Strategien mit längerfristigen Zielen:
>
> - Wann kann ich meinem Kind diese Übungsstunden gewähren? An den Wochenenden und in Ferienzeiten bin ich selbst gelassener und reagiere freundlich wohlwollend.
> - Wie kann ich eine entspannte Atmosphäre trotz der Ungeschicklichkeit und des Schneckentempos meines Kindes schaffen?

Mit dem wachsenden Lebensgefühl „Ich kann es!" lockert das symbiotische Kind allmählich das Umklammern seiner Eltern. Der Zeitpunkt dieses emotionalen Reifeschrittes ist nicht vorhersehbar. Urvertrauen ist tief in der Seele verwurzelt. Seelisches Wachstum gelingt mit liebevollen Beziehungen im ermutigenden Familienklima. Jedes kleine Menschenkind hat nicht nur eine Seele, sondern ist in seinem ganzen Dasein eine lebendige, formbare und verletzliche Seele. Sinneserfahrungen sind mit Gefühlen vernetzt und prägen die Seele. Vernunftmäßiges Leistungsdenken wird anerzogen und entspringt nicht aus Kinderseelen.

Mit Intuition und Fingerspitzengefühl begleiten kluge Eltern ihre Kinder kontinuierlich in die Selbstständigkeit. Zu diesem beiderseitigen Reifungsprozess ist die Reflexion der Eltern gefragt: Wie können wir die Bemühungen unseres Kindes schrittweise unterstützen, ohne ihm alles abzunehmen? Wenn den Eltern diese mitleidslose Begleitung gelingt, erwirbt das Kind mehr Entdeckungs- und Lebensfreude. Es kann sich selbst beschäftigen. Die Eltern spüren mehr Luft in der Beziehung zum Kind. Sie können aufatmen, müssen nicht dauernd aufspringen, um einzugreifen. Wenn sich die Symbiose normalisiert, verändert sich das fordernde Kind in ein fröhliches Familienmitglied.

Liebe Eltern, nun habe ich über die Eltern-Kind-Symbiose im Zusammenhang mit Entwicklungsverzögerung geschrieben. In der Beziehung liegt der Schlüssel, ob Ihr Kind Motivation und Anstrengungsbereitschaft entwickelt oder nicht. Wenn bereits eingeübte Bewegungen wieder abebben, so sind sie noch nicht verinnerlicht worden, oder sie wurden dem Kind nicht häufig genug zugemutet. Will ein Kind hauptsächlich auf dem Arm oder an der Hand sein, wird deutlich, dass es die Symbiose noch aufrechterhält. Beziehung und Erziehung brauchen eine Inventur, um das leckgeschlagene Schiff der Hilflosigkeit zum Segeln zu bringen. Wecken Sie die Bewegungslust Ihres Kindes auf spielerische Weise, um es zu motivieren, aus eigenem Antrieb (nur mit kleinen Hilfestellungen) sitzen, stehen und gehen zu lernen.

4.11 Von unwirksam bis selbstwirksam

Die Stadtprinzessin

Die fünfjährige Jana hatte Glück. Die Eltern bezogen eine Wohnung am Stadt-park mit einem Gartenstück. Der Vater grub auf der Rasenfläche ein großes Viereck um. Hier durfte das frühgeborene, ängstliche Mädchen sein Gemüse-beet selbst anlegen, Samen in die Erde legen, gießen und Unkraut jäten. Der auf dem Land aufgewachsene Vater wollte der Tochter einige seiner Kindheits-erfahrungen vermitteln, jedoch fehlte ihm aus beruflichen Gründen Zeit zur Gemeinsamkeit. Die Mutter interessierte sich nicht für Gartenarbeit.

Jana hatte doppeltes „Glück", denn sie erhielt im Erdgeschoss das größte Zimmer, das Wohnzimmer, und sie besaß viele Spielsachen. Nicht nur zum Geburtstag und zu Weihnachten gab es Geschenke, sondern immer wenn Ver-wandte das Einzelkind besuchten, regnete es Mitbringsel. Bald war die große Regalwand im Kinderzimmer mit Spielzeug überhäuft. Jana verlor im voll-gestopften Raum die Übersicht und das Interesse an den bunten Sachen. Auf dem Fußboden sammelten sich Gegenstände. Das Spielzeug wuchs zu einem unüberschaubaren Müllberg aus Plastikteilen heran.

Das Gemüsebeet verwilderte, denn niemand leitete das Mädchen bei der Pflege der kleinen Pflänzchen an. In den Garten ging Jana nur, wenn die Eltern sich auch draußen aufhielten, was selten vorkam. Die Mutter kutschierte ihr Vorschulkind nachmittags von Termin zu Termin, um es bestmöglich zu fördern. Die anfängliche Begeisterung des Mädchens für Gartenarbeit erlosch, das Beet blieb genauso unbeachtet wie die vielen Spielsachen.

In Großvaters Fußstapfen

Thomas wuchs auf dem Land in einem Mehrgenerationenhaus auf. Täglich ging er mit Großvater in den Garten. Dort sah er seit frühester Kindheit zu, wie sorgfältig der Opa die Beete pflegte. Mit vier Jahren half der Junge kräftig mit, harkte und hackte, säte und erntete. Das Umgraben im Herbst bereitete ihm besondere Freude. Die schwere Erde roch nach Feuchtigkeit, und Regenwürmer krochen hervor. „Junge, ist das nicht zu schwer für dich?", fragte Großvater. „Nein, lass mich die Schubkarre zum Kompost schieben!", antwortete Tho-mas. Bis zum Abend arbeiteten die beiden „Männer" schweigend im Garten. Der Junge brauchte keine Anleitung, denn er hatte sein Vorbild ständig vor Augen. Bis zum Schuleintritt kannte er alle anfallenden Gartenarbeiten und die Namen von Pflanzen und Insekten. Er konnte gerade Reihen für die Aussaat ziehen und in genauen Abständen winzige Samen in den Boden stecken. Groß-vater nannte ihm dazu die Zentimetermaße. Wie spannend war es, wenn grüne Pflänzchen die Erde durchbrachen. Mächtig stolz war der Junge, wenn er selbst gesäte Mohrrüben oder Radieschen herausziehen durfte. Das Ausbuddeln von Kartoffeln liebte er besonders.

Ganz nebenbei hat Thomas biologische Zusammenhänge und physikali-sche Grundlagen, klare jahreszeitliche und räumliche Orientierung erworben.

In der Schule bereiten ihm Deutschaufsätze oder Textaufgaben in Mathematik kein Kopfzerbrechen, denn er kann auf vielfältige natürliche Erfahrungen zurückgreifen. Früh hat er planvolles Handeln, Abwarten und Ausdauer, Zusammenarbeit mit dem Großvater, Fürsorge und Vorsicht kennengelernt – Verhaltensweisen, die er im Schulalltag täglich braucht.

Hindernisse überwinden stärkt den Charakter

Minou wächst in einer Pflegefamilie auf. Ihre leibliche Mutter war alkoholabhängig und nicht in der Lage, ihre drei Kinder zu versorgen. Man berichtete, dass bei Minous Geburt das Fruchtwasser grün gefärbt gewesen sei. Das Mädchen wies deutliche Symptome des Fetalen Alkoholsyndroms (FAS) auf: eine besondere Kopfform und Augenstellung, kleinwüchsig und untergewichtig. Freies Gehen ließ auf sich warten, denn die Fußknochen waren verformt. Mit dynamischen Orthesen und einer Fußbehandlung nach dem Castillo Morales®-Konzept ließ sich die Fehlstellung allmählich korrigieren.

Seit ihrem dritten Geburtstag besucht Minou einen Waldkindergarten und lernt trotz anfänglicher Gehunsicherheit, sich auf dem unebenen Gelände frei zu bewegen. In den ersten Tagen im Wald fasste sie nach der Hand des Erziehers, doch nach kurzer Zeit stapfte sie selbstständig über Stock und Stein. Sie klettert ohne Angst über Baumstämme, räumt Hindernisse wie Äste aus dem Weg und trägt Blätterhaufen mit beiden Armen. Rasant entwickelt sich die motorische Geschicklichkeit des dreijährigen Mädchens. Das schwache, entwicklungsverzögerte Kleinkind strotzt vor Kraft und Gesundheit im herausfordernden Umfeld des Waldes. Mit der geistigen Entwicklung geht es langsamer voran, denn der verheerende Alkoholkonsum der leiblichen Mutter während der Schwangerschaft schädigte Bereiche im Gehirn. Minou hat noch nicht sprechen gelernt. Sie hört aufmerksam zu und verständigt sich mit Gesten und lebhafter Mimik.

Wie alle Kinder mit globalen Entwicklungsproblemen wird sie regelmäßig im Sozialpädiatrischen Zentrum vorgestellt und muss jährlich psychologische Tests über sich ergehen lassen. Da sie sich sprachlich nicht mitteilen kann, erhielt sie von der neuropädiatrischen Facheinrichtung die Diagnose „Autismus". Minou verhält sich keinesfalls autistisch; sie zeigt eine innige Verbundenheit mit den Pflegeeltern, zu denen sie engen Körperkontakt sucht und genießt. Sie bekommt tagsüber und auch nachts viel liebevolle Zuwendung zum Kuscheln.

Seit dem vierten Geburtstag besucht sie eine Tanzgruppe. Als gute Beobachterin ahmt sie die tänzerischen Bewegungen der anderen Kinder nach. Minou ist in den Waldkindergarten und die Tanzgruppe integriert, sie verhält sich fürsorglich und Anteil nehmend. Ihre motorische Geschicklichkeit, Ausdauer und Kraft sind bemerkenswert für ein ehemals muskulär hypotones, jetzt unermüdliches Kind, das den ganzen Tag im Wald auf den Beinen unterwegs ist. Nach einem langen Tag im Kindergarten bringt sie noch Energie auf, gemeinsam mit den Eltern und dem Hund Gassi zu gehen. Wenn Eltern ihrem Kind Wege zumuten, anstatt es jahrelang auszufahren, wird jedes unebene Gelände wegsam.

(Übrigens: Trotz bester personeller Besetzung wird jener Waldkindergarten nur von einer Handvoll Kinder besucht. Manche Eltern haben Vorbehalte gegen einen Bauwagen im Wald als Betreuungsplatz für ihre Sprösslinge. Sie bevorzugen volle Kindertagesstätten mit wenig Spielraum drinnen und draußen, Lärm und Unruhe. Die facettenreiche Natur als Lehrmeister hinterlässt uneingeschränkt Gedächtnisspuren und inspiriert zu unerschöpflichen Spielideen. Mehr Vielfalt, als ein Wald bietet, gibt es nicht.)

Dies sind wahre Geschichten mit veränderten Namen. Der junge Gärtner Thomas kennt sich aus mit Werkzeug und Wachstum. Er weiß, wie bedacht man mit Pflanzen und Gartengeräten umgeht. In Großvaters Garten hat er geduldiges Warten gelernt – eine wichtige Lebenserfahrung, auf die er immer wieder zurückgreifen wird. Durch die ständige Beobachtung der Natur ist das Denkvermögen des Jungen früh geschult worden.

Die sprachlose Minou bewegt sich angstfrei und sicher vorwärts, rückwärts, seitwärts, hinauf und hinunter. Hindernisse im Gelände überwindet sie mühelos. Das dünne Mädchen kann wie Pippi Langstrumpf zupacken, einen schmalen Baumstamm tragen oder einen abgebrochenen Ast zur Seite räumen. Das einst gehbehinderte Kind stapft in Gummistiefeln fröhlich im Matsch herum. Minou ist geistig behindert – na und? Sie kennt sich aus in der Umwelt, und kein Weg ist ihr zu weit.

Und die Stadtprinzessin Jana, die zu vielen Veranstaltungen gefahren wird? Sie langweilt sich in ihrem Gärtchen und weiß in ihrem schönen Zimmer mit 150 Spielsachen nicht viel anzufangen. Geduld und Ausdauer hat das Vorschulkind noch nicht gelernt. Obwohl die Familie am Stadtpark wohnt, kennt Jana das umliegende Gelände nicht. Auf Wegen kann sie sich nicht orientieren, die überfürsorgliche Mutter begleitet Jana auf Schritt und Tritt. Das Mädchen ist weder selbstbewusst noch selbstständig und gar nicht neugierig, etwas Neues auszuprobieren. Immer sucht es die Bestätigung von Erwachsenen. Mit sechs Jahren ist Jana zwar körperlich gut entwickelt, jedoch seelisch ängstlich und kaum bereit, sich auf neue Erfahrungen einzulassen. Sie wird von der Einschulung zurückgestellt.

Literatur

Pikler, E. (2001). *Laßt mir Zeit. Die selbstständige Bewegungsentwicklung des Kindes bis zum freien Gehen* (3. Aufl.). München: Pflaum.

5

Zwischen Vermutung und Schockdiagnose

Einer Familie geht es dann gut, wenn sich die Eltern gemeinsam für die Förderung ihres Kindes einsetzen. Die Mutter fühlt sich entlastet, sobald der Vater die Verantwortung für Arzt- und Therapiebesuche mitträgt. Die väterliche Begleitung und Anleitung zu häuslichen Übungen tut jedem Kind gut. In der folgenden E-Mail äußert ein Vater reflektierend und nüchtern seine Gedanken über sein Kind:

Ich bin Vater eines viereinhalbjährigen Jungen, dessen Schwangerschaft und Geburt ohne Komplikationen verlief. Niemand ahnte, dass Jonathan entwicklungsverzögert ist. Die Ärzte haben uns wegen der auffallend schlechten Fein- und Großmotorik lange beruhigt. Erst ab dem zweiten Geburtstag verschrieben sie uns eine Wochenstunde Ergotherapie. In den ersten Lebensjahren hielt man es für unnötig, weder Krankengymnastik noch Frühförderung zu verordnen. Mit dem dritten Geburtstag äußerte dann ein Kinderneurologe die Schockdiagnose, das Kind sei wohl „behindert".

Danach haben wir alle möglichen Untersuchungen durchführen lassen. Eine vom Gehirn ausgehende Muskelhypotonie sei die Ursache der Entwicklungsverzögerung, der keine diagnostizierbaren Erkrankungen, Stoffwechselstörungen oder genetischen Defekte zugrunde liegen. Zur Ergotherapie ab dem zweiten Lebensjahr und Logopädie mit drei Jahren haben wir mit dem vierten Geburtstag Reittherapie, Hippotherapie, organisiert. Wir versuchen alles, um unserem Kind zu helfen, doch es geht so langsam voran.

Wir haben unser Wohnzimmer in einen Therapieraum umgestaltet, mit Kletterwand, Trampolin und vielen motorischen Angeboten. Außerdem schafften wir eine teure Galileo-Vibrationsplatte an. Die attraktiven, täglichen Bewegungsangebote bewirken zumindest eine spürbare Beschleunigung

© Springer-Verlag GmbH Deutschland 2017
C. Seiler, *Nicht verzagen trotz Muskelhypotonie*,
DOI 10.1007/978-3-662-53848-7_5

in Jonathans Entwicklung. Unser Junge begann erst mit drei Jahren zu sprechen und zeigt zum Glück ein gutes Lerntempo bei der Grammatik. Die Körperwahrnehmung, räumliches Denken, Konzentration, Spielverhalten und Gangbild sind jedoch weiterhin auffällig. Das Treppensteigen ohne Halten am Geländer ist immer noch mühsam.

Nachdem die ersten beiden Jahre, in denen wir nichts Schlimmes ahnten, verstrichen sind, packt mich die Angst, viel versäumt zu haben. Ich mache mir besonders große Sorgen um die kognitive Entwicklung meines Jungen, weil sie so extreme Schwankungen aufweist. Mein Sohn ist schon so groß und verhält sich trotzdem häufig wie ein Baby. Manchmal gibt es richtige Chaostage, an denen Jonathan vergisst, was er bereits konnte. Mitten im Tun, im Spiel, gibt es einen Fadenriss. Dann findet er nicht selbst zur Aufgabe zurück. Ich habe ein beklemmendes Gefühl, dass er die Entwicklungsschritte bis zur Einschulung nicht bewältigt. Manchmal kommt mir mein Sohn wie ein Holzklotz vor – im Kopf ähnlich starr –, so steif wie er auf der Schaukel sitzt und sich dem Rhythmus nicht anpassen kann.

Wenn die Säuglingzeit vorbei ist, weitet sich der auf das süße Baby fokussierte Blick der Eltern über den Kinderwagen hinaus. Man schielt zu den gleichaltrigen Geschöpfen hinüber und nimmt das eigene Kind klarer wahr. Mit dem Ausbleiben von Entwicklungsschritten geraten die elterlichen Gefühle aus dem Lot. Bei einer Vorsorgeuntersuchung kann sich mit dem ärztlichen Befund ein Abgrund auftun, der die Eltern unvorbereitet trifft. Kinder mit Muskelhypotonie befinden sich nicht in einer Abwärtsspirale, sondern in einem verlangsamten Entwicklungsprozess, auch wenn der von den Eltern geschmiedete Lebensentwurf für ihr Kind archiviert werden muss.

5.1   Der Bauch sei speckig, meint der Arzt

Ein aufmerksamer Schwimmlehrer gibt den entscheidenden Hinweis. Die Mutter eines Vorschulkindes berichtet:

Unser Sohn René ist fünfeinhalb Jahre alt und ein fröhlicher, aufgeweckter Kerl, der gerne mit anderen Kindern spielt. Beim Herumtollen fällt uns auf, dass er nicht die Ausdauer aufbringt mitzuhalten. Dann fängt er an, abzulenken und die anderen für etwas Neues zu begeistern. Meistens enden diese Aktionen jedoch so, dass René sich zurückzieht und allein spielt.

Mit Bällen weiß unser Junge nichts anzufangen; er kann sie weder fangen noch kicken. Er leidet darunter, dass er am Fußballspiel nicht teilhaben kann. Wenn wir ihm die Möglichkeit der Wahl geben, draußen herumzutollen oder allein drinnen zu spielen, so wählt er immer das Zimmer. Bis zum Lesen Ihres Buches über Muskelhypotonie haben wir uns darüber keine großen Gedanken gemacht. Wir dachten, unser Kind ist halt bequemer als Gleichaltrige.

Im vierten Lebensjahr fragte ich beim Kinderarzt nach, weil René die Treppenstufen nicht abwechselnd schaffte, sondern einen Zwischenschritt brauchte. Der Arzt fand das in Ordnung, da unser Sohn als Spätentwickler, der erst mit 15 Monaten frei gehen lernte, noch im Toleranzbereich liege. Beim Rennen kommt René noch heute aus der Puste. Er dreht die Füße nach innen. Diesbezüglich wurde von ärztlicher Seite nichts unternommen.

Bei der U9 habe ich den Arzt auf den ausgeprägten Bauch unseres Kindes angesprochen. Unser sonst schlanker Sohn hat einen richtigen Kugelbauch mit ein wenig Speck. Ich äußerte meine Vermutung, dass der Bauch wegen des Hohlkreuzes hervorsteht. Der Kinderarzt fand das nicht beachtenswert, sondern bemerkte: „Der Bauch ist halt ein bisschen speckig!" Wir Eltern meinen, im Vergleich mit gleichaltrigen Kindern sieht René einfach anders aus. Dieses „Speckige" betrifft ja nur den Bauch.

Nun haben wir unser Kind zum Schwimmkurs angemeldet. Nach kurzer Zeit sprach uns der Schwimmlehrer an, ob der Junge möglicherweise an Muskelhypotonie leidet. Bis zu diesem Tag hatten wir davon noch nie etwas gehört. Der Trainer erzählte uns, dass sein Sohn hypoton ist und dass es ein langer Weg war, diese Diagnose zu stellen. Als der Schwimmlehrer René zum ersten Mal im Wasser behilflich war, dachte er sofort: „Der fühlt sich an wie mein Sohn im Wasser – keine Muskelspannung." Ich erinnere mich, dass René sich beim Babyschwimmen ganz entspannt im Wasser herumziehen ließ, während andere Babys strampelten und quiekten. Nun stellen wir Eltern uns die Frage, ob René an einer Muskelhypotonie leiden könnte. Eine solche Diagnose würde viel Ungereimtes in Renés Verhalten, in seinen Vorlieben und seinem Vermeiden erklären. Wir stehen ganz am Anfang mit dieser Problematik.

Zum Bild der Muskelhypotonie gehört die verminderte oder fehlende Spannung der Bauchmuskeln. Der Bauch hängt – wie eine Kugel – weit vorgewölbt herab. Die Bauchmuskeln sind überdehnt, das Einziehen des Bauches gelingt nicht. Das fehlende Zusammenziehen dieser Muskeln kann auch die Stuhlentleerung erschweren, denn normalerweise helfen die Bauchmuskeln beim Stuhlgang pressend mit. Im Kindesalter ist ein Fett- oder Speckbauch eher selten. Ein solcher würde weiches Fettgewebe enthalten, das man zu Röllchen verschieben kann. Ein hypotoner Bauch tritt besonders bei schlanken Kindern hervor. Sein Gewebe fühlt sich fester an als Fettgewebe, da die Verdauungsorgane mit vorgewölbt sind.

Die Haltearbeit des Rumpfes leisten gerade und schräge Bauchmuskeln, die sich in mehreren Schichten zwischen dem Beckenkamm und den unteren Rippen übereinanderlagern. Transversale Muskelspannung wird vor allem beim Neigen zur Seite und bei der Körperdrehung gebraucht. Wenn man z. B. etwas vom Boden aufhebt, verkürzt sich die dem Boden nähere Rumpfseite bananen- oder mondförmig. Die gegenüberliegende Körperseite hält kraftvoll dagegen und verhindert, dass man umfällt. Bei Muskelhypotonie fehlt vor allem diese physiologische Verkürzung der Muskulatur bei seitlichen Bewegungen. Der Rumpf bleibt gerade oder droht zu kippen, wenn man sich herabneigt.

Das optische Erscheinungsbild bei ausgeprägter Muskelhypotonie ist ein Bauch, der nicht nur nach vorn, sondern auch zu den Rumpfseiten hin hervorquillt. Ohne Frühbehandlung geben die unteren Rippen dem Druck der Eingeweide nach außen nach. Der zwölfte Rippenbogen verändert seine Position bauchseitig (ventral) derart, dass sich der Rand der unteren Rippen nach außen einstellt. Der Brustkorb bildet allmählich eine Glockenform aus (Glockenthorax). Diese knöcherne Fehlentwicklung lässt sich in der Säuglingsphase günstig beeinflussen. Bauchmuskelübungen darf man in jedem Lebensalter machen.

Die geniale Haltearbeit der Rumpfmuskulatur ist in der Säuglingsphase zwischen dem sechsten bis zehnten Monat zu beobachten, wenn Babys durch den Raum kullern. Sie heben den Kopf und die Gliedmaßen während des Drehens an, wobei die jeweils obere Körperseite verkürzt wie eine Sichelform erscheint. Bei Muskelhypotonie hat der gesamte Rumpf während des Drehens Kontakt mit der Unterstützungsfläche, der Kopf und das obere Bein sind wenig angehoben. Die Arme können beim Wechseln der Liegeposition oft nicht rechtzeitig mitgeführt werden, manchmal hängt ein Arm wie unbeteiligt nach hinten. Die Körperrotation gleicht eher einem ruckartigen Umkippen.

Ein weiteres Problem bei fehlender Bauchmuskelaktivität besteht darin, dass die Kinder keinen Purzelbaum machen können, weil der Bauch sich nicht zusammenzieht. Wenn der Rumpf beim Versuch, sich abzurollen, gerade bleibt, fällt das Kind plumpsend mit steilem Rücken nach hinten. Diese Art Purzelbaum tut weh und sieht eher aus wie ein Kopfstand. Also vermeiden hypotone Kinder das Abrollen, weil es bei fehlender Anspannung der bauchseitigen Muskulatur nicht gut gelingt.

Die Fähigkeit, den Körper zusammenzuziehen, ist eine natürliche Schutzreaktion gegen Schmerz und Gefahr. Fußballer trainieren das Abrollen mit eingezogenem Kopf und gebeugten Gliedmaßen, um heftige Stürze und Zusammenstöße abzumildern. Im asiatischen Zweikampf ist Abrollen unverzichtbar und wird intensiv eingeübt. Kampfsporttrainer bringen viel

Geduld auf, bis jedes Kind im Verein die Judorolle (ohne Hände) machen kann.

Zur Stimulierung der bauchseitigen Muskulatur, wozu auch die vorderen Halsmuskeln und die beugenden Hüftmuskeln gehören, gibt es eine einfache häusliche Übung: Man befestigt ein Springseil in halber Höhe an der Heizung. Die beiden losen Enden umfasst das Kind mit den Händen, sodass es sich mithilfe des Seiles aus der Rückenlage zum Sitzen hochzieht und Sit-ups macht. Achten Sie darauf, dass das Aufsetzen nicht zu schnell und ruckartig, sondern im Schneckentempo erfolgt. Die Beine sind dabei gebeugt mit aufgestemmten Fersen. Nach dem Hochziehen soll das Kind mithilfe des Seiles genauso langsam zurück zum Boden gleiten. Bei der Durchführung kommt es auf das Halten gegen die Schwerkraft an. Je langsamer die Bewegung erfolgt, desto mehr wird die bauchseitige Muskulatur von Kopf bis Fuß trainiert. Machen Sie die Sit-ups täglich gemeinsam mit Ihrem Sprössling auf dem Wohnzimmerteppich. Veranstalten Sie einen kleinen Wettkampf auf dem Weg zum „Schachbrettbauch".

Nach solchen Aufwärmübungen darf René Purzelbäume auf dem Wohnzimmerteppich wagen. Wichtig ist, dass beim Start der Rolle vorwärts die Stirn den Knien angenähert wird, sonst gibt es wieder einen unangenehmen Fehlstart mit Kopfstand, und dass er beim Abrollen anfangs in eine Sitzbirne sinkt, damit er sanfter landet und sich nicht wehtut. Später können die „Hilfsmittel" reduziert werden.

> Junge Kinder haben in der Regel keine hervorstehenden Bäuche. Wenn sich ein Kinderbauch vorwölbt, fehlt meist die Bauchmuskelspannung. In diesem Zusammenhang kommt das Hohlkreuz häufig vor, da die Schwerkraft des Bauches die Wirbelsäule nach vorn zieht. Zur ausgewogenen Körperhaltung müssen die bauchseitigen (ventralen) und rückenseitigen (dorsalen) Muskeln gut zusammenwirken, eine Synergie bilden. Bei Muskelhypotonie besteht Übungsbedarf für die Bauch- und Rückenmuskeln, um das Hohlkreuz auszugleichen.

Die schlaffe Haltung wächst sich nicht einfach aus, sondern wird mit den Jahren eher zunehmen. Physiotherapie ist die Methode der Wahl. Ergotherapeuten, die mit Kindern arbeiten, werden in der Regel nicht speziell für das Rücken- und Bauchmuskeltraining ausgebildet. Training im Sportstudio mit Geräten ist erst ab dem Jugendalter geeignet. Kinder brauchen bei gezielten Übungen immer Betreuung. Ohne Anleitung führen sie die schwierigen Bewegungen zu schnell und ruckartig mit Schwung aus. Tempo bringt bei Muskelhypotonie keine Verbesserung.

5.2   Der lange Weg durchs Ungewisse

„Früh übt sich, wer ein Meister werden will", besagt ein altes Sprichwort. Was aber, wenn frühes Üben ausbleibt, weil ein kleiner Körper sich nur schwerfällig bewegen kann?

Beispiel

Angelika, wir nennen sie Angel, was auf Deutsch „Engel" bedeutet, wurde mit einer ausgeprägten Muskelhypotonie ohne medizinisch erkennbare Ursache geboren. Ihre Säuglingsphase verlief alles andere als engelhaft. Für ihre Eltern war es eine Zeit voller Ängste und Sorgen, weit weg von einem glückseligen Zustand, denn niemand wusste genau, was mit der Kleinen los war. Man fand keine Erkrankung, kein genetisches Syndrom, nichts, was die stockende Entwicklung des Mädchens begründen würde. Dunkle Vermutungen belasteten die Eltern. In der Verwandtschaft gab es einen bewegungsauffälligen Onkel, der eine schwere Kindheit hatte und vom Lernen in der Schule ausgeschlossen wurde. Damals wurde weder eine Diagnose gestellt noch Therapie oder Förderung angeboten.

Angel verbrachte die meiste Zeit auf dem Rücken liegend. Ihr Kopf war zu schwer, die Halsmuskulatur zu schwach, um aus dieser Position eine Veränderung einzuleiten. Die Eltern mussten das kleine Baby sorgsam mit viel Unterstützung am Kopf und Rumpf halten und tragen. Keine Hand blieb frei, um z. B. eine Tür zu öffnen oder die Milchflasche zu holen. Angel konnte sich auf dem Arm der Eltern nicht stabilisieren, nicht mithelfen, sich nicht festhalten oder mit den Beinen anklammern. Sie drohte, am Körper des Erwachsenen abzurutschen – wie ein Mehlsack –, wenn man sie nicht mit beiden Händen an sich drückte.

Als ich das kleine Mädchen in meiner Praxis kennenlernte, war es gerade sechs Monate alt. In der sogleich nach der Geburt begonnenen Physiotherapie ging es nur schleppend voran. Während der Vorstellung an einem Sozialpädiatrischen Zentrum nannte man der Mutter als therapeutische Alternative die Castillo Morales®-Methode. Die Mutter machte sich auf die Suche, fand meine Adresse und nahm eine längere Fahrstrecke in Kauf. Als ich Angel so hilflos mit auseinandergefallenen Gliedmaßen auf dem Rücken liegen sah, zweifelte ich, ob mein erprobtes Behandlungskonzept zur Aufrichtung dieses ausprägt hypotonen kleinen Körpers beitragen würde.

Das Blickfeld eines liegenden Kindes ist erheblich eingeschränkt. Es schaut nach oben, sieht die Decke und beim Kopfwenden einen seitlichen Ausschnitt der Umgebung. Oft sieht es nur einen Teil der Person, die mit ihm redet, aber nur dann, wenn diese sich dem Kind einfühlsam zuwendet. In der flachen Rückenlage vermisst das Baby den die Seele nährenden Blickkontakt.

Es starrt fortwährend auf eine Lichtquelle oder auf unbewegliche Objekte wie gemusterte Vorhänge. Beim Ausfahren ist das Kind wohlmöglich irritiert von schnell wechselnden visuellen Eindrücken, vom Verkehr und von den sich bewegenden Baumwipfeln im Park. Die Augen wirken ausdruckslos, als würden sie durch Menschen hindurchschauen. Ohne emotionale Spiegelung bleibt der Blick leer. Einem überwiegend liegenden Kind kann es schwerfallen, Blickkontakt aufzunehmen und intensiv zu halten. Es verliert immer wieder etwas oder jemanden aus den Augen. Der Blick entgleitet.

Angel erhielt zum Glück Anregung für ihre Sehfunktion. Sie verbrachte die meiste Zeit auf dem Fußboden liegend inmitten ihrer beiden spielenden Geschwister. Sie war die Dritte und Jüngste im Familienbund. Angeregt beobachtete sie die Aktionen der Geschwister, wobei sie ihren instabilen Kopf verdrehte, um mehr zu sehen. Sie spezialisierte sich auf ruckartiges Hin- und Herschaukeln des Kopfes, ohne ihn auch nur 1 cm anheben zu können. Immerhin trainierte Angel damit schnelle Folgebewegungen der Augen, ihr Blick starrte nicht ins Leere.

Die Mutter fand heraus, dass Angel ihren schweren Kopf besser halten konnte, wenn sie die Tochter auf dem Schoß sitzend mit Anlehnung an den Esstisch hielt. Die Kleine wollte alles probieren, was bei den Mahlzeiten aufgetischt wurde. Die Familie gab ihr vieles zum Kosten, obwohl der Zahndurchbruch auf sich warten ließ. Neugierig nahm Angel den Geschmack und die Gerüche der Speisen wahr. Mit reger Teilnahme am Familientisch fand sie bald Gefallen am Sitzen. Der Wunsch, in die Höhe zu gelangen, wuchs allmählich. Der innere Antrieb zur Vertikalisierung ist normalerweise angeboren, jedoch fehlt vielen Kindern mit Muskelhypotonie die Kraft dazu. Wenn eine Bewegung oder Körperhaltung mit Anstrengung verbunden ist, geben sie rasch auf – und lassen sich sinken.

Die Fähigkeit zur Aufrichtung wird bereits im Mutterleib durch kräftiges Stoßen an die Gebärmutterwand eingeübt. Das Fußstoßen kommt einer Hüpf- oder Sprungbewegung gleich. Die Eltern freuen sich im fünften Monat darüber, wenn ein kleines Füßchen die Bauchdecke der Schwangeren vorwölbt. Was für eine spürbare Kraftwirkung! Bei Muskelhypotonie und genetischen Syndromen kommen diese frühen distalen Impulse weniger häufig und nur abgeschwächt vor. Allen Ungeborenen fällt das Abstoßen im engen Mutterleib leichter als nach der Geburt. Muskelkraft entfaltet sich gegen Widerstand und Druck. Die „Höhle" ist im mehrfachen Sinn nützlich: Sie gibt Geborgenheit und bildet das Sprungtuch für die angstfreie vorgeburtliche Akrobatik. Das angeborene Strampeln kann man als Suche nach dem verlorenen Gebärmutterraum deuten.

Angel schien mit ihren heftigen Kopfbewegungen nach Halt zu suchen, den sie jedoch nicht fand. Kopf, Arme und Beine lagen schwerfällig auf der Unterlage. Schließlich gelang es ihr, die Beine gestreckt in die Höhe zu bugsieren, um sie danach laut fallen zu lassen. In der zweiten Säuglingshälfte zeigte sie mit krachenden Beinen und wildem Kopfschütteln ein bemerkenswertes Temperament. Die Geschwister fanden das Zappeln ihrer kleinen Schwester lustig und ahmten es nach. Angel kultivierte ihre eingeschränkten Bewegungsmöglichkeiten und wurde ein kleiner, umjubelter Star in der Kinderstube.

Schließlich protestierte sie nicht mehr, wenn die Eltern sie auf den Schoß setzten, um freies Sitzen ohne Anlehnung zu üben. Anfangs hatte sie Angst vor der wackeligen Position und hielt sich mit zwei Fingern an Mamas Pulli fest. Allmählich konnten die Eltern vorsichtig freihändige Kniereiter mit der Kleinen machen. Ohne Rückhalt im sicheren Körperkontakt war sie noch ängstlich, allein zu sitzen. Wenn man sie auf dem Teppich absetzte, legte sie sich plumpsend auf den Bauch, fiel dabei auf das Gesicht, um sich sofort auf den Rücken zu wenden. Da lag sie nun wieder, kein Stubentiger, der sich voranbewegen wollte. Jedoch war Angels Neugier geweckt, am Familienleben teilzunehmen.

Hunderte Male übten wir in der Physiotherapie, Ergotherapie und zu Hause seitliche Bewegungsübergänge mit dem Abstützen auf die Hände, damit Angel selbst vom Liegen in die Höhe gelangen konnte. Die gemeinsame Mühe schien lange Zeit vergeblich zu sein. Die Kleine wollte sich nicht auf ihre Hände stützen und kam nicht allein zum Sitzen. Castillo Morales betonte auf seinen Seminaren, dass der seitliche Bewegungsübergang für die Vertikalisierung unverzichtbar sei. Man nutze dabei angeborene Bewegungsimpulse (distale Impulse), die den Muskeltonus regulieren helfen. Muskelspannung baut sich beim Abstützen über Druck und Widerstand auf.

Ja, aber wie bringen wir Therapeuten das Prinzip der mit Körperdrehung verbundenen Positionswechsel einem hypotonen Kind bei, das sich weder drehen noch seine Körperstellung wechseln will und kann? Angel dachte nicht daran, die breitbasige Liegehaltung zu verlassen. Sie klebte ihren kleinen Körper buchstäblich am Boden fest, denn Aufrichtung bedeutete Haltlosigkeit. Solange Angel sich so instabil fühlte, fiel es ihr schwer, die sichere Mittelstellung zu verlassen. Um die Entwicklung voranzubringen, müssen wir antriebsarmen Kindern neue Erfahrungen vermitteln, auch solche, die sie selbst nicht suchen. Am besten gelingt dies im vertrauensvollen Körperkontakt mit den Eltern. Im Bobath-Konzept wird das Handling, das einfühlsame Handhaben des Kindes im häuslichen Umfeld, als wichtigster Beitrag zur Bewegungsentwicklung favorisiert.

Therapeutische Übungen sind nur ein ungenügender Ersatz für die Erfordernisse im Alltag. Oftmals befindet sich das Kind im Therapieraum in einer künstlich arrangierten Situation, die selten den günstigsten Zeitpunkt zum Erlernen neuer Entwicklungsschritte trifft. In der Therapie ist es weitaus schwieriger als im häuslichen Umfeld, die Motivation eines bewegungsarmen Kindes zu wecken. Therapie ist nur das Holzbein für ein vom Zugang zur lustvollen Bewegung amputiertes Kind. Darüber sollten sich alle Beteiligten im Klaren sein und nicht zu viel von der Therapie erwarten. Auf keinen Fall ist sie ein Ersatz für kontinuierliches Üben in vertrauter Umgebung.

Bei Angels Vorankommen spielten die munteren, bewegungsfreudigen Geschwister eine Schlüsselrolle. Der ältere Bruder und die Schwester gaben nicht auf, die Kleine zu necken. Die winzige Angelika war ihr Baby, mit dem sie einfallsreich Vater-Mutter-Kind spielten. Liebevoll äußerte der fünfjährige Bruder, sie sei das süßeste behinderte Baby der Welt. Kinder hegen keine Zukunftssorgen, sie leben im Augenblick. Ihre Weltsicht ist unkompliziert und überschaubar. Deshalb können sie lachen und Glück in der Gegenwart empfinden.

Ich wusste bei Angels Therapiebeginn nicht, ob ich ihr helfen konnte, die ausgeprägte Muskelhypotonie zu mildern. Oft fragte ich mich, ob das kleine Mädchen die mentale und physische Kraft aufbringen würde, je den Kopf und Körper aufzurichten. Schließlich schafften wir es alle gemeinsam, dass Angelika allmählich Gefallen daran fand, sich aus der Rückenlage über die Seite zum Sitzen aufzurichten. Sie war nun 14 Monate alt und bewegte sich immer noch sparsam und Kräfte schonend. Wir jubelten und klatschten, wenn sie sich gelegentlich selbst aufsetzte. Der innere Bewegungsantrieb des Kleinkindes war in einem langwierigen Übungsprozess von acht Monaten geweckt worden. Jedoch rührte sich Angel nicht, wenn sie Erwartungsdruck verspürte. In dem Maße, wie ihre Persönlichkeit erwachte, verweigerte sie interessant arrangierte Anreize in der Therapie. Sie verschmähte im Therapieraum die kleine Bewegungsbaustelle mit einem niedrigen Brett als Rutschbahn.

Sobald Angel selbstständig zum Sitzen gelangte, begann sie einige Wörter zu sprechen, darunter „nein", was sie mit energischem Kopfschütteln unterstrich. Die höhere Position ermöglichte dem Mädchen, die Mimik der sprechenden Personen besser zu beobachten. Unermüdlich ahmte es Mundstellungen und Gesten nach. Der Wortschatz wuchs täglich.

Angels selbst bestimmtes Sitzen leitete noch weitere Fortschritte ein: Die aufrechte Haltung ermöglichte ihr endlich feinmotorische Betätigung. Das Hantieren mit Schüsseln, Dosen und Flaschen aus dem Haushalt bereitete ihr riesigen Spaß. Nun wurde die Küche zu ihrem liebsten Aufenthaltsort.

Mit großer Ausdauer füllte sie Behälter mit trockenen Nudeln, Bohnen, Zwiebeln, Kartoffeln oder je nach Jahreszeit mit Nüssen oder Kastanien. Ihre Feinmotorik entwickelte sich rasant zu einer wunderbaren Fähigkeit. Mit lange erprobter Geduld gelang es ihr, kleine Dinge in enge Öffnungen von Flaschen zu stecken. Sie war dabei, die Umwelt buchstäblich zu begreifen, genauso wie andere Kleinkinder dies selbstwirksam tun.

Oft bemerken wir Erwachsenen nicht, was sich die Kleinen im natürlichen Umfeld selbst beibringen, auf welche praktische Weise sie Probleme lösen und Absichten verfolgen. Die Entdeckungen geschehen so ganz nebenbei ohne Beachtung und Bewertung von Erwachsenen. Eltern stellen sich erst dann nachdenkliche Fragen zur Entwicklung, wenn diese nicht so selbstverständlich verläuft. Gute Beobachtung bietet die Chance für große Leute, mit den Augen eines Kindes die kleinen Dinge wahrzunehmen und wertzuschätzen.

5.3   Mit offenen Karten spielen?

Als wir einmal über den mühevollen Entwicklungsprozess nachdachten, sagte mir Angels Mutter:

> Gut, dass Sie mir anfangs nicht gesagt haben, dass Sie am Therapieerfolg meiner Tochter zweifelten! Ich hatte große Hoffnung in den neuen Therapieansatz nach Castillo Morales gesetzt, nachdem es mit der herkömmlichen neurophysiologischen Behandlung keine nennenswerten Fortschritte gab. Schonungslos hatte ein Arzt bei der Frühdiagnostik mir gegenüber die Vermutung geäußert: „Ihr Kind wird nie laufen, sondern im Rollstuhl sitzen." Vielleicht hätte ich ohne Aussicht auf Verbesserung den Glauben an Angels Förderung aufgegeben.

Jeder Neubeginn mit einer anderen neurophysiologischen Methode ist ein neues Wagnis. Wir Therapeuten wissen nie, wie es ausgeht. Welche Potenziale lassen sich im Nervensystem wecken? Oder gibt es Nervenstrukturen und Mangelzustände im Gehirn eines kleinen Menschen, die unserer therapeutischen Bemühung Grenzen setzen? Alles scheint möglich – oder auch wenig davon.

Heutzutage lassen sich Hirnaktivitäten in der Magnetresonanztomografie (MRT) darstellen. Es ist jedoch nicht möglich, die neurologische Dysregulation des Muskeltonus im MRT abzubilden. Damit bleibt die Ursache für eine angeborene Muskelhypotonie häufig verborgen. Selbst wenn ein medizinischer Befund erstellt wird, bleibt noch die Frage offen, in welchem Umfang sich in Zukunft synaptische Verbindungen zwischen den

Nervenzellen bilden können. Bereits im Mutterleib entstehen neuronale Netzwerke. Das Ungeborene lernt, Fruchtwasser zu schlucken, die Nabelschnur zu umgreifen, zu tasten, an den Fingern zu saugen und vieles mehr. Im basalen Gedächtnis gespeicherte koordinative Fähigkeiten können auch bei einer schwerwiegenden Entwicklungsstörung in einem unvorhersehbaren Umfang reaktiviert werden.

Fachlich fundierte Elternberatung ist vonnöten. Jedoch fühlen sich viele Eltern nach einer ärztlich gut gemeinten diagnostischen Aufklärung „im Regen stehend". Der gründliche Facharzt nennt nicht selten alle prognostischen Eventualitäten, die das kleine Baby treffen könnten. Aussprüche wie „Ihr Kind wird nie …" zerstören Hoffnung und Lebensfreude. Wer weiß denn sicher am Anfang des Lebens, wie viel oder wie wenig sich durch kontinuierliches Üben erreichen lässt oder sich von selbst entwickelt?

5.4   Aufgaben ohne Aufgeben

Die neurophysiologische Behandlung muss rechtzeitig begonnen werden und darf nicht hinausgeschoben oder vorzeitig abgebrochen werden. Eine komfortable Lagerung in einer Mulde, nicht auf der flachen Matratze, unterstützt die Bewegungen des Babys. Das muskulär hypotone Kind braucht Unterlagerung der Schultern und Oberarme, um seine Finger in Gesichtsnähe und zum Mund zu bringen. Die Füße benötigen eine Widerstandsfläche zum Einstemmen der Fersen. In der Gebärmutterhöhle war dies einfacher, wo sich der Winzling abstoßen und damit kontinuierlich Muskeltonus aufbauen konnte. Nicht das flache Liegen, sondern das Schlafen in einer Mulde, die von einem eingrenzendem Stillkissen umgeben ist, kommt jener vorgeburtlichen Haltung nahe.

Mit Beginn der neurophysiologischen Behandlung erhalten die Eltern ein dickes Paket Hausaufgaben. Mehrmals täglich, drei- bis fünfmal, sollen sie die empfohlenen Übungen durchführen. Meistens passt der Zeitaufwand weder dem Kind noch den Eltern. Nicht jedes therapeutische Programm nimmt Rücksicht auf die Tagesform, Wachheit und Bereitschaft des Kindes zur Mitarbeit. Unweigerlich kommt es im Verlauf der Behandlung zu Missstimmungen, ja, zur Ablehnung der gut gemeinten „Übungen", je älter das Kind wird. Aufseiten der Eltern sammeln sich Schuldgefühle an, wenn sie das von der Therapeutin vorgegebene Programm nicht schaffen. Für berufstätige Mütter kann sich der Wiedereinstieg in den Arbeitsprozess um Jahre verschieben, wenn sie ein therapiebedürftiges Kleinkind haben.

Fachleute reflektieren selten die Informationen, die sie den belasteten Eltern während einer Behandlung oder einer ärztlichen Beratung so unbekümmert weitergeben. Psychologen, die es besser machen könnten, sind meist nicht anwesend. Fachliche An- und Aussprüche gehen an der Lebenswirklichkeit der Eltern oft vorbei. Erwartungen werden zu hoch angesetzt. Das häusliche Übungspensum passt nicht zum Alltag einer Familie, in der mehrere Geschwister aufwachsen. Viele Faktoren werden von den Fachleuten nicht einfühlsam besprochen, sondern vorausgesetzt. Das geht schief! Die Therapeutin hat die Belastung zu Hause nicht im Blick und instruiert die Eltern, mehr zu üben, ohne auf die Bedürfnisse der Familie Rücksicht zu nehmen. Die seelische Verbiegung auf allen Seiten nimmt ihren Lauf.

Sind noch Geschwister da, die zu kurz kommen? Auf jeden Fall wird die Partnerschaft des zum Problemfall mutierenden Wunschkindes überschattet. Das Familienklima gerät zunehmend in eine Schieflage. Der Prozess geht schleichend abwärts. Liebe Eltern, retten Sie Ihr Familienleben! Tun Sie das, was Ihnen guttut. Legen Sie die Schuldgefühle, zu wenig zu tun, in den großen Wäschekorb. Nur wenn Sie entspannt sind, können Sie positive Gefühle auf Ihr Sorgenkind übertragen. Ohne Ängste, mit leichten Gedanken verläuft die Entwicklung unkomplizierter.

Beachten Sie Ihre Kräfte und Grenzen. Ein Spaziergang an der frischen Luft kann Ihnen und Ihrem Kind manchmal mehr nützen als der tägliche Anforderungsdruck, wieder mal nicht alle Übungen zu schaffen. Wichtig ist ein Schläfchen zwischendurch, Ihre kleine Auszeit, besonders dann, wenn die Nachtruhe gestört wird. Der Wäscheberg kann warten, den gibt es immer. Über einer Bar in den österreichischen Bergen hängt ein denkwürdiger Spruch: „Wer sich nicht die Zeit zum Genießen nimmt, wird selbst ungenießbar."

Bauen Sie an Ihrem Familienhaus. Ziehen Sie einen Zaun, eine Grenze, der Ihren Bereich schützt. Kein Therapeut ist berechtigt, über Ihren Zeitplan in Form von Hausaufgaben zu bestimmen. Sie sind Managerin und Gestalterin Ihres Umfeldes. Familienleben gleicht einer Baustelle, ohne oder mit einem entwicklungsverzögerten Kind. Ja, mit Kleinkindern ist jedes Familienleben eine Dauerbaustelle, auf der es keine Sonn- und Feiertage gibt, und dazu eine Saure-Gurken-Zeit für die Partnerschaft. Halten Sie miteinander durch, Ihnen ist eine Aufgabe anvertraut worden! Reibung wirkt wie Schmirgelpapier; es glättet Kanten und Ecken im Beziehungsprozess, bis die groben Baubretter zusammenpassen. Geduldiges Abschleifen bringt ein glattes Stück Holz hervor.

Lassen Sie sich von Fachleuten nicht durcheinanderbringen. Wenn Ihnen durch eine leichtfertig mitgeteilte Vermutung oder Diagnose der Boden unter den Füßen weggezogen wird, ziehen Sie die Reißleine und lassen Sie sich nicht Ihre Lebensfreude und Hoffnung zerstören. Bleiben Sie souverän der Architekt auf Ihrem familiären Bauplatz. Entscheiden Sie selbst, wie oft und wann die therapeutischen Anforderungen erledigt werden. Lassen Sie sich nicht unter Druck setzen, sondern gewähren Sie Ihrem Kind sein langsames Tempo. Elterliches Vertrauen ist der Nährboden für alle Kinder – mit und ohne Entwicklungsprobleme.

5.5 Eine schwere Behinderung ist nicht das Ende

Beispiel

In der engen Altstadt hat Marielle Machner für sich und ihre Tochter die zwei Zimmer der Sozialwohnung gemütlich eingerichtet. Ricky verbringt ihre Zeit gern auf dem Fußboden. Sie ist drei Jahre alt und kann weder laufen noch sprechen. Die Hündin Leila ist ihre Spielgefährtin. Sie versteht das Mädchen genau. Das Tier hat sich an den außergewöhnlichen Lebensrhythmus der kleinen Familie angepasst. Ricky wird um 7.45 Uhr von einem Bus mit der Aufschrift Behindertentransport – ein unschönes Wort – abgeholt. Tagsüber erhält sie in einem Kindergarten für blinde und mehrfach behinderte Kinder intensive Betreuung. Wenn das Mädchen gegen 16 Uhr nach Hause gebracht wird, verlangt die sensible Hündin nicht mehr, Gassi zu gehen, sondern hält den Urin bis zum nächsten Morgen zurück. Die Anpassungsfähigkeit dieses Tieres ist staunenswert.

Wenn Ricky in der Sonderkindertagesstätte ist, hat Marielle etwas Zeit, sich um Hund und Haushalt zu kümmern oder mal bei der Nachbarin vorbeizuschauen. Zurück aus dem Kindergarten hält das Kind die Mutter Tag und Nacht auf Trab, denn es ist ganz auf ihre Fürsorge angewiesen. Das Mädchen kann weder einen Esslöffel zum Mund führen noch ein Spielzeug greifen. Die Körperpflege und mühsame Ernährung nehmen viel Zeit in Anspruch. Weil das Mädchen sich nicht fortbewegen kann, muss es jeden Meter in der Wohnung und die zwei Treppen hinauf- und hinabgetragen werden. Marielles Schultern und Rücken schmerzen oft. Für die Spaziergänge mit Kind und Hund steht ein Spezialrollstuhl zur Verfügung.

Einmal in der Woche darf ich an den vielen Beschwernissen und Freuden im Zusammenleben dieser beiden besonderen Menschen teilhaben, wenn Ricky zur Ergotherapie gebracht wird. In den Behandlungsstunden üben wir, den durch Muskelhypotonie geschwächten Körper aufzurichten. Die Bewegungen, die gesunde Säuglinge von selbst schaffen, muss ich führend und auch provozierend begleiten, denn Ricky gibt sich damit zufrieden, auf dem

Rücken zu liegen. In der Therapie lernt sie, mit Gleichgewicht zu sitzen und dabei nicht umzufallen. Als sie sich zum ersten Mal im Alter von drei Jahren allein aufrichtete, erschrak ihre Mutter erstaunt, denn Ärzte hatten prognostiziert, dass dieses Kind nie sitzen könnte.

In einem Interview zeichne ich für Sie, liebe Leserinnen und Leser, den sorgenvollen Weg nach, den die Mutter bis heute gegangen ist. Normalerweise bescheren die ersten Lebensjahre Familienglück, wenn ein Baby freudig reagiert und zu sprechen beginnt. Für Marielle war die Säuglingsphase eine Zeit herber Enttäuschungen, denn Ricky war kein lebhaftes, sondern ein stummes, teilnahmsloses Baby. Immerfort starrte es mit verdrehten Augäpfeln zum Licht, zum Fenster, doch niemals in das liebevolle Gesicht der Mutter. Dem fahlen Gesichtsausdruck der Kleinen war kein Lächeln zu entlocken.

C. Seiler
„Frau Machner, was erlebten Sie nach Rickys Geburt? Hat man Ihnen gesagt, dass Ihre Tochter eine schwere Behinderung hat, oder ahnten Sie selbst, dass etwas nicht stimmt?"

M. Machner
„Die Geburt verlief normal, obwohl das Baby – rückblickend gesehen – gleich nach der Geburt einen epileptischen Anfall hatte. Ich war beunruhigt, aber man sagte mir, das käme vom Schlucken des Fruchtwassers. Die Ärzte gratulierten mir zu einem gesunden Mädchen! Damals ahnte ich nichts."

C. Seiler
„Wie lange hielt denn dieser sorglose Zustand der Unwissenheit an, als noch nicht klar war, dass Ihr Baby so stark behindert ist?"

M. Machner
„Die Ärzte schöpften anfangs keinen Verdacht auf eine schwere Erkrankung, sondern erklärten mein Baby für gesund. Erst im vierten Lebensmonat diagnostizierten sie Epilepsie. Das war ein Schock für mich, jedoch hielt ich diese Krankheit für nicht so schlimm, denn es gibt ja Medikamente!"

C. Seiler
„Die Ernährung Ihrer Tochter bereitet damals wie heute enorme Schwierigkeiten. Bekamen Sie Beratung und Stillanleitung?"

M. Machner
„Nein, im Krankenhaus stand mir keine Hebamme mit Tipps zur Seite. Ich war noch sehr jung und fühlte mich auf mich selbst gestellt. Ich habe meine Kleine nicht gestillt, sie bekam von Anfang an Fläschchen. Monate später fiel mir auf, dass Ricky keinen Keks halten konnte und nicht abbeißen wollte. Eine Beratung zur Säuglingsernährung hatte ich nicht."

C. Seiler
„Als die Entwicklungsstörung nach einigen Monaten auffiel, wurden aufwendige medizinische Untersuchungen begonnen. Was haben Sie beide dabei erlebt?"

M. Machner
„Die ersten eineinhalb Lebensjahre waren wir ständig zu Untersuchungen mit mehrtägigen Aufenthalten in der Kinderklinik unterwegs. Meine Gefühle fuhren Achterbahn, und ich hatte keine Minute Zeit für etwas anderes, als bei meinem kranken Kind zu sein."

C. Seiler
„Hat man Sie im Zusammenhang mit der Epilepsie über begleitende Entwicklungsprobleme beraten?"

M. Machner
„Nein, Ricky galt als entwicklungsverzögert, mehr dazu hörte ich nicht. In den ersten beiden Lebensjahren war nicht klar, was dahintersteckte. Niemand konnte genau feststellen, ob sie sehen konnte oder blind war, ob sie taub war oder hörte. Für mich war das eine schlimme Zeit zwischen Hoffen und Bangen! Die Schwestern redeten freundlich mit mir. Die Ärzte hingegen waren kurz angebunden, mit Gehirnuntersuchungen und Laborbefunden beschäftigt, mitunter erlebte ich sie als gefühlskalt. Die Elektroden auf Rickys empfindlicher Kopfhaut verursachten Verklebungen von Haaren und Haut. Mein Kind und ich litten schrecklich."

C. Seiler
„Unter welchem Krankheitsverdacht wurden die sich über Monate hinziehenden Untersuchungen durchgeführt? Was haben Mediziner zu Ihnen gesagt, als Sie viele Tage und Nächte im Krankenhaus verbrachten und zwischen Hoffnung und Verzweiflung hin- und hergerissen wurden?"

M. Machner

„Im Säuglingsalter lautete die erste Diagnose Epilepsie, dann sprach man von einer Entwicklungsverzögerung. Ricky war bereits zwei Jahre alt, als der genetische Defekt CDKL5 diagnostiziert wurde. Dazu erklärte man mir, dass mein Kind unheilbar krank und schwerstmehrfach behindert sei und immer ein Pflegefall bleiben werde. Diese Aussage war der schwerste Schock meines Lebens. Innerlich stürzte ich in ein tiefes, schwarzes Loch und begann, Psychopharmaka zu nehmen. Ich habe keinen Mann an meiner Seite, der mir Halt geben könnte."

C. Seiler

„Erhalten Sie denn Unterstützung von den Großeltern? Wie reagieren Ihre nächsten Verwandten auf den Schweregrad der Behinderung? Nehmen Ihre Eltern Ihnen mal das Kind ab, damit Sie durchschlafen können?"

M. Machner

„Die Verwandten? Oftmals stehe ich als Mutter im Kreuzfeuer von beurteilenden Meinungen, die mich hart und mitleidslos treffen. Nein, die Großeltern kümmern sich gar nicht um meine Süße. Meine Mutter fühlt sich von dem Pflegeaufwand überfordert, und lehnt es ab, ihre Enkelin mal aushilfsweise zu betreuen. Sie hält sich heraus, auch mein Vater hat Ausreden. Ich glaube, es ist ihnen peinlich, einen rollstuhlähnlichen Buggy mit einem schief sitzenden Kind darin zu schieben. Die Leute könnten Fragen stellen. In den Schulferien hilft uns Rickys 13-jähriger Bruder. Auf meinen Großen bin ich mächtig stolz. Er kann die kleine Schwester bereits mit frischen Windeln versorgen und führt den Hund aus. Das tut uns allen gut!"

C. Seiler

„Sie gehen gern mit Kind und Hund spazieren. Wie reagieren Passanten auf Ihr Kind?"

M. Machner

„Fremde Menschen reagieren manchmal erbost, weil ich das langbeinige Kind noch kutschiere. Schließlich könne ein solches Kind doch laufen, meinen sie. Beim Ausfahren im Rollstuhl werden wir angestarrt. Es ist nicht immer leicht, damit umzugehen, wenn unverständige Menschen es mir schwermachen. Es macht mich wütend."

C. Seiler
„Sie haben zum Glück Freunde, die Ricky so nehmen, wie sie ist! Welche Freizeitaktivitäten unternehmen Sie gemeinsam?"

M. Machner
„So weit es möglich ist, versuche ich, meine Tochter in alles einzubeziehen: Schwimmen, Spazierengehen, Zoobesuche. Auf dem Balkon habe ich einen Hängestuhl befestigt und bei der Stadtverwaltung eine Kinderschaukel im gemeinschaftlichen Hof beantragt. Ricky liebt es, an der frischen Luft zu sein, Wind und Sonne zu spüren. Sie lauscht, wenn liebe Menschen sie ansprechen und zärtlich berühren. Dann fasst sie den Besuchern immer ans Kinn und sucht nach Bartstoppeln. Ich denke, sie spürt, wer sie auf den Arm nimmt. Am schönsten findet sie es, von einem männlichen Freund getragen zu werden. Aber man muss aufpassen, dass sie nicht zu sehr verwöhnt wird."

C. Seiler
„Es gibt unzählige Beschwernisse in der Betreuung und Pflege Ihres Kindes. Was belastet Sie am meisten?"

M. Machner
„Mich zermürbt, dass Ricky nachts immer noch nicht durchschläft. Oft ist sie mitten in der Nacht stundenlang wach und schläft erst gegen Morgen wieder ein. Sie hat keinen klaren Tag- und Nachtrhythmus. Das nagt an meinen Nerven. Dann bin auch ich hundemüde.
    Noch etwas: Es tut sehr weh, „normale" gesunde Kinder zu sehen und zu wissen, dass Ricky nicht laufen kann! Ganz alltägliche Dinge wie Einkaufen sind schwierig zu bewältigen. Ich muss die Waren und das Kind transportieren. Ich bin oft allein, nicht nur zu Hause, sondern auch auf den Wegen zur Therapie, Apotheke und zum Arzt. Das Tragen meines schwerer werdenden Mädchens zehrt an meinen körperlichen Kräften."

C. Seiler
„Erfahren Sie Unterstützung von Rickys Vater? Können Sie sich auf seine Hilfe verlassen, oder haben Sie es mit einem „Sonntagsvater" zu tun? Wer entlastet Sie von den aufzehrenden Nachtdiensten am Kinderbett?"

M. Machner
„Ricky ist regelmäßig alle 14 Tage von Samstag auf Sonntag bei ihrem Vater. Das haben wir zum Glück im Babyalter so eingefädelt, wie Sie uns damals

geraten haben. Inzwischen stöhnt auch er über die Pflege unseres brocken-
schweren Kindes. Aber ich bestehe darauf, dass er seine Tochter zu sich
nimmt. Eigentlich mag er es, mit ihr zu kuscheln.

Während der Woche bewältige ich den Alltag alleine. Seit Ricky den Sonderkindergarten besucht, habe ich ein wenig Zeit für mich. In den Jahren
davor war ich im Dauereinsatz und kam oft an meine Grenzen. Aber man
bekommt immer wieder neue Kraft."

C. Seiler
„Welche Freuden oder welches gemeinsame Abenteuer können Sie erzählen?"

M. Machner
„Wenn meine Prinzessin lacht, geht die Sonne auf. Sie gibt mir mehr
Lebenssinn, als ich in Worte fassen könnte. Sie ist etwas ganz Besonderes. Es
ist meine Aufgabe, für sie da zu sein! Am liebsten ist sie draußen, da gäbe es
viele Begebenheiten zu erzählen."

C. Seiler
„Wie geht es Ihnen finanziell? Wir Deutschen sind ein Volk, das gerne ver-
reist. Können Sie sich einen Urlaub mit Ihrer schwerbehinderten Tochter
leisten?"

M. Machner
„Durch die Intensivpflege meiner Tochter ist es mir nicht mehr möglich,
arbeiten zu gehen. Ich bekomme Arbeitslosengeld II. Nein, verreisen können wir nicht. Das letzte Mal war ich im Alter von 15 Jahren im Urlaub."

C. Seiler
„Was ist Ihre größte Sorge für die Zukunft Ihres Kindes?"

M. Machner
„Das ich irgendwann zu schwach und zu alt bin, um mich um mein Kind
kümmern zu können. Aber das verwerfe ich schnell wieder."

C. Seiler
„Haben Sie einen Wunsch oder einen Traum, den Sie in seit Langem in
Ihrem Herzen tragen?"

M. Machner

„Ja, ich möchte Motorradfahren. Es würde mir ein Gefühl von Leichtigkeit vermitteln, diese Schwere meines Lebens für eine kurze Weile aufheben. Ich träume davon, mir eine Harley-Davidson zu leasen. Aber das würde mein knappes Budget ruinieren. Träumen darf man ja!"

Hier ist das Interview mit dieser bewundernswerten bärenstark für ihr Kind kämpfenden Mutter zu Ende. Genetische Schädigungen sind nicht heilbar. In medizinischen Fachartikeln wird selten von einem günstigen Verlauf berichtet, sondern auf alle möglichen Komplikationen hingewiesen. Ricky wurde keine gute Entwicklung zugesprochen. Ungeschönt beziehen sich Ärzte auf publizierte Falldarstellungen, ohne auf Erfahrung mit seltenen Behinderungen zurückzugreifen. Dennoch, die Entwicklung dieses Mädchens schreitet ständig voran, entgegen allen düsteren medizinischen Prognosen.

Wie geht die Geschichte weiter? Jahre später, Ricky war dem Kindergarten entwachsen, besuchte ich sie an ihrer Schule. Wegen des nie ausreichend geklärten Verdachts auf kortikale, vom Gehirn ausgehende Sehschwäche, wurde sie in eine Sonderschule für sehbehinderte Kinder, im Volksmund „Blindenschule", eingeschult. Dort ist sie der Liebling aller, ein hübsches Mädchen mit gepflegter Zopffrisur und immer nach dem neusten Chic geschmackvoll gekleidet. Die Mutter gibt sich viel Mühe mit ihr.

Ricky, die bei augenärztlichen Untersuchungen nicht reagiert, entdeckt jeden vergessenen Brocken auf dem Esstisch. Blitzschnell greift sie danach und stopft alles Essbare in den Mund, schelmisch lachend und ständig auf der Suche nach Futter. Sie ist kein Kostverächter, isst gern und viel und bleibt trotzdem schlank. Ein schönes, langgliedriges Kind! Ein Dornröschen mit gedämpfter Wahrnehmung, das jahrelang keinen Antrieb zeigte, nicht aufstehen wollte, sondern zufrieden kichernd auf der knisternden Rettungsfolie im Wohnzimmer lag. Die Mutter kaufte unzählige Silberfolien, weil das Mädchen raschelnde Geräusche liebt.

In der Schule für Sehbehinderte lernte die siebenjährige Ricky mit einem Retrowalker zu gehen. Ich traf sie während der Physiotherapie und staunte nicht schlecht, wie viel Freude sie an der eigenen Fortbewegung hat. Die vielen vorausgegangenen Gleichgewichtsübungen in der Ergotherapie zeigten Wirkung. Das große Kind hielt sich tapfer aufrecht. Im Kleinkindalter hatte sie bei jedem Versuch, sich hinzustellen, sofort die Beine weggezogen. Jahrelang vermochte sie ihr eigenes Gewicht nicht zu tragen.

Ein gehunfähiges Kind, das über Treppenstufen getragen werden muss und viel im Rollstuhl sitzt, hat wenig Vorstellung von räumlichen Höhen und Tiefen. Vertrauen zum Fußboden aufzubauen, ist nicht selbstverständlich.

Die Wahrnehmung der Füße hatten wir auf vielfältige Weise in der Ergotherapie geübt. Nun traute sich Ricky mit ihrem kleinen Gehwagen die Flure entlang zu laufen. Wir leichtfüßigen Menschen können nicht ermessen, welche Freiheit nach langen Jahren des Liegens und Sitzens Gehenkönnen für das Kind und die Eltern bedeutet!

5.6 Im Dunkeln tappen

Beispiel

James wurde mit einer gravierenden Sehbehinderung geboren. Er lernte im zweiten Lebensjahr sprechen und kann sich zum Glück in ganzen Sätzen verständlich machen. Er horcht, fragt, spricht und lauscht immer wieder in das Geräuschgewirr der Umgebung. Unbeweglich sitzt er auf dem Kinderstuhl mit Lehne und Armstützen, er wagt nicht den sicheren Halt zu verlassen.

Seine Beine sind dünn und ungeübt. James mag sich nicht hinstellen, das probiert er höchstens zwischen den Oberschenkeln des Vaters. Im engen Körperkontakt fühlt er sich wohl und tastet nach dem Gesicht des Erwachsenen. Bartstoppeln und glatte Haut kann er gut unterscheiden. Bekannte Personen erkennt er am Geruch, wenn sie sich in der Nähe aufhalten. Gerne nimmt er die Hand eines Erwachsenen und führt sie unter seine feine Nase.

Wenn James zur Ergotherapie kommt, biete ich ihm jedes Mal zur Begrüßung nicht nur meine Hände, sondern auch meinen Haarschopf an. Darin darf er herumwuscheln, mein Gesicht ertasten, wahrnehmen, dass ich eine Brille trage und eine Silberkette mit einem Porzellankreuz. Zu unserer Begrüßungszeremonie gehört, dass wir die Kleidungsstücke berühren und benennen. Die Jeans ist rau, das Shirt ist weich und glatt, die Socken sind kurz, und die Schuhe riechen nach Leder. Von oben nach unten führt die Körperreise. James braucht Sicherheit in wiederkehrenden Ritualen. Fremde Situationen und Stimmen irritieren ihn.

Bei seinem dritten Besuch in der Praxis für Ergotherapie darf ich ihn auf die große Brettschaukel setzen. Krampfhaft hält er sich an den Seilen fest. Die Schaukel ist stufenlos verstellbar und lässt sich individuell auf die Beinlänge eines Kindes anpassen. Beim Schwingen führe ich James' leblos wirkende Füße sanft über den mit Matten ausgelegten Fußboden. Allmählich findet er Gefallen an den unbekannten Wahrnehmungen, die seine Fußsohlen und Zehen registrieren. In den folgenden Therapiestunden lernt er, sich abzustoßen und die Schaukelbewegungen selbst zu steuern. Das Schaukeln können die Eltern auf Spielplätzen fortführen, jedoch sind die meisten

Schaukelbretter zu hoch aufgehängt, sodass der für James wichtige Boden-kontakt erschwert ist.

Das Ziel unserer gemeinsamen Aktionen ist, die Sensibilität und Kraft der Füße zu wecken, damit sie das Körpergewicht tragen lernen. Da James noch nicht zum Gehen bereit ist, beginnen wir mit Abstoßen und Stehen. Zu Hause können viele Alltagshandlungen im Stehen erledigt werden: am Waschbecken angelehnt Zähne putzen, ausziehen mit Rückhalt durch die Eltern, auf den Stuhl am Esstisch selbst hinaufklettern, statt vom starken Vater hingesetzt zu werden. Wie spannend wird das Kinderleben, wenn James die Zahncremetube und den Wasserhahn selbst öffnen darf! Das läs-tige Waschen wird plötzlich interessant durch Betätigung.

Nach einigen Wochen Training kann der Junge heruntergefallene Gegen-stände auf dem Fußboden orten, suchen, finden und wieder holen. Dabei muss er sich mächtig anstrengen, denn infolge des jahrelangen Vermeidens von Bewegungen ist die Muskulatur erheblich hypoton. Arme und Beine sind dünne, gleichförmige Glieder. Normalerweise sorgt das Hormon Tes-tosteron bei fünfjährigen Jungen für die Zunahme der Muskelmasse und verursacht einen riesigen Bewegungsdrang. Nicht selten wird dieses natürli-che Verhalten als Hyperaktivität fehlgedeutet; Jungen im Vorschulalter sind keine Stubenhocker, sie können nicht still sitzen.

James sitzt regungslos wie angewurzelt. Die Sehbehinderung lehrt ihn Geduld und Abwarten. Die Kräfte und Fähigkeiten der eigenen Persönlich-keit sind noch nicht erwacht. Die aktive Teilhabe am Geschehen im Kin-dergarten, zu Hause und unterwegs sind wichtige Ziele für das Leben des Kindes. Der erste Therapieerfolg zeigt sich in der Fröhlichkeit des anfangs so bitterernsten Jungen. Jamie blüht auf, traut sich auf seine Beine und spürt, dass die Füße ihn tragen. Noch wagt er keine Schritte. Er würde ja buch-stäblich im Dunkeln tappen.

Der Junge hat noch nicht begonnen, sein Umfeld aktiv zu erkunden. Dazu fehlen ihm wichtige Entwicklungsbausteine, die Bewegungszwischenstufen. Sie ermöglichen, auf eine Couch zu klettern und wieder herunterzukom-men. Die Eltern haben ihn aufgesetzt, gestützt und unterstützt und ihrem Sohn jeden Wunsch erfüllt. Das war gut gemeint, aber nicht förderlich für die Entwicklung der angeborenen Fähigkeiten. Die durch die schwere Diag-nose verunsicherten Eltern hätten von Anfang an interdisziplinäre Beratung und vor allem Begleitung gebraucht. Niemand kam auf die Idee, Physiothe-rapie zu verordnen, obwohl der sehbehinderte Junge aus Angst nicht gehen lernte. Die Muskulatur wurde zunehmend hypoton durch Bewegungsmangel (Deprivation). Ein Pädagoge der Blindenschule kam zur Sehförderung nach Hause und bot dem ruhig dasitzenden Kind Spielzeug an.

In der Ergotherapie steht nun die Wahrnehmung im Vordergrund, denn ohne Spüren wird James sich nicht bewegen wollen. Krabbelstunden sind angesagt. James, sein Vater und ich begeben sich auf den Fußboden. Durch den Krabbeltunnel verfolgt der Fünfjährige den Ball mit der Glocke. Er windet sich durch die untersten Stufen des Klettergerüsts und holt ein Hartgummitier hervor. Kuscheltiere verabscheut er, die kitzeln, und das irritiert ihn. Um differenziert wahrzunehmen, braucht James klar unterscheidbare Materialien. Diffuse Sinneseindrücke verunsichern ihn.

James erkundet kriechend, robbend und rollend die Umgebung. Endlich darf er die in der Säuglingszeit angesiedelte Phase der räumlichen Exploration im geschützten Rahmen der Ergotherapie nachholen. Auch die Eltern brauchen fachliche Begleitung, um notwendige Entwicklungsschritte zu verstehen. In dem Maße, wie ihnen die Augen geöffnet werden, gewinnen sie Sicherheit im Umgang mit ihrem sprachbegabten Sohn. Das Kind und die Eltern verlieren allmählich ihre Hilflosigkeit, gewinnen Perspektiven und haben Freude am gemeinsamen Tun. James lernt in der Ergotherapie nicht nur krabbeln, er traut sich zunehmend aus seinem Schneckenhaus heraus und entwickelt seine liebenswerte Persönlichkeit.

Besonderes Interesse zeigt er für meine selbst gestalteten Geschichten zum Anfassen. Altersgemäße Bilderbücher habe ich mit aufgeklebten Materialien versehen, z. B. die einfachen bildlichen Darstellungen von Kees de Kort aus der Reihe *Was uns die Bibel erzählt*. Da der holländische Zeichner die Personen auf jeder Seite nebeneinandermalt, konnte ich jede Figur mit einem spezifischen Symbol versehen. Der um Hilfe schreiende Mund des blinden Bettlers Bartimäus wird von Seite zu Seite fühlbar größer. Menschen, die helfen wollen, erhalten ein ganzes Herz zum Berühren, Zweifelnde haben ein geteiltes Herz und Verletzte ein Herz mit Loch darin. Jesus ist durch ein hervorgehobenes Kreuz gekennzeichnet. Auf diese Weise habe ich für James Gefühle begreifbar gemacht. Der blinde Junge kann nicht genug davon bekommen, den blinden Mann in der Geschichte zu berühren.

Sehbehinderte Kinder können lernen, tastbare Bildgeschichten zu begreifen. Wiederholungen von Grundstrukturen sind dabei wichtig, die erweitert und variiert werden. Jedoch sind viele handelsübliche Fühlbilderbücher entweder nicht differenziert genug oder zu komplex gestaltet, und nur selten stellen sie Gefühle dar. Die Fingerspitzen können räumlich wahrnehmen, das Gehirn ergänzt die gefühlten Strukturen mit Fantasie und Erfahrung. Der vollblinde Jamie sieht mit seinen Händen. Zum Verstehen von Zusammenhängen ist die Motorik die Schlüsselfunktion. Ohne explorierende Bewegung bleibt für einen sehbehinderten Menschen die Umwelt wie ein leerer, toter Raum, in dem er buchstäblich im Dunkeln tappt.

5.7   Oskar, der nicht aufstehen will

Manchmal trägt ein Kind selbst dazu bei, dass aus einer kleinen Entwicklungsstörung eine schwerwiegende Diagnose wird. Es gibt Kinder, die anhaltend medizinische Maßnahmen und Therapien verweigern. Sie verhalten sich derart unzugänglich, dass niemand an sie herankommt. Und es gibt Eltern, die das medizinisch Notwendige bei ihrem Kind nicht anwenden, nicht durchsetzen. Dann siegt nicht die Vernunft, sondern das uneinsichtige Kind. Versäumnisse können zur Verschlimmerung eines Problems führen. Frühe Unterlassungen der Eltern werfen lange Schatten in das Kinderleben.

Beispiel

Der entwicklungsverzögerte Oskar bewegte sich watschelnd auf den Knien voran. Obwohl er aufstehen konnte, zog er es vor, getragen zu werden oder im Buggy zu sitzen. Weil seine Füße seit Jahren nicht ausreichend belastet wurden, konnte sich die Fußmuskulatur nicht kräftigen. Die Fußgelenke zeigten Fehlstellungen, die verkürzten Achillessehnen führten zur Ausprägung von Spitzfüßen. Auch den Hüftgelenken fehlten die physiologische Belastung und Bewegung. Fortwährend saß der Kleine in gebeugter Haltung auf seinen Füßen, die Aufrichtung des Körpers gelang ihm nicht mehr.

„Otta da!", stellte sich der knapp dreijährige Oskar in der ersten Therapiestunde vor, was heißen soll: „Oskar ist da." Ich war die dritte oder vierte Therapeutin, die die Eltern ausprobierten. Mit großen ernsten Augen schaute der kleine Junge prüfend umher, getragen und umschlungen vom Arm des Vaters, umgeben von schützenden Körpermassen. Als ich Oskar ein niedriges Bänkchen als Sitzgelegenheit anbot und der Vater ihn aus der Umklammerung löste, versteckte er prompt seine verformten Füße unter dem Möbelstück. Die folgenden Therapien verliefen mit der gleichen Verweigerung, die Füße behandeln zu lassen. Der Kleine verharrte meist im Fersensitz mit untergeschlagenen Füßen in der bei Muskelhypotonie ungünstigsten Haltung. In diese Unbeweglichkeit versunken kommandierte er die Familienmitglieder, bevorzugt seine Mutter, die besänftigend und Konflikte vermeidend auf das Söhnchen einging. Auch die Großeltern beschäftigte Oskar als Dienstboten. Trotz seiner ausgeprägten Sprachentwicklungsverzögerung agierte der Knirps als Kommandeur der Familie. Mit mürrischen Blicken und Gesten orderte er Hilfeleistungen. Die ersten Monate in der Therapie vergingen damit, Oskars Bereitschaft zur Mitarbeit zu wecken. Die Mutter lernte allmählich, sich so zu kontrollieren, dass sie ihrem Kind nicht sofort helfende Hände anbot.

Es war höchste Zeit, dass der Kleine sein anklammerndes Verhalten ablegte. In den Therapiestunden lernte er, sich auf sein Körpergefühl zu verlassen und die Tragfähigkeit seiner verformten Füße zu spüren. Krabbeln, Klettern, Rutschen, Stampfen, Schaukeln und Hüpfen auf dem Trampolin machten ihm großen Spaß. Der Junge und die Eltern wurden in dem Maß zufriedener, wie das fordernde Verhalten des Kindes abnahm.

Bei mangelnder Bewegung und Körperbelastung formen sich die Hüftgelenke nicht ausreichend aus. Der Oberschenkelkopf rutscht aus der Gelenkpfanne heraus. Eine Hüftluxation ist die Folge, wenn die Muskulatur keinen Halt gibt. Bei Klein-Oskar war dies der Fall; Fuß-, Bein- und Hüftmuskulatur waren völlig untrainiert. Nun im vierten Lebensjahr bezahlten das Kind und die Eltern einen hohen Preis für ihr unkluges Nachgeben und für die vorausgegangenen Abbrüche der Physiotherapie. Die Fehlstellung der Hüftgelenke musste auf beiden Seiten operativ korrigiert werden.

Oskars versäumte Frühbehandlung führte nicht nur zur Sehnenverkürzung, die Fehlstellung der Füße erforderte zusätzlich orthopädische Schuhe mit hohen Schäften. Die Eltern überfiel der Schreck über die Spätfolgen ihrer Unterlassungen. Wohl oder übel musste Oskar nun klobige Schuhe tragen. Zum Erstaunen aller akzeptierte er sie, weil er den Nachdruck seiner Eltern spürte. Als Lamentieren und Diskutieren zwecklos war, ließ der aufmüpfige Knirps es sein.

> Bei angeborenen leichten Fußfehlstellungen wie Spitzfuß, Sichelfuß oder Hackenfuß helfen bei Neugeborenen Krankengymnastik und eine spezielle Wickeltechnik. Wenn der Schaden größer ist, werden Fußorthesen angefertigt, die heutzutage elastisch biegsam sind und in die Schuhe passen. In den meisten Fällen benötigen Kleinkinder keine orthopädischen Schuhe.

5.8   Schmerzenskinder

In jüdischer Tradition wurden seit Jahrtausenden Geschlechtsregister verfasst und an nachfolgende Generationen weitergegeben. Inmitten einer umfangreichen Aufzählung von knappen Namensnennungen findet man im Alten Testament in der 1. Chronik 4, 9–10 eine bemerkenswerte Kurzgeschichte, die der US-amerikanische Autor Bruce Wilkerson (2014, S. 13) in einem kleinen

Büchlein aufgreift: „Bei seiner Geburt hatte seine Mutter gesagt: ‚Ich habe ihn mit Schmerzen geboren‘, und deshalb nannte sie ihn Jabez. Im Hebräischen bedeutet das Wort ‚Jabez‘ Schmerz, anders übersetzt kann es bedeuten: ‚Er verursacht Schmerzen‘ oder ‚Er wird Schmerzen verursachen‘." Das klingt nicht nach einem umjubelten Neuankömmling, sondern nach einem Kind, das seiner Mutter Schmerzen zugefügt hatte. In jener Zeit gaben die Eltern ihren Kindern Namen, die Eigenschaften beinhalteten. Oft verband sich mit dem Namen ein Schicksal, ein Zustand oder eine Prophezeiung.

Dieser Jabez war also ein Schmerzenskind; Genaueres dazu wird nicht in der Bibel berichtet. Machte seine Mutter traumatische Erfahrungen in der Schwangerschaft durch? Wurde das Baby in Steißlage oder zu früh geboren? Musste die Frau den Verlust von einem nahen Verwandten verkraften? Der Grund der Schmerzen bleibt verborgen. Jabez wuchs als „Schattenblume" unter Brüdern auf. Es wird überliefert, dass er zum Gott Israels betete (Wilkerson 2014, S. 13): „Segne mich und erweitere mein Gebiet! Steh mir bei und halte Unglück und Schmerz von mir fern!" Weiter heißt es knapp: „Diese Bitte hatte Gott erhört." Trotz der Schmerzen am Beginn des Lebens folgte eine positive Wende.

Wenn das Leben eines Kindes durch eine schwerwiegende Diagnose überschattet wird, so beginnt für die Eltern ein quälender, schmerzhafter Prozess voller Zukunftsängste. Die Gefühle überstürzen sich: „Das kann doch nicht wahr sein!" Es fühlt sich an wie ein böser Traum, unwirklich und fremd, aus dem man nicht erwachen möchte. Die medizinische Realität und die in das Kind gesetzten Hoffnungen verschwimmen zu einer heftigen Achterbahnfahrt mit Ängsten und Sorgen. Turbulent geht es auf der emotionalen Ebene zu mit abstürzenden, abgrundartigen und ablehnenden Gefühlen bis hin zu Todeswünschen. Schrecklich!

Viele Eltern machen anfangs eine Phase durch, in der sie das Ausmaß der Entwicklungsproblematik nicht wahrhaben wollen. Die diagnostizierte Behinderung erfahren sie als persönliche Kränkung. Aufkeimende Gefühle quälen: „Ich habe es nicht geschafft, ein gesundes Kind zur Welt zu bringen!" „Wie werden die Verwandten reagieren? Werden sie uns unterstützen oder unser Kind ablehnen?" Besonders dann, wenn mit der medizinischen Diagnose eine geistige Behinderung verbunden ist, brauchen Verwandte und Eltern Zeit, das Kind als wertvolles Familienmitglied zu akzeptieren. Ehepartnern und nahen Verwandten kommt eine Schlüsselrolle im Verarbeitungsprozess der Behinderung zu. Erlebt die schwer getroffene Mutter Verständnis und Anteilnahme? Gibt es praktische Hilfsangebote von den Großeltern, oder herrscht unsichere Hilflosigkeit? Heilsam ist es, wenn die schleichenden Angst- und Schuldgefühle im geschützten Raum einer Seelsorge oder psychologischen Beratung ausgesprochen werden dürfen. Bleiben sie unbewusst und verdrängt, so entwickeln Eltern oft eine ungute Überfürsorge, welche die Entwicklung des Kindes eher einengt als fördert.

In dieser Krise zeigt sich der Wert einer intakten Partnerschaft und eines wertschätzenden Familiensystems. Nun kommen die Karten aufgedeckt auf den Tisch. Da wirkt kein charmantes Versteckspiel, keine geheuchelte Anteilnahme. Beziehungen klären sich, die romantische Verklärung hört auf, ein Reifungsprozess mit vielen Enttäuschungen setzt ein. Erwartungen, die man auf nahestehende Menschen unbewusst übertragen hat, entpuppen sich als Täuschung. Nicht jede Familie geht ehrlich mit den ungeschönten Tatsachen einer Erkrankung oder Behinderung um. Großeltern reagieren oft beschwichtigend und überfürsorglich. Auch die Eltern geraten in diesen Strudel der Angst vor der Zukunft, die mit Verwöhnung zugedeckt wird. Manche Angehörigen zementieren das Nichtwahrhaben und verleugnen die Tatsachen. Liebe soll blind machen können, ängstlich besorgte Elternliebe verschleiert den klaren Blick.

Alles dreht sich plötzlich um das Kind. Man vergisst sich selbst und gerät manchmal außer sich. Die Tage sind voller Anspannung, und die Nächte gestört vom nutzlosen Grübeln. Sowieso dreht sich mit der Geburt eines Kindes alles um das Kleine, ob mit oder ohne Behinderung. Im Fall einer Entwicklungsverzögerung dreht sich das Gefühlskarussells andauernd. Gut, wenn sie herausbrechen, die schweren Gedanken. Sehr gut, wenn die Tränen fließen und nicht versiegen wollen. Sie spülen den Schmerz aus der Seele. Die Traurigkeit muss heraus! Wer sie verschließt, verbiegt seine verletzte Seele. Wer nicht trauern kann, sollte unbedingt eine psychologische Beratung für sich selbst aufsuchen. Wer noch nicht weinen konnte, darf es jetzt in den langen Nächten neben dem Kinderbett lernen! Die Befreiung kommt mit dem Strom der Tränen. Der Schmerz wandelt sich in Erlösung um. Wenn Sie diese Phase plötzlich aufbrechender, quälender Gefühle durchleben, so werden Sie daraus gestärkt hervorgehen. Ich wünsche Ihnen eine Schulter, an der Sie hemmungslos schluchzen können.

Alleinerziehende haben es mit einem behinderten Kind besonders schwer. Manche starke Mutter will ihr Kind selbstbestimmt ohne partnerschaftliche Hilfe großziehen. Einige Väter sträuben sich, die naturgegebene Verantwortung zu übernehmen. Bitte entlassen Sie den Kindesvater nicht aus seiner Pflicht! Beziehen Sie ihn von Anfang an in die besondere Fürsorge für das entwicklungsverzögerte Baby ein, auch dann, wenn Sie nicht zusammenleben. Je älter und körperlich schwerer das Kind wird, desto mehr Entlastung brauchen Sie. Selbst wenn der nicht im Haushalt wohnende Vater an den

Wochenenden die Pflege übernimmt, dürfen Sie für einige Zeit aufatmen und neue Kräfte sammeln, Hobbys nachgehen, Freundinnen treffen.

In der Seele eines Vaters, dessen Teilhabe an der Pflege, Erziehung und Therapie seines hilfsbedürftigen Kindes von der Mutter nicht erwünscht ist, können Schuldgefühle aufkeimen. Die meisten Väter wollen mit Tatkraft die Familie unterstützen. Wie viel leichter als die Frau könnte der Mann sein behindertes Kind über Treppenstufen tragen oder in den Autositz setzen. Falls die Mutter sich für das alleinige Sorgerecht entscheidet, wird sie sich im späteren Kindes- und Jugendalter überlastet fühlen und eventuell unter Rückenschmerzen leiden. Die Kehrseite großer Fürsorge ist die Vereinsamung. Das Gefühl, keine Unterstützung in der Verwandtschaft zu haben, führt zu Bitterkeit. Also, liebe Eltern, tragen Sie die Bürde dieses Schicksals gemeinsam. Im Bewältigen einer besonderen Aufgabe liegen Segen und Lebenskraft.

Packen Sie es an! Die schwelende Traurigkeit wird eines Tages verflogen sein und nur noch gelegentlich leise anklopfen. Weiten Sie Ihren Blick – in früheren Zeiten gehörten Geburtstraumen, Gedeihstörungen, Krankheiten und Tod zum Alltag der Menschen. Wir leben in einer Probleme verdrängenden, romantischen Vorstellungen verfallenen, selbstverliebten Gesellschaft. Sie haben mit Ihrem besonderen Kind die Chance, in der Wirklichkeit des verletzbaren Lebens anzukommen.

Literatur

Wilkerson, B. (2014). Das Wunderkind der Geschlechtsregister. In *Das Gebet des Jabez* (10. Aufl., S. 13). Asslar: Gerth Medien.

6

Die schwierige Eingliederung in Kita und Schule

6.1 Kindertagesstätte oder heilpädagogischer Kindergarten?

Eine erfahrene Erzieherin in einer Kindertagesstätte berichtet über den dramatischen Eingliederungsversuch eines noch sehr jungen Kleinkindes:

Ich bin Erzieherin und arbeite in einer Kindertagesstätte mit integrierter Krippe. Seit einigen Monaten betreuen wir ein Mädchen, das hypotone Symptome zeigt. Es ist nun 17 Monate alt und nach meiner Einschätzung entwicklungsverzögert. Leider haben uns die Eltern bei der Aufnahme ihres einjährigen Kindes nichts dazu gesagt. Das kleine Mädchen unternimmt noch keine Gehversuche. Wenn es krabbelt, knickt es mit den Armen ein, wobei es oft auf die rechte Seite fällt und manchmal auf dem Gesicht landet. Auch sprachlich ist die Kleine zurück. Sie kann nur wenige, schwer verständliche Wörter sprechen. Ihr Augenausdruck spiegelt Abwesenheit. Sie reagiert nicht auf ihren Namen und nimmt keinen Blickkontakt auf, wenn man sie anspricht. Dieses Verhalten bereitet uns Sorgen.

Das Kleinkind zeigt kein Interesse am Spiel. Es bleibt so sitzen, wie die Eltern es frühmorgens in der Kita absetzen, ängstlich und unsicher, stundenlang am Boden verharrend. Der Abschied von Vater oder Mutter ist dramatisch, da das Mädchen große Verlustangst hat, sich anklammert und die Eltern nicht aus der Symbiose entlässt. Jedes Mal reißen die Eltern sich mit einem abrupten Kontaktabbruch von ihrem Kind los. Danach gerät die Kleine durch unaufhörliches, panikartiges Schreien in einen pausenlosen Stresszustand. Die Eingewöhnung ist nach fünf Monaten noch nicht gelungen.

© Springer-Verlag GmbH Deutschland 2017
C. Seiler, *Nicht verzagen trotz Muskelhypotonie*,
DOI 10.1007/978-3-662-53848-7_6

Mein Fazit: Das Kind ist eindeutig überfordert und unsere Gruppe ebenfalls. Zwei Vollkräfte und eine Halbtagskraft betreuen zwölf Kleinkinder. Gemeinsam mit meinen Kolleginnen habe ich geduldig versucht, die schwierige Eingewöhnung den Eltern zuliebe weiterzuführen. Inzwischen denke ich, wir haben dem Mädchen damit keinen Gefallen getan, da es mehr Hilfe braucht, als wir in unserer Einrichtung geben können. Ständige Assistenz und Begleitung sind erforderlich, auch beim Greifen und Halten von Spielzeugen. Die Nahrungsaufnahme ist eine kleine Katastrophe. Andere Kleinkinder kauen längst feste Nahrung. Das Mädchen ist unfähig, sein Fläschchen zu halten.

Wir Erzieherinnen sind an einem Punkt angelangt, an dem wir dem Förderauftrag von allen Kindern der Gruppe nicht ausreichend gerecht werden können, da die Betreuung dieses entwicklungsverzögerten Kindes viel Zeit und Kraft erfordert. Der Lärmpegel durch das ständige schrille Geschrei ist unerträglich und schüchtert andere Gruppenkinder ein. Eine Kollegin hat bereits einen Hörsturz erlitten.

Nun stehen wir vor der schwierigen Aufgabe, den Eltern einen Wechsel in eine sonderpädagogische Einrichtung anzuraten. Jedoch bin ich nicht allein autorisiert, dies zu entscheiden. Wie die Beratung mit den Eltern ausgehen wird, ist momentan noch ungewiss. Werden sie den Kindergartenwechsel als Chance für ihr Kind wahrnehmen oder sich dagegen aussprechen? Werden sie erleichtert oder abwehrend reagieren? Uns liegt das Wohlergehen des Kindes am Herzen, und hoffentlich sehen die Eltern es genauso. Wir Erzieherinnen sind nicht heilpädagogisch für Kinder mit erhöhtem Förderbedarf ausgebildet und fragen uns, ob die Betreuungssituation in unserer Kindertagesstätte der richtige Platz ist.

Erfahrene Erzieherinnen können gut einschätzen, wie lange eine Eingewöhnung in der Regel dauert und wie sie gelingt. Seitdem das Aufnahmealter in den Kindergärten herabgesetzt wurde, spüren Eltern oftmals, dass ihr soeben dem Babyalter entwachsenes Kind seelisch noch nicht reif für die Teilhabe in einer Kindergruppe ist. Dennoch geben viele Eltern dem gesellschaftlichen Druck der Berufstätigkeit nach und ihr Kind in Fremdbetreuung ab. Im frühen Kleinkindalter gelingt die Ablösung aus dem Elternhaus nicht bei allen erfolgreich. Solange Kinder unsicher sind, verhalten sie sich anklammernd symbiotisch, weil sie die Nähe der vertrauten Bezugspersonen noch brauchen.

Der seelische Reifungsprozess kann sich bei entwicklungsverzögerten und frühgeborenen Kindern bei wiederholten Krankenhausaufenthalten und bei familiären Verlusten durch Trennung oder Tod um viele Monate verzögern. Ein motorisch instabiles Kind erlebt sich nicht nur körperlich unsicher, sondern ist auch weniger selbstwirksam. Es spürt, dass es Hilfe braucht, und sucht danach, jedoch nicht in einer fremden Umgebung. Abgekoppelt von den vertrauten Personen zieht es sich zurück mit manchmal dramatischen Folgen.

Der Erzieherin ist das Krabbeln des Mädchens aufgefallen, und ihre Beschreibung weist auf Muskelhypotonie mit Differenzen der Körperseiten hin. Muskelhypotonie führt bereits in der Säuglingszeit zur Bevorzugung einer Körperseite mit Vernachlässigung der anderen. Beim Bewegen und Koordinieren der Gliedmaßen fehlt es an Symmetrie und Synergie als Steuerungsproblem im ZNS.

Der Familie ist dringend anzuraten, den Entwicklungsstand ihres Kindes abklären zu lassen. Dies gehört in den Bereich der fachärztlichen Vorsorgeuntersuchungen. Wenn die Kinderärztin oder der Arzt eine neuropädiatrische Untersuchung für erforderlich hält, überweisen sie häufig an ein Sozialpädiatrisches Zentrum. Falls der Facharzt auf die Sorgen der Eltern und die Beobachtung der Erzieherinnen nicht eingeht, so können die Eltern in Eigeninitiative eine Frühförderstelle in ihrer Stadt oder ihrem Landkreis aufsuchen. Zuständigkeiten erfährt man beim Gesundheitsamt. An ausgewählten heil- und sonderpädagogische Kindergärten finden Eltern Frühberatung und gegebenenfalls ambulante Therapiemöglichkeiten.

Bei motorischer Entwicklungsverzögerung ist immer Physiotherapie angezeigt. Die Therapeutin sollte zur Behandlung von Säuglingen und Kleinkindern eine Zertifizierung nach Castillo Morales oder Bobath aufweisen oder in Anlehnung an diese Behandlungskonzepte neurophysiologisch arbeiten – in jedem Fall über Erfahrung mit Kindern verfügen. Frühbehandlung gehört zu den anspruchsvollsten Therapien. Kleine Kinder können nicht darüber sprechen, was ihnen fehlt. Es ist die Aufgabe der Therapeutin, das Entwicklungsproblem durch vergleichende Beobachtung zu erkennen, und dazu bedarf es viel Erfahrung. Effektive Frühbehandlung bezieht die Eltern von Anfang an mit ein und leitet sie zu regelmäßigen häuslichen Übungen an.

Ein entwicklungsverzögertes Kind benötigt immer eine neurophysiologische Behandlung mit intensiver sensomotorischer Stimulierung. Erst wenn Kopf und Körper stabilisiert worden sind, ist es dem Kind möglich, ausreichendes Interesse an der Umwelt zu zeigen und zu spielen. Auch die Blickzuwendung bei Ansprache, die Augenmotorik, hängt von einer sicheren Körperhaltung ab. Solange das Kind physisch nicht im Gleichgewicht ist, kann es psychisch weder aufmerksam kommunizieren noch hantieren.

Oft sind junge Kinder mit Muskelhypotonie seelisch nicht stabil genug, um sich in einer neuen Umgebung zu öffnen. Die Unsicherheit des kleinen Mädchens auch noch nach der Eingewöhnungsphase kann ein Zeichen dafür sein. Ein solches Kind benötigt mehr Hilfe und eine spezielle Förderung. Es kann nicht ausreichend von der Betreuung in einem regulären

Kindergarten profitieren. In einer heilpädagogischen Kindertagesstätte mit einem anderen Personalschlüssel wird die erforderliche Unterstützung eher gegeben sein.

Die Sprache und das Sprechvermögen entwickeln sich bei allen Kindern vorrangig in einer emotional sicheren Eltern-Kind-Beziehung. Manchmal kommt mit dem Eintritt in die Kita die soeben begonnene Sprachentwicklung ins Stocken. Das Kleinkind, das zu Hause munter Laute, Silben und Wörter ausprobiert, verstummt jeden Tag erneut in der Kita. Die Sprachentwicklung scheint zu stagnieren oder ist vorübergehend sogar rückläufig. Kleine Menschen brauchen freundliche, ihnen zugewandte Erwachsene, um sprechen zu lernen. Sie benötigen Menschen, die sich über ihre unvollkommenen Wortformungen freuen und die ersten Sprechversuche willkommen heißen. Die emotionale Spiegelung erfordert intensive Zuwendung mit Blickkontakt. Die Betreuung in einer Gruppe vermindert diese Zuwendung, denn die Erzieherin muss ihre Aufmerksamkeit auf alle richten.

> Hochsensiblen Kindern fällt es ohne Augenkontakt schwer, sich mitzuteilen. Sie benötigen Ermutigung zum Kommunizieren. Die Bedürfnisse stiller, zurückhaltender Kinder werden in Gruppen gelegentlich übersehen oder falsch eingeschätzt. Heutzutage verwendet man vorschnell die Diagnose „Autismus", ohne über die Umfeldbedingungen bei fehlender Sprachfähigkeit zu reflektieren. Manchem muskulär hypotonen Kind gelingt es nicht, den Kopf und die Augen auf die Bezugsperson zu richten und damit Interesse und Aufmerksamkeit zu spiegeln. Wenn Kinder mit Entwicklungsverzögerung wenig Blickkontakt aufnehmen, neigen selbst Fachleute dazu, ein sensomotorisches Defizit als Autismus-Spektrum-Störung anzusehen.

Ich hoffe für das kleine Sorgenkind, dass die Eltern erfahrene und umsichtige Frühberater und Therapeuten finden. Der Prozess der Aufnahme in eine sonderpädagogische Tagesstätte ist meist erst nach einer Voranmeldung zum offiziellen Schuljahresbeginn im Herbst eines Jahres möglich. Einige heilpädagogische Einrichtungen heißen „Schulkindergarten" und schließen in den bundeslandüblichen Schulferien. Diese Regelung stellt berufstätige Eltern möglicherweise vor enorme Betreuungsprobleme.

Eine Alternative zur heilpädagogischen Einrichtung bietet die Bereitstellung einer sonderpädagogisch geschulten Fachkraft im Regelkindergarten. Der Gesetzgeber sieht für jedes körperlich, geistig und seelisch behinderte Kind Integrationshilfen vor. Niedergelassene Heilpädagoginnen und Frühberaterinnen fördern betroffene Kinder stundenweise direkt in der Familie oder Kita. Solche integrativen Maßnahmen müssen von den Eltern beim Landesjugendamt beantragt werden. Der Amtsarzt entscheidet nach einem Gutachten, wie viele heilpädagogische Wochenstunden dem körperlich oder seelisch behinderten Kind zugebilligt werden. Die Kosten für Heilpädagogik übernehmen nicht die Krankenkassen, sondern die Landeswohlfahrtsverbände.

Eine stundenweise anwesende Heilpädagogin kommt nicht nur dem Kind zugute, sondern bedeutet auch für den Kindergarten eine Entlastung. Ob dieser zweite Vorschlag für das noch seelisch unreife Mädchen passend ist, vermag ich nicht zu sagen. Der behördliche Weg ist langwierig, da staatliche Kosten bewilligt werden müssen. Eltern von Kindern mit Muskelhypotonie und Entwicklungsverzögerung rate ich, mindestens ein halbes Jahr vor der Aufnahme in die Kindertagesstätte einen Antrag auf Integrationshilfe zu stellen. Die Bereitstellung der staatlichen Hilfe braucht in jedem Fall Zeit und gute interdisziplinäre Zusammenarbeit. Von Elternseite sind Bereitschaft und Motivation erforderlich, fachliche Hilfe zu suchen und einzuleiten.

Ein vertrauensvolles Gespräch mit der Kinderärztin oder dem Kinderarzt ist der erste Schritt, den Erzieherinnen mit dem schriftlichen Einverständnis der Eltern gehen können. Ärzte sind befugt, weitere Untersuchungen und gegebenenfalls Therapien zu veranlassen. Die Fachärzte wissen auch, welche physiotherapeutische und ergotherapeutische Praxis auf Frühbehandlung spezialisiert ist. Heilpädagogik oder die Unterbringung in einem Sonderkindergarten ersetzt keinesfalls neurophysiologische, ergotherapeutische und logopädische Einzelbehandlung mit Elternanleitung zu häuslichen Übungen.

Die betroffenen Eltern brauchen ein offenes Gespräch, damit sie die immensen Probleme in der Kita nicht als vorübergehende Eingewöhnungsschwierigkeiten ansehen. Sie müssen hinschauen und wahrnehmen, dass sie die Verantwortung für die Entwicklungsprobleme ihres Kindes tragen und diese nicht den Erzieherinnen überlassen dürfen.

6.2   Bitte keine pädagogischen Experimente!

Wenn Eltern die Entwicklungsverzögerung bewusst ist, suchen sie gezielt eine Einrichtung aus, in der ihr Kind integrativ betreut und sonderpädagogisch gefördert wird. Dabei spielt die Gruppengröße eine wichtige Rolle. Bei der üblichen Anzahl von quirligen und unruhigen Kindern in regulären Kindergärten würde ein Kind mit besonderem Förderbedarf wahrscheinlich zu kurz kommen.

Umsichtige Eltern schauen sich um, welche Einrichtung mit den Entwicklungsproblemen ihres Sprösslings umgehen kann. Sie entscheiden nicht nach optischen Kriterien wie der Ausstattung, sondern nach der personellen Besetzung
und der Fachkenntnis der Erzieherinnen:

- Wird mein Kind in der Kita dort abgeholt, wo es in seiner Entwicklung steht?
- Gewährt man ihm eine zeitlich ausreichende Übergangsphase zur Eingewöhnung, in der ein Elternteil anwesend ist?
- Hat das Kind ein bis zwei nicht wechselnde Bezugspersonen, an die es sich
  jederzeit wenden kann?
- Ist eine zusätzliche sonderpädagogisch geschulte Fachfrau vor Ort, die sich
  um mein Kind zumindest stundenweise kümmert?
- Werden die beantragten Kosten für eine Integrationshilfe oder die Inklusion
  rechtzeitig mit dem Kindergarteneintritt übernommen?
- Welches pädagogische Konzept und welche ethischen Erziehungsziele hat
  sich der Kindergarten auf die Fahne geschrieben?
- Sollen die Kinder selbsttätig mit freien Wahlmöglichkeiten Spiel- und
  Umgangsformen erlernen, oder werden sie in familiär organisierten Grup-
  pen mit konstant anwesenden Kontakterzieherinnen angeleitet?

Liebe Eltern, vermeiden Sie Kinderhäuser, welche die sog. freie Entfaltung
ohne feste Gruppenzugehörigkeit propagieren. Die Hirnforscher haben
längst nachgewiesen, dass Kinder vor allem nachahmend lernen. Dazu wer-
den beständige Beziehungen und gute Vorbilder benötigt. Wenn in einem
Kindergarten jedoch die Stärkeren den Ton angeben, könnte ein antriebs-
armes, weniger Ich-starkes Kind „untergehen". Gute Erfahrungen machen
Eltern in der Regel mit einer christlich orientierten Pädagogik, welche die
Wertschätzung jedes Einzelnen unabhängig vom religiösen und kulturellen
Hintergrund pflegt. Den unserer Verfassung entsprechenden christlichen
Konsens finden Sie in staatlich unterstützten kirchlichen Einrichtungen und
in evangelischen Kindergärten in freier Trägerschaft.

Es lohnt sich, nachzufragen und genau hinzuschauen, bevor Sie eine Entscheidung für Ihr Kind treffen. Ganz wichtig ist eine liebevolle Atmosphäre,
in der kleine Menschen sich wohlfühlen und „auftauen" dürfen. Eine hohe
elterliche Erwartung an die Pädagogen führt fast immer zur Enttäuschung,
denn alle Beteiligten haben es mit sehr speziellen Entwicklungsproblemen
zu tun, die nicht einfach mit Aufnahme in die Kita verschwinden.

Julians Eltern berichten über ihre Entscheidung für einen Sonderkindergarten:

Unser Sohn ist nun vier Jahre alt. Bis zum Alter von zwei Jahren wurde er vom
Kinderarzt als Spätentwickler angesehen. Wir wurden beschwichtigt: „Man kann

nur abwarten, niemand weiß genau, was in jedem Kind so steckt. Spielen Sie mit Ihrem Sohn!"

Erst nach einem Arztwechsel zu einem erfahrenen Neuropädiater wurde eine Diagnose gestellt: Muskelhypotonie mit Entwicklungsverzögerung und ataktischem Gangbild. Alle Untersuchungen, das MRT, das EEG und der Hörtest waren unauffällig. Immerhin erleichterte uns die ärztliche Diagnose die Wahl des Kindergartens und erwies sich als nützlich für die staatliche Übernahme der Mehrkosten.

Wir haben uns für einen Integrationskindergarten entschieden, weil Julian dort wichtige Therapien bekommt. In der Heilpädagogik, Ergotherapie und Logopädie macht er kleine, beständige Fortschritte. Zum Glück steht seine Entwicklung nicht still. Wir dürfen hoffen. Die Wahl des Sonderkindergartens entlastet uns Eltern und unser Kind von zeitaufwendigen Therapiebesuchen in Praxen. Das sind drei Termine wöchentlich weniger. Wir wissen, dass in den ersten zwei Jahren viel Förderung versäumt worden ist. Deshalb wünschen wir uns und allen betroffenen Eltern bessere Aufklärung über die zur Entwicklungsverzögerung führende „Nichtkrankheit" Muskelhypotonie. Wie gerne hätten wir rechtzeitig Therapiemöglichkeiten und Impulse für die Förderung unseres langsamen Kindes zu Hause erhalten!

6.3 Auf-fallendes Verhalten

Die Eltern von Svenja berichten:

Unsere leicht entwicklungsverzögerte Tochter ist ein munteres Mädchen. Seitdem sie im Alter von zweieinhalb Jahren gehen gelernt hat, ist sie dauernd unterwegs. Die Erzieherinnen sagen, sie sei auf dem Stuhl nicht zu halten. Im Morgenkreis rutscht sie an die Stuhlkante, bis sie irgendwann das Gleichgewicht verliert und auf dem Boden landet, mit Absicht, um der Sitzung zu entgehen. Sie geht nicht etwa langsam, nein, sie rennt hin und her. Es gelingt ihr nicht, ein Spiel aus dem Regal zu holen und vorsichtig abzustellen. Die Schachtel fällt ihr aus der Hand, der Inhalt leert sich polternd auf den Fußboden. Bei solchen Aktionen fliegen Teile durch die Gegend, die Svenja achtlos liegen lässt.

Die Erzieherinnen berichten außerdem: Wenn die nun Vierjährige in einer Kindergruppe mitmachen will, stolpert sie unbedacht in das aufgebaute Spielmaterial hinein. Bauklötzchenhäuser, Sandburgen oder ein Zoo gehen in die Brüche, was unvermeidlich zum Streit mit anderen Kindern führt. Bei Bewegungsspielen wie *Der Fuchs geht um* lässt Svenja sich ungebremst auf die Knie plumpsen. Wie ein Torwart landet sie mit ausgestreckten Armen auf dem Boden. Immer wieder fällt sie der Länge nach auf ihr Gesicht, auch wenn der Untergrund nicht weich ist. Dieses gefährliche Fallen passiert nicht nur auf dem Rasen, sondern ebenso auf der Straße oder einem harten Schotterweg. Von den vielen blauen Flecken wissen wir Eltern ein Lied zu singen.

Das Fallen scheint Svenja nichts auszumachen, denn sie weint selten. Woran liegt das? Hat unsere Tochter kein Körpergefühl? Möchte sie sich auf heftige Weise spüren? Wie können wir ihr helfen?

Wir sind mit den Erzieherinnen über Svenjas motorische Probleme im Gespräch. Das hat dazu geführt, dass man unserer Tochter nicht ständig böse Absichten unterstellt und sie als verhaltensauffällig ansieht. Doch wir Eltern verstehen dieses auffallend häufige Anecken und Fallen ja auch nicht. Was sollen wir tun?

Der Reihe nach: Das ungebremste Fallen trifft auf viele Kinder mit Restsymptomen der Muskelhypotonie zu. Mit therapeutischer Hilfe wird die motorische Entwicklung meist zufriedenstellend aufgeholt. Meilensteine wie Gehen und Klettern, ja, auch Radeln und Schwimmen erlernen etliche muskulär hypotone Kinder bis zum Schuleintritt.

Was als nicht so offensichtliches Problem zurückbleiben kann, betrifft die Steuerung der erlernten Bewegungen. Das innere Gefühl für den Krafteinsatz ist bei Muskelhypotonie nicht zuverlässig. Die Bewegungen erfolgen abrupt und ungebremst. Die Kraft dosiert einzusetzen, abzufedern, die Knie zu beugen und sich abzurollen, dies alles ist bei Muskelhypotonie oft unzureichend. Beim Fallen wird dann der Zeitpunkt verpasst, die Arme rechtzeitig abzustützen, um nicht auf den Kopf zu stürzen. Die Muskelspannung reicht für solch angeborene Schutzreaktionen nicht aus. Hypotone Kinder fallen häufiger als andere auf den Kopf, weil sie sich weniger geschickt abfangen können. Damit steigt die Unfallgefahr. Beim missglückten Versuch abzubremsen, stößt Svenja an eine Kante, fällt in die Bauecke hinein und erntet böse Unterstellungen von den anderen Kindern.

Der Impuls des Anstoßens wird über die Tiefensensibilität wahrgenommen. Bei niedrigem Muskeltonus kann es zu einer verzögerten Reizleitung und Reaktion kommen. Dann klappt die prompte Koordination der Gliedmaßen bei Sturzgefahr nicht, die Reizreaktion erfolgt verlangsamt. Ohne rechtzeitiges Stützen auf die Arme fällt man auf den Kopf. Die Sinneszellen für die tiefensensorische Körperwahrnehmung sind als Propriozeptoren im gesamten Körper verteilt: in den Skelettmuskeln, an den Sehnen, Bändern und Gelenken. Das Gehirn ist jederzeit über die Körperhaltung und Bewegungen des Menschen informiert. Wahrnehmung von plötzlichem Druck und Widerstand versetzt das Gehirn in die Bereitschaft, schnell, ohne nachzudenken, zu reagieren, um z. B. einen drohenden Sturz abzumildern.

Zur prompten Informationsübermittlung von unten nach oben und von der Schaltzentrale zurück in die Peripherie ist ein wacher Muskeltonus erforderlich. Schlaffe Muskulatur leitet träger und reagiert mit Verzögerung, ähnlich einer durchhängenden Stromleitung. Der Fehler liegt also an der niedrigen Grundspannung der Muskulatur. Das für die Wahrnehmung zuständige Nervensystem ist intakt. Die Dosierung des Krafteinsatzes ist jedoch bei verminderter Körperspannung erschwert. Mit schlaffen Muskeln wird dann das Ziel verfehlt. Kindern mit Muskelhypotonie, die schnell unterwegs sind, gelingen sanfte, langsame und vorsichtige Bewegungen weniger gut, was Svenjas ungestümes Abbremsen beim Spielen erklärt.

Das Plumpsen auf beide Knie bei hypotoner Muskulatur ist eine Notlösung zum Anhalten. Physiologischer kommt man über den Einbeinkniestand nach unten. Dabei ist ein Bein angewinkelt aufgestellt, während das andere kniet. Nacheinander nähern sich die Knie dem Boden, nicht ruckartig. Der Einbeinkniestand und die Hocke sind jene Positionsübergänge, die Kinder mit Muskelhypotonie häufig auslassen.

Die Frage, ob die Körperwahrnehmung etwas mit dem Hinfallen zu tun hat, ist nicht einfach zu beantworten. Das Gefühl für die Dosierung der Kraft (manche reden vom Kraftsinn) hängt primär vom Muskeltonus ab und hat sekundär mit der Wahrnehmung zu tun. Die blauen Flecken werden sich in dem Maße reduzieren, wie ein Kind vorsichtiges Bewegen und Tun erlernt, sozusagen Kontrolle über seine Motorik gewinnt.

Die Eltern von Svenja machen sich Gedanken, ob ihre Tochter sich durch Kniestürze und das Anstoßen an Ecken und Kanten mehr spüren möchte. Nein und ja. Die Wahrnehmung für Druckschmerz kann bei vermindertem Muskeltonus erniedrigt sein, sodass der Eindruck entsteht, das Kind fühle nichts. Andere Kinder mit Muskelhypotonie sind sehr schmerzempfindlich, ihre Haut wirkt bleich und blaue Flecken fallen auf. Viele ungestüme Kinder lieben Grenzerfahrungen. Sie testen ihre Fähigkeiten durch waghalsige Aktionen, probieren aus, wie weit sie sich „aus dem Fenster lehnen" können.

Alle Kinder müssen lernen, Treppenstufen allein zu bewältigen. Jede Treppe fordert zu einer sportlichen Betätigung heraus. Beim Abspringen von einer oder zwei Stufen kann man üben, die Körperspannung zu halten, nicht auf den Knien, sondern in der Hocke zu landen, ohne mit den Händen am Boden aufzukommen. Nicht einfach plumpsen lassen, heißt die Devise. Eltern können sportliches Verhalten vom Kleinkindalter an schrittweise, Stufe für Stufe, fördern. Die Knie zu beugen und in die Hocke zu gelangen, sind nützliche motorische Fähigkeiten, die man lebenslang braucht.

Die innere Bremse wächst mit der Selbstkontrolle des Kindes und nicht zuletzt mit der positiven Bewertung der Eltern. Ein kleiner Vers, ein Reim oder ein Lied kann im ungestümen, waghalsigen Kind das Bewusstsein wecken, sein ungebremstes Verhalten besser steuern zu wollen.

Prinzessin Ungestüm fällt nun nicht mehr hin,
sie steht immer wieder auf, platscht nie mehr auf ihren Bauch.
Sie geht vorsichtig ohne Eile, und die Zähne bleiben heile.
An der Stirn ist keine Beule, selten hört man noch Geheule.
Unsere Prinzessin Ungestüm, fällt gar nicht mehr hin.

Jedes älter werdende Kind kann trotz hypotoner Muskulatur an interessanten Aufgaben lernen, die innere Bremse mit Verstand und Willenskraft einzusetzen. Diese sensomotorische Impulskontrolle wünsche ich jedem Kind.

Nach einem halben Jahr erhalte ich wieder eine Nachricht von Svenjas Familie. Die Mutter berichtet freudig über Svenjas Entwicklung:

> Ihr Buch ist mir immer wieder ein guter Ratgeber und eine große Hilfe. Besonders die Übungen zur Stärkung der bauchseitigen Muskulatur haben uns weitergebracht. Ich finde, die „ventrale (bauchseitige) Haltungskontrolle", wie Sie es nennen, hat sich deutlich gebessert. Das Hohlkreuz ist weg, die Beine sind nicht mehr so durchgestreckt. Das Gehen wirkt weniger steif, sondern beschwingt. Das Klagen über Fußschmerzen bei längeren Fußwegen hat aufgehört.
>
> Meine Tochter macht Erfahrungen mit ihrer neu entdeckten Körperkraft. Seit Kurzem kann sie sich an eine Trapezstange hängen und die Knie zum Bauch hin anziehen. Dabei freut sie sich wie eine Schneekönigin. Heute, an einem regnerischen Tag, ist sie zum ersten Mal mit ihrer kleinen Cousine mit beiden Füßen gleichzeitig über die Pfützen auf der Spielstraße gehüpft. So etwas war bislang undenkbar, Svenja hätte Pfützenplatschen zwar gerne versucht, aber es nicht umsetzen können. Sie wäre da hineingelaufen, anstatt darüberzuspringen. Einfach wunderschön! Ich habe mich so gefreut.

6.4   Eltern in Einschulnot

Die Mutter eines frühgeborenen Jungen zweifelt an der Schulreife ihres sechsjährigen Spätentwicklers:

> Mit großem Interesse habe ich Ihren Artikel über muskuläre Hypotonie in der Fachzeitschrift *Ergotherapie und Rehabilitation* [Seiler 2005; Anm. der Autorin] gelesen. Ich bin selbst Ergotherapeutin und arbeite mit neurologisch kranken Erwachsenen. Betroffen bin ich als Mutter. Mein sechseinhalbjähriger Sohn ist ein ehemaliges früh- und mangelgeborenes Kind. Noch heute besteht eine Entwicklungsverzögerung vor allem in der Großmotorik.

Die Bewegungen sind oft unkoordiniert und ungeschickt und wirken hypoton. Die aufrechte Haltung, die Stabilisierung des Rumpfes, fällt ihm schwer. Mein Sohn ist impulsiv und motorisch sehr unruhig. Alle Bewegungen erfolgen hastig und ruckartig.

Im Säuglings- und Kleinkindalter wurde mein Kind eine Zeit lang in der Physiotherapie nach Vojta behandelt und später auch ergotherapeutisch mit Sensorischer Integrationstherapie. Beim Lesen Ihres Artikels musste ich immer wieder denken, dies alles trifft ganz genau auf meinen Sohn zu: frühes Gehen mit auffälligem Gangbild, Knickfüße, Muskelhypotonie auf die Rumpfmuskulatur bezogen, Zappeln beim Sitzen, mangelnde motorische Impulskontrolle und Unfallgefährdung …

Mein Sohn wurde von der Einschulung zurückgestellt, um ihm mehr Zeit für seine Entwicklung zu geben. Dennoch habe ich das ungute Gefühl, dass wir auf der Stelle treten und sich die Probleme nicht einfach so auswachsen. Die bevorstehende Einschulung bereitet mir Sorgen.

Es ist ratsam, dass sich beide Elternteile mit den Erzieherinnen über den richtigen Zeitpunkt der Einschulung austauschen, denn im Kindergarten wird das Verhalten beobachtet. Kinder im Vorschulalter benötigen besonders soziale Kompetenzen, um sich in das umfassende Regelwerk in der Schule einzufügen. Ein schulreifes Kind verharrt nicht mehr in Egozentrik, es fordert nicht vorrangig seine Bedürfnisse ein. Es kann abwarten, bis es an der Reihe ist, die anderen Kinder beobachten und sich ruhig in eine Gruppe einreihen. Die psychoemotionale Reifung wiegt motorische Defizite unter Umständen auf. Wichtig ist, dass ein Kind selbstwirksam vom gemeinsamen Lernen profitiert. Der motorische Entwicklungsstand sollte nicht ausschlaggebend für die Einschulung sein, denn die sensomotorischen Defizite können noch eine Weile weiter bestehen. Lesen Sie mehr dazu in meinem Ratgeber *Schulreif mit Gemeinschaftssinn* (Seiler 2010a).

6.5 Im Schneckentempo durch die Schultür

Im letzten Jahr im Kindergarten werden fünfeinhalb- und sechsjährige Kinder mit einem Vorschulprogramm auf ihren nahenden Schuleintritt vorbereitet. In Kooperation mit Grundschulen dürfen sie gelegentlich im Unterricht dabei sein. Man will ihnen einen positiven, sanften Übergang vom Kindergarten zur Schule vermitteln.

Beispiel

Tommy ist bereits sechs, und nimmt selbstverständlich an den auf die Schule vorbereitenden Aktionen teil. Aufgeregt sitzt er neben seinem Freund beim Schulbesuch und lauscht auf das, was die fremde Lehrerin erzählt. Aufpassen kann er, still sitzen nicht. Seine schlaffe Muskulatur verhindert die aufrechte Sitzhaltung. Er rutscht an die Stuhlkante und wippt mit dem Körper heftig vor und zurück. Das fällt der Pädagogin auf. Sie bemerkt auch, dass Tommys Mund offen steht und gelegentlich Speichel heraustropft. Was ist mit dem Jungen los?

Soll man den Eltern zur Einschulung raten oder den unruhigen Jungen zurückstellen, ihn in die Grundschulförderklasse schicken oder noch im vertrauten Kindergarten schulreifer werden lassen? Im Fall der Zurückstellung würde der Tommy erst im Alter von siebeneinhalb Jahren in eine erste Klasse eingeschult. Darf man so lange warten? Alle, auch die Eltern, zweifeln, ob ihr Kind dem anforderungsreichen Schulbetrieb schon gewachsen ist.

Tommy geht seit zwei Jahren zur Ergotherapie und lernt dort malen. Der Umgang mit Stift und Pinsel fällt ihm äußerst schwer. Meist ist nicht erkennbar, was er malt. Auch das Schneiden mit der Schere muss mühsam geübt werden. Mit Geduld bringt die Ergotherapeutin dem Jungen vieles bei: fädeln und flechten, binden und knoten, kneten und kleben, hämmern und sägen, Schraubverschlüsse öffnen und schließen. Gerne baut er mit den großen Legosteinen – jedoch nur Türme. Tommy lernt, wie man einen viereckigen Tierstall für die Katze baut. Nach den Anregungen in der Therapie geht er auch zu Hause konstruktiver mit seinen Bausteinen um. Bei allen Tätigkeiten braucht der Junge Unterstützung. Wenn kein Erwachsener in der Nähe ist, gibt er schnell auf und träumt vor sich hin.

Die mangelnde Selbstständigkeit und das Abwehren von feinmotorischen Aufgaben weisen auf die noch fehlende Bereitschaft zum Schreibenlernen hin. In der Ergotherapie lernt Tommy, planend zu handeln, den Tisch zum Basteln zu richten und wieder aufzuräumen, das Wasser im Glas vorsichtig zu holen und die Pinsel nach dem Malen zu säubern. Er liebt es, am Waschbecken tätig zu sein. „Meine Mama lässt mich zu Hause nichts selbst machen", berichtet er.

Zu Beginn des Vorschulprogramms dachten die Eltern noch an eine regelrechte Einschulung. Sie waren voller Erwartung und ließen es darauf ankommen. Doch allmählich erkannten sie die Überforderung ihres Kindes. Tommy erlebte bei den ersten Schulbesuchen deutlich seine Grenzen. Der Stift fiel ihm immer wieder aus der Hand, es gelang ihm nicht, die Buchstaben seines Namens auf das Papier zu bringen. Auch beim Abzählen kam er nicht mit. Er verlor dauernd den Konzentrationsfaden, verpasste und verpatzte die Aufgabenstellung. Während die anderen bereits bei den nächsten Aufgaben waren, hatte er die vorherigen Schritte noch nicht bewältigt. Seine Fantasie verführte ihn zum Träumen, und er vergaß dabei meist, seine Hände wirksam zu gebrauchen, und rutschte auf dem Stuhl hin und her.

Pädagogen, Eltern und die Ergotherapeutin verabredeten sich zu einem „Runden Tisch" und berieten über das Für und Wider von Tommys Einschulung. Gemeinschaftlich trafen sie die Entscheidung (gegen die gesetzlichen Altersvorgaben), dem Jungen ein weiteres Jahr Zeit zum Aufholen seiner feinmotorischen Defizite zu geben. Im verlängerten Kindergartenjahr soll er gezielt an grafomotorische Übungen herangeführt werden, um ihn auf das Schreiben vorzubereiten. Zu Hause muss täglich Selbstständigkeit beim An- und Ausziehen, beim Auf- und Zumachen von Knöpfen und Reißverschlüssen sowie beim Knoten- und Schleifebinden geübt werden. Der Junge benötigt Anleitung zum Ordnunghalten und darf beispielsweise die Kleidungsstücke nicht einfach auf den Boden werfen. Auch die Hygiene beim Toilettengang lässt noch zu wünschen übrig – eine familiäre Hausaufgabe. Die Eltern, die Erzieherinnen und die Ergotherapeutin beschließen zusammenzuarbeiten, um das Kind in vielen kleinen Schritten zum großen Ziel der Selbstständigkeit bis zur Einschulung im folgenden Jahr zu unterstützen.

6.6   Schultunnel oder Startbahn?

Kinder, die aufgrund einer frühkindlichen Schädigung körperlich, geistig oder seelisch behindert, hypoton oder (nur) entwicklungsverzögert sind, haben nach europäischem Recht Anspruch auf den Besuch einer Regelschule. Eltern stehen vor der Qual der Wahl: Was ist richtig für mein Kind? Der Gedanke an eine Sonderschule bereitet Kopfschmerzen. Es gilt abzuwägen, ob ein langsam lernendes Kind in den großen Klassen einer Regelschule nicht überfordert wäre.

Jedem Kind mit einer „körperlichen oder seelischen Behinderung", so lautet die amtliche Formulierung, steht eine Fachkraft zur Integration in das soziale Umfeld zu. In einer amtsärztlichen Untersuchung wird festgestellt, ob und in welchem Umfang schulische Eingliederungshilfe infrage kommt. Das Landratsamt erteilt Auskunft über die Antragstellung zur Kostenübernahme durch den Landeswohlfahrtsverband. Diese behördliche Sichtung sollte rechtzeitig im Vorschulalter erfolgen, denn der Weg bis zur Kostenübernahme integrativer Maßnahmen kann etliche Monate dauern.

In Deutschland steckt die Inklusion von Kindern mit erhöhtem Förderbedarf noch in den Kinderschuhen. Es fehlt an sonderpädagogischen Fachkräften, die Kindern zur Integration in eine Regelschule zur Seite gestellt werden müssen.

Pädagogische Konzepte sehen drei Möglichkeiten der Inklusion vor:

1. Mehrere Kinder mit Inklusionsbedarf werden gesondert in demselben Schulgebäude wie alle Kinder unterrichtet. Sie teilen sich nur den Pausenbereich. Ob man auf diese Weise Integration erreicht, sei dahingestellt.
2. Mehrere Kinder mit Entwicklungsproblemen werden zwar einer Klasse zugeordnet, erhalten jedoch überwiegend sonderpädagogischen Kleingruppenunterricht im Nebenzimmer. Sie nehmen nicht regelmäßig, sondern nur in einigen Fächern am Klassengeschehen teil. Sie partizipieren überwiegend nicht am Lernstoff des Klassenzieles.
3. Einige Kinder mit erhöhtem Förderbedarf sitzen gemischt in einer Schulklasse, nicht abgesondert. Den Inklusionskindern steht eine stundenweise anwesende Sonderpädagogin zur Verfügung, die den Kindern bei den Aufgaben assistiert, die sie noch nicht bewältigen. Alle erreichen das Klassenziel; bei den förderbedürftigen Kindern werden individuelle Einschränkungen berücksichtigt.

Liebe Eltern, Sie sollten also genau hinhören und explizit nachfragen, welches Inklusionsverständnis die Bildungseinrichtung vertritt, an der Sie Ihr Kind anmelden möchten. Nicht selten bleibt ein lernschwaches Kind im Schultunnel stecken, weil der zeitliche Mehraufwand zu seiner individuellen Förderung nicht geleistet werden kann. In Deutschland wird dann meist mit personellen Engpässen im Schulbetrieb argumentiert. Wenn Sie Ihr Kind an einer Regelschule unterbringen, planen Sie bitte zu Hause viel Zeit für die Übungen ein, die die Schule nicht leistet. In unserem Land ist die europäisch verbriefte Inklusion ein ungewisser, holpriger Weg, auf dem die Lehrkräfte hierzulande noch Erfahrungen sammeln. Mit individueller Lernbetreuung fühlen sich hiesige Lehrer überfordert und ungenügend ausgebildet. Inklusion ist noch längst nicht überall verbreiteter Schulalltag und ganz selten an höheren Schulen zu finden. Manchmal fordern Eltern eine höhere Bildung gerichtlich ein, und das Kultusministerium muss nachgeben. Möglicherweise dauert der Lernprozess der Lehrer bis zur geglückten Inklusion länger als die Schulpflicht Ihres Kindes.

Denken Sie bitte auch an die Belastbarkeit Ihres Kindes. Treffen Sie die Entscheidung für eine Regel- oder Sonderschule nicht nach elterlichen Wunschvorstellungen. Suchen Sie sorgfältig die Bildungseinrichtung aus, an der Ihr Kind die Zuwendung und Fürsorge bekommt, die es braucht.

Überforderung zerstört Lernfreude beim Kind. Auf den ersten Schultag kommt es an, um viele Jahre ohne Bauchschmerzen in der Schule durchzuhalten. Auf keinen Fall darf der Bildungsweg Ihres Kindes durch Überforderung in eine emotionale Sackgasse führen, in der es wie in einem dunklen Tunnel hilflos stecken bleibt und sich schlimmstenfalls allein gelassen fühlt.

6.7   Hochsensible Kinder in der Testmühle

Kinder sind Spezialisten darin, aus Gesprächen von Erwachsenen Stimmungen herauszufiltern. Sie erkennen unabhängig vom Sprachverständnis und ihren geistigen Fähigkeiten, ob es in ernsten Gesprächen um sie selbst oder um Sachinhalte geht. Kinder spüren, ob große Menschen ihnen wohlwollend gesinnt oder kritisch gegenüberstehen. Kinder können emotional distanzierte Erwachsene, die ihre Gefühle verbergen, nicht einschätzen. Ohne herzliche Zuwendung interpretieren Kinder ein kühles Klima als Ablehnung ihrer Person. Wenn die an sie gestellte Aufgabe keinen emotionalen Gewinn verspricht, schützen sie ihre Seele durch Abschotten und Verweigern, oder sie lenken ab. Mimosen verschließen die Blätter bei grober Berührung. Im Hagelschauer können sie sich nicht entfalten.

Der Einschultest zur Aufnahme an einer Sonderschule, dem sich Kinder mit medizinischen Diagnosen oftmals unterziehen müssen, kann zu diesen Klimakillern der zarten Kinderseele werden. Verlassenheitsgefühle entstehen, wenn die Eltern vor der Tür bleiben müssen und das Kind sich der fremden Beratungslehrerin ungeschützt ausgeliefert fühlt. Testsituationen ohne elterliche Anwesenheit sind jedoch die Regel. Ein Kind, das zwar altersgemäß schulreif wäre, jedoch emotional dem Alleingang nicht gewachsen ist, reagiert mit ängstlicher Hemmung bis hin zu Blockaden.

Beispiel

„Ich kann nicht mehr", sagt der sechsjährige Dennis zur Lehrerin der Sprachheilschule nach einer Stunde Befragen anhand von Testvorlagen. Aber die Frau will ihre eineinhalb Stunden eingeplante Beratungszeit nutzen: „Wir machen weiter, du kannst doch sicher noch ein bisschen!" Da die Lehrerin keinen Zweifel lässt, dass sie die Testung durchzieht, steigen im Kind Ängste und Versagensgefühle hoch. Es kann sich die Anweisungen nicht mehr merken, nimmt nichts mehr auf, die Wahrnehmung verschwimmt. Dennis gibt wie in Trance der Überforderung falsche Antworten und zeigt auf den mit Grafiken überhäuften Arbeitsblättern auf fehlerhafte Symbole.

„Nun, die Konzentration und geistigen Leistungen reichen für unseren Schultyp nicht aus", berichtet die Lehrerin nach der qualvollen eineinhalbstündigen Sitzung dem vor der Tür wartenden Vater, Herrn Mayer. „Ich empfehle die Förderschule, um Ihr Kind nicht zu überlasten", rät die Frau. „Das Arbeitstempo ist viel zu langsam, der Junge wird in unserer Schule nicht mitkommen. Wir wollen ihm doch nicht seine Motivation und Lernfreude gleich zu Schulbeginn nehmen!"

„Ist das hier eigentlich eine Schulberatung?", fragt sich der Vater, als er sein weinendes Kind in die Arme nimmt. Lange hat er gezögert, bei dieser Sonderschule anzuklopfen. Die Logopädin und Ergotherapeutin, die Dennis seit zwei Jahren gut kennen, haben ihm geraten, seinen Sohn an der Sprachheilschule vorzustellen. In den kleinen Klassen würde man Dennis motorischer Langsamkeit entgegenkommen. Der erste Kontakt mit dieser Schule für Kinder mit Teilleistungsschwächen ist niederschmetternd. Man sagt dem Vater unverblümt, die kognitiven Leistungen seines Sohnes reichen zum Erlernen des Grundschulstoffes an der Sprachheilschule nicht aus, nur die Förderschule komme infrage. Das wirkt wie ein Hammerschlag, Herrn Mayers Gedanken beginnen zu verschwimmen.

Im Internet liest der Vater über Erfahrungen anderer Eltern mit sog. Förderschulen nach. Die Lerninhalte seien nicht gleichrangig mit Grund- und Hauptschulen, sondern erheblich reduziert. Normal begabte Kinder geraten in eine Sackgasse von fehlendem Schulstoff, sie könnten nicht einfach auf eine Grundschule oder Werkrealschule wechseln, schreiben betroffene Eltern. Dies werde zwar nach Darstellung der Förderschulen angestrebt, bilde jedoch die Ausnahme. Der Anschluss an den Regelschulstoff für Förderschüler sei kaum erreichbar. Zudem befinden sich an Förderschulen zahlreiche Kinder aus bildungsfernem Umfeld im untersten Lernbereich – ein in Deutschland verbreitetes Phänomen.

Nun ist Herr Mayer hellhörig geworden, denn er weiß, dass sein Sechsjähriger langsam, aber gründlich und genau lernt. Dennis ist zwar von Geburt an entwicklungsverzögert mit nicht gerade schneller Auffassungsgabe, aber nicht dumm. Der Junge hat ein Jahr später als Gleichaltrige schwimmen und Fahrrad fahren erlernt. Mit väterlicher Geduld und ermutigenden Worten überwand er seine Ängste und Abwehr vor allem Neuen. Auch das Binden der Schleife an den Schuhen, das man bei vielen Grundschülern vermisst, gelingt ihm. Mit analytischem Sachverstand nimmt Dennis die sich neunmal kreuzenden Linien des Schuhbandes genau wahr. Nachdem der Vater es ihm gezeigt hat, lernt er in wenigen Tagen eine Schuhschleife.

Ja, der Sechseinhalbjährige ist ein tiefsinniger Denker. Er kennt nicht nur die Namen der Wochentage, sondern auch die Kalenderdaten. „Papa, heute ist nicht der 24., sondern der 26., der 24. März war am Montag." Das Vorschulkind rechnet bereits im Zwanzigerzahlenraum vor- und rückwärts. Er kennt den Stundenrhythmus der Uhrzeit und weiß um die Bedeutung einer viertel oder halben Stunde.

Etliche Grundschüler haben Schwierigkeiten, die Bruchrechnung mit den Viertelstunden zu verstehen. Die gute alte Küchenuhr mit den kreisenden Zeigern zum anschaulichen Lernen hat ausgedient. Auf ihrem großen Zifferblatt waren Zeiträume sichtbar abgebildet. An Uromas tickender Uhr durfte mancher Enkel die Zeiger noch per Hand herumdrehen. Heutzutage können viele Menschen nur noch die digitale Uhrzeit ablesen. Was das Zeitverständnis betrifft, sind sie eher Uhranalphabeten. Nicht so Dennis, der Zusammenhänge erkennt. Wenn sein älterer Bruder Schulaufgaben macht, guckt der Jüngere gerne zu und bringt sich selbst einiges bei durch seine besonders ausgeprägte Beobachtungsgabe. In dieser Familie herrscht ein ruhiges Lernklima, indem jeder jedem hilft.

Beim Intelligenztest waren schnelles Auffassen, prompte Antworten und gezieltes Zeigen auf grafische Objekte gefordert. Dennis denkt zu gründlich, um mit dem zügigen „Durchackern" vorgegebener Teststrukturen voranzukommen. Er wollte verstehen, warum die Lehrerin diese oder jene Frage stellt. Ein Forschergeist steckt in dem Jungen, tiefgründig und wissbegierig. Sein fröhliches Gemüt spiegelt die gute Stimmung im Elternhaus wider. Aber auf Gefühle wurde beim Testen keine Rücksicht genommen. Der distanzierte Umgangston der fremden Beratungslehrerin verunsicherte und irritierte den Jungen. Seine feinen Antennen nahmen den Zeitdruck der gestressten Lehrerin wahr – mehr noch, als dass er ihre monotonen, sprachlichen Formulierungen beachtete.

Hochsensible Kinder wie Dennis erforschen die Situation und suchen Einklang. Mit ihrer ausgeprägten Intuition nehmen sie Gefühle wahr, die andere überspielen. Die Sinne hochsensitiver Menschen stehen immer auf Empfang und können Missstimmungen nicht ausblenden. Solche Kinder konzentrieren sich bestens in einem emotional warmen, ruhigen Klima, unter Druck können sie versagen. Als es ihm zu viel wurde, hatte Dennis geäußert: „Ich kann nicht mehr!" Wenn die Lehrerin diesen Hilferuf nicht übergangen hätte, wäre das Testergebnis wohlmöglich anders ausgefallen.

Testsituationen sind für Hochsensible und manchmal auch für Hochbegabte deshalb eine Überforderung, weil sie über die Hintergründe der Fragestellungen nachdenken, anstatt die Aufgabe sachlich „abzuhaken". Viele Tests werden in einem Tempo durchgeführt, das zum Durchdenken keine Zeit lässt. Damit stellt sich die Frage, ob Intelligenztests wirklich die Intelligenz messen oder eher die Wissensmenge abfragen. Geht es um Quantität oder um Qualität? Liebe Eltern, hinterfragen Sie bei psychologischen Testungen, wie und was „gemessen" wird. Ein genormtes Prüfverfahren enthält eine Gewichtung, die sich Testentwickler ausgedacht haben. Das heißt, ein Test zeigt jenes Ergebnis, das von einem Psychologenteam hineingelegt wurde. Ein junges Kind denkt personenbezogen, es achtet mehr auf die Art der Vermittlung als auf den Inhalt der Aufgaben. Wenn Sie im Untersuchungsraum anwesend sind, können Sie sich selbst ein Bild machen.

Die inszenierte Testsituation ist nie alltagsrelevant und geht nicht auf die Intensionen von Kindern ein. Manch nachdenkendes Kind findet eventuell keinen Zugang zu den Aufgaben. Je jünger es ist, desto schwieriger gestaltet sich die Testdurchführung, weil die kindlichen Interessen nicht berücksichtigt werden. Nach meiner Erfahrung ist es kaum möglich, ein hochsensibles Kind einem Testverfahren zu unterziehen, wenn das Kind sich noch fremd fühlt. Junge Kinder brauchen viel Vertrauen in eine Person und persönlichen Zuspruch. Mit vorgegebenen Sprachanweisungen ist es dem Tester meist nicht erlaubt, dem Kind besondere Erklärungen zu einzelnen Aufgaben zu geben.

Kinder, die bei dieser Leistungsschau mit dem Titel „Entwicklungstest" oder „Intelligenztest" nicht mitmachen, erhalten vorschnell vermutete Diagnosen. Es kommt vor, dass Untersucher introvertiertes kindliches Verhalten als autistische Störung interpretieren. Wenn das Kind zappelt oder aufsteht, greift man zur abgegriffenen Bezeichnung „Aufmerksamkeitsdefizit". Vorsicht, es handelt sich bei beiden Formulierungen um psychiatrische Diagnosen! Falls solche Etikettierungen in fachlichen Gutachten auftauchen, sind sie der „Vererbung" preisgegeben. Durch unkontrollierbares Abschreiben werden sie nicht selten festgeschrieben. Dies kann den Zugang des nun „kranken" Kindes zu Bildungswegen erschweren und den Ausschluss von einigen Berufen bedeuten.

Die Psychologin Andrea Brackmann (2008) beschrieb das oft fehlinterpretierte Verhalten hochbegabter Menschen. Sie zeigt seelische und soziale Aspekte von hochbegabten Kindern und Erwachsenen detailliert auf. Zum in Deutschland noch weitgehend unbekannten Diskurs über „Hochsensibilität" erscheinen jedes Jahr neue Bücher. Das aus den USA von der Psychologin Elaine N. Aron (2008) importierte Wissen um die besondere Begabung sensibler Menschen findet hierzulande in der Pädagogik, Psychologie und Therapie kaum Beachtung. Das Ehepaar Christa und Dirk Lüling waren Vorreiter mit ihrem Seminarangebot für hochsensitive Menschen. In ihrem Buch *Mit feinen Sensoren* (Lüling und Lüling 2014) unterscheiden sie glasklar zwischen dem viel zitierten Aufmerksamkeitsdefizit und hoher Sensibilität. Diese Begriffe werden selbst in Fachkreisen vermischt – zum Nachteil der Betroffenen.

Hochsensible haben keine Freude daran, ihre Leistung zu zeigen, sie mögen Selbstdarstellung nicht, sondern begnügen sich mit ruhigem Zuschauen. Empfindliche Schattenblumen entfalten sich nicht in praller Sonne, sie verbergen ihre Schönheit im Schutz von Mauern. Mimosen bevorzugen ein gleichbleibendes Klima, sie erzittern im kalten Wind. Fremde Berührung verstören sie, sie mögen ein unaufgeregtes Leben.

6.8   Wenn die seelische Schulreife fehlt

In der Vorschulgruppe gibt es klare Regeln. Die Plätze sind nummeriert, die fünf- bis sechsjährigen Kinder zählen ab. Sie achten darauf, dass jeder die Reihenfolge einhält. Natürlich will bei den beliebten Bewegungsspielen jeder der Erste sein. Abwarten und verzichten können, ohne zu meckern und zu drängeln, ist ein Merkmal sozialer Kompetenz. Mit ihrem ausgeprägten Sinn für Gerechtigkeit akzeptieren Vorschulkinder, dass sie nicht immer sofort an der Reihe sind. Manchmal sorgen sie untereinander für Ausgleich, indem sie die Gruppenleiterin darauf hinweisen, wer noch nicht dran war. Die Kinder zeigen Gemeinschaftssinn. Sie können ihre momentanen Bedürfnisse zurückstellen und akzeptieren auch einen zweiten, dritten oder letzten Platz.

Beispiel

Albert wurde von der Einschulung zurückgestellt, nun ist er fast sieben Jahre alt. Seine Familie musste in ein anderes Land umziehen. Die Mutter fand sich nicht zurecht, geriet in eine seelische Krise, weil sie ihre Wurzeln verloren hatte. In ihrer Einsamkeit in der fremden Kultur klammerte sie sich an ihr jüngstes Kind. Die älteren Kinder besuchten trotz Sprachbarrieren mit Erfolg die Grundschule und schafften den Wechsel auf ein Gymnasium. Albert blieb am Tuchzipfel der Mutter hängen. Im Kindergarten redete der Junge in den ersten eineinhalb Jahren fast nichts, irgendwann plapperte er drauflos im Kauderwelsch und oft unpassend dazwischen.

Der Vater realisierte, dass die Entwicklung seines Jüngsten durch das symbiotische Verhältnis zur Mutter nur schleppend voranging. Aber es gelang ihm nicht, das enge Band zwischen beiden zu lockern. Albert erlebte jeden Tag, dass seine Mama ihm bei allem half. Sie fütterte ihn noch, als er bereits vier Jahre alt war. Er wuchs unselbstständig auf, konnte sich nicht ankleiden und beim Turnen im Kindergarten nicht umziehen, weder knöpfen noch den Reißverschluss schließen. Freundliche Kinder und Erzieherinnen halfen ihm bei vielen Bastelarbeiten, beim Ausschneiden und Aufkleben, beim Einfädeln und Knoten. Albert ging gern in den Kindergarten, überall erlebte er Hilfsbereitschaft. Zu Hause standen ihm die Mutter und zwei ältere Geschwister dienend zur Seite.

Im fünften Lebensjahr wurde der Abstand zu Gleichaltrigen immer größer; die Kinderärztin verordnete dem unselbstständigen Jungen Ergotherapie und Logopädie. Die Therapeutinnen gingen intensiv auf die vielschichtigen Entwicklungsprobleme ein. In der individuell gestalteten Einzelsituation lernte er den richtigen Sprachgebrauch und kindgemäße Betätigung. Die Einschulung rückte näher. Pädagogen empfahlen den Besuch einer Sonderschule, doch diesen Vorschlag wollten die Eltern nicht akzeptieren. Sie konnten sich nicht vorstellen, dass Albert weniger intelligent sei als seine Geschwister. Eine Beratungslehrerin testete das inzwischen „alte" Einschulkind. Mit dem zügigen Erfüllen von Konzentrationsaufgaben, ohne abzuschweifen, aufzustehen und ohne etwas zu trinken, kam der Junge nicht zurecht und versagte. Weil man die Einschulung nicht mehr verschieben konnte, Albert jedoch keine Leistungsbereitschaft zeigte, kam nun die Förderschule in Betracht. Die Eltern waren verunsichert, denn die gute Schullaufbahn der älteren Kinder passte nicht mit diesem Vorschlag zusammen.

In Alberts Erziehung waren grundlegende Fähigkeiten versäumt worden: Im Familiensystem musste er nicht abwarten, bis er an der Reihe war. Als Jüngster und Mamas Liebling wurde er verwöhnt. Ständig redete er dazwischen, wenn andere sich unterhielten. Auch im Kindergarten hörte er nicht zu und verpasste an die Gruppe gerichtete Anweisungen. Albert brauchte mehr als zwei Aufforderungen zum Mittun. Ichbezogen ohne Impulskontrolle tanzte er ständig aus der Reihe. In der Familie galten soziale Regeln nur für die Älteren, man vergaß, den kleinen Albert zur Achtsamkeit zu erziehen. Bei den Mahlzeiten blieb er nicht sitzen, sondern lief kauend und schmatzend durch die Wohnung, ließ Nahrungsreste achtlos fallen. Wie oft hatte ihm die Mutter Süßigkeiten zugesteckt.

Nun war er übergewichtig mit einem Bäuchlein. Der dicke, unsportliche Junge konnte keinen Ball fangen oder jemandem zuwerfen. Er tollte wie ein Kleinkind hinter dem rollenden Ball her. Beim Spielen in der Gruppe verstand er die Spielregeln nicht und verlor die Übersicht. Mit seinem impulsgesteuerten Verhalten profitierte er nicht von gemeinschaftlichen Aktionen. Man musste ihn ermahnen, doch Albert sah keinen Sinn in Regeln und bemühte sich nicht, diese einzuhalten. Auszeit und Strafbank nahm er nicht ernst, tobte und schubste launisch andere Kinder. Das verwöhnte Kind war ein Störenfried, ohne es selbst zu merken. Die Erziehung war aus dem Ruder gelaufen. Mit knapp sieben war Albert nicht gemeinschaftsfähig und seelisch noch nicht schulreif. Die Zurückstellung mit Verbleib im Kindergarten hatten die Eltern nicht genutzt, um dem Jungen Selbstständigkeit und soziales Verhalten beizubringen. „Das hat uns keiner gesagt! Wir dachten, der Kindergarten ist zuständig", resümierten sie traurig über die verpassten schulischen Chancen ihres intelligenten Kindes, das keine Anstrengungsbereitschaft erlernt hatte.

6.9   An der Schwelle zur Förderschule

Jonathans Vater teilt seine Sorgen über Schule und Zukunft mit:

Nun hat mein Sohn das Vorschulalter erreicht. Die Zeit zum Aufholen seiner verzögerten Entwicklung läuft ab. Wir haben viel, aber nicht alles Versäumte aufgeholt. Mein Herz ist sorgenschwer, denn wie sollte ich mich wie andere Eltern und Kinder auf die Schule freuen? Ich wünschte, ich könnte dies leichter nehmen, aber die Gedanken an die Zukunft meines Kindes bedrücken mich. Unsere Gesellschaft ist eine sehr doppelgesichtige, die „Inklusion" predigt und letztlich „besondere" Kinder an ihrem Nutzen für die Allgemeinheit misst. Ich möchte mein Kind nicht in einer geschützten Werkstatt enden lassen, wo gut gemeinte Benefizkonzerte veranstaltet werden, Politiker einander die Hände für Pressefotos reichen und überdimensionale Geschenkeschecks auf Pappkartons in die Kameras halten.

Bei Jonathans nächster Entwicklungsdiagnostik steht die Einschulungsfrage an; die Schule hat bereits angeklopft. Entwicklungsraster, Intelligenztests und Schablonen werden ihm also in Kürze übergestülpt. Die motorischen Fähigkeiten werden nach den internationalen Skalen der GMFCS eingeschätzt. Wenn sich die Koordination und vor allem die Ausdauer noch verbessern, so hätten wir realistische Chancen, dass Jonathan eines Tages ein selbstständiges Leben führen könnte. Ich würde mich unendlich für ihn freuen, auch wenn es nur zu einem Beruf bei der Müllabfuhr reicht.

Mit all meiner Kraft und Zeit arbeite ich daran, dass mein Sohn irgendwann selbstständig wird. Eine gute Zukunft bin ich ihm schuldig, wie mühsam dieser Weg auch sein mag. Manchmal bin ich traurig, wenn ich zu viel von ihm verlange und ihn nicht Kind sein lasse. Mehr noch beschleicht mich an manchen Abenden nach der Arbeit das Gefühl, heute mit ihm zu wenig geübt zu haben. Ich gebe meinen bequemen Feierabend gerne auf, wenn ich meinen Jungen nur ein Stückchen weiter voranbringe. Ich gehe auf dem schmalen Grat zwischen Vater und Therapeut, ohne das Ziel der Selbstständigkeit aus den Augen zu verlieren. Mir ist bewusst, dass die tägliche Förderung zu Hause mit der Einschulung in die Förderschule nicht aufhört. Mein Sohn wird auch künftig meine Unterstützung beim Lernen brauchen.

Ich danke Jonathans Vater für seine Offenheit. Er ist ein hoch qualifizierter Fachmann für die Entwicklung seines Sohnes. Leider ist die Doppelrolle von Vater und Therapeuten ein quälender Spagat, der die natürliche Freude am Elternsein trübt und das Familienleben belasten kann. Jonathans Vater sieht die gesellschaftliche Situation glasklar und realistisch. Die Zeituhr für das Nachholen früher Entwicklungsschritte läuft mit dem amtlich festgesetzten Schuleintritt ab.

Es ist selbst für Fachleute schwierig, den richtigen Schultyp für ein sich langsam entwickelndes Kind zu finden. Nicht immer unterscheidet man genau zwischen dem motorischen und geistig-kognitiven Entwicklungsstand. Geschicklichkeit und Denkvermögen sind jedoch zwei verschiedene Stiefel, die kein gleiches Paar Schuhe ergeben. Entwicklungsverzögerte Kinder brauchen viel Zeit, um Ursachen und Wirkungsweisen als Basis für verstehendes Lernen im praktischen Tun zu ergründen.

Die Schere zwischen motorisch benachteiligten Kindern im Verhältnis zu Gleichaltrigen vergrößert sich mit dem Herannahen der Einschulung. Jede Familie mit einem sich langsamer entwickelnden Kind trifft es hart, wenn sich die Hoffnung auf eine regelrechte Grundschulbildung zerschlägt. Es ist kein Geheimnis, dass von der Schule die Zukunftsfrage abhängt.

6.10 Durchhalten in der Schule gleicht einem Marathon

Dass Muskelhypotonie sich nicht einfach auswächst, d. h. im Schulalter verschwindet, beschreibt Debbies Mutter:

Heute kann ich durch Ihre Veröffentlichungen über Muskelhypotonie verstehen, wie schwer es unserer Tochter Debbie fällt, einen ganz normalen Vormittag in der Schule durchzuhalten. Nach fünf Stunden kommt sie völlig ausgepumpt nach Hause, lässt ihre Tasche und sich selbst auf die Eingangstreppe sinken und steht erstmal nicht mehr auf.

Manchmal wimmert sie leise vor sich hin, den Kopf zwischen den Armen auf die Tischplatte gelegt. Die Lehrerin berichtet auch von dieser Haltung und mahnt die fehlende Sitzhaltung an. Wenn ich mir Zeit nehme und Debbie Verständnis entgegenbringe, klagt sie über Schmerzen in den Fingern und im Handgelenk beim Schreiben oder über die Fußschmerzen auf dem Nachhauseweg. Schlimmer noch ist ihre Angst im Sportunterricht. Die Zehnjährigen haben Geräteturnen. Wenn Sport auf dem Stundenplan steht, beginnt Debbies Tag mit Kopf- und Bauchschmerzen. In den ersten beiden Schuljahren verstand ich das Ausmaß der Probleme nicht und habe mein Kind oft unrechtmäßig angeherrscht, sich zusammenzunehmen.

Heute verstehe ich, dass meine Tochter sich ständig ihrer Selbstkontrolle unterzieht, um einigermaßen im Unterricht mitzukommen. Ich weiß auch, dass ich mir mittags täglich eine halbe Stunde Zeit nehmen muss. Es tut uns beiden gut, Debbie mit geduldigem Zuhören wenigstens seelisch zu entlasten. Sie fühlt sich aufgehoben in unserer Familie und verschmerzt so eher, dass sich andere Mädchen nicht zum Ballspielen oder Fahrradfahren nachmittags mit ihr verabreden.

Nun, Debbie benötigt mindestens drei Stunden für ihre Hausaufgaben, besonders wenn es Schreibarbeiten sind. Beim Lesen des Buches *Chancen für Kinder mit Muskelhypotonie und Entwicklungsverzögerung* [Seiler 2010b; Anm. der Autorin] erkannten wir, dass unsere Tochter zu den Betroffenen gehört. Ihre Bewegungsentwicklung verlief nicht fließend, das Gehen fiel ihr immer schwer, auf dem Spielplatz verhielt sie sich ängstlich. Sie leidet unter ihrem schlechten Schriftbild. Die Schreibschrift bereitet ihr große Mühe. Nach zehn bis zwanzig Minuten schmerzt die Hand. Meist ist sie dann mit dem Text oder Aufsatz noch nicht fertig.

Wir haben mit der Sportlehrerin und der Deutschlehrerin gesprochen und sind auf Verständnis gestoßen. Die Klassenlehrerin würde Debbie gerne ans Schreiben am Computer heranführen. Ist das für von Muskelhypotonie betroffene Schulkinder eine Erleichterung oder sollen wir noch damit warten? Unsere nächste Frage lautet: Welche Art von Tastatur empfehlenswert ist?

Die medizinisch als gutartig (benigne) und vorübergehend (transitorisch) angesehene Muskelhypotonie wächst sich im Schulalter nicht einfach aus. Je länger der Schultag dauert, desto stärker können ernst zu nehmende Belastungszeichen hervortreten. Die erste Hürde bildet ausdauerndes Schreiben. Die Druckschrift mag noch gelingen, mit der Schreibschrift treten kompensierend Muskelverspannungen auf.

Infolge des niedrigen Muskeltonus im Rumpf, Rücken und Schultergürtel ist die Armhaltung mit der zum Schreiben ausdauernden Bewegungsführung eingeschränkt. Das Hauptproblem liegt in der fehlenden Stabilität des Schultergürtels. Die Schwerkraft der Arme zieht den Oberkörper in eine ungünstige Beugehaltung. Um nicht ganz auf die Tischplatte abzusinken, stützen manche hypotone Kinder mit der freien Hand den Kopf ab. Durch den Zug nach vorn unten sind die Schultergelenke nicht ausreichend frei beweglich. Die Handmuskulatur gleicht die im oberen Bereich fehlende Muskelspannung durch übermäßige Anspannung aus. Dabei wird der Stift zu stark aufgedrückt und gleitet nicht über das Papier. Auf Dauer führt dies zur Überlastung der Schreibhand, und bei längerem Schreiben stellen sich Spannungsschmerzen ein. Lockerungsübungen für die Finger, Handgelenke und Arme führen kurzzeitig zu einer Entlastung.

Was ist zu tun? Langes Sitzen lässt sich im Schulalltag wohl nicht vermeiden. Ein schräger, nicht zu weicher Keil auf den Stuhl gelegt verschiebt das Becken zur Bauchseite. Dieser kleine Kick unter den Sitzbeinhöckern sorgt für die gerade Aufrichtung der Wirbelsäule. Ein vernünftiges Schulkind wie Debbie kann ihre Sitzhaltung mit solchen kleinen Hilfsmitteln variieren. Langes Sitzen sollte unbedingt mit Stehen unterbrochen werden. Stehen verbessert die Muskelspannung im gesamten Körper, beim Sitzen sinkt der Muskeltonus. Am Stehpult zu schreiben, zu lesen oder Texte zu bearbeiten stellt eine gesunde Abwechslung dar. In früheren Zeiten lernten Mönche ihre Texte laut und langsam lesend beim Wandeln im Kreuzgang. Beim Rezitieren bewegte man den Körper, man war auf den Füßen. Bewegung fördert nachweislich die Konzentration.

Mit dem Gebrauch eines Computers ist das Problem der instabilen Schultergürtelmuskulatur noch nicht behoben. Der Druck auf die Finger verteilt sich anders als bei der Stiftführung beim Schreiben. Das freie Heben der Unterarme zum Tippen wird jedoch schwierig sein und kann zu neuen Verspannungen im Arm (Mausarm) führen. Als Tastaturvorsatz gibt es eine Handablage zum Platzieren der Handgelenke. Sie finden entsprechendes Computerzubehör im Handel. Ein straff gefaltetes Handtuch vor dem Tastenfeld kann ebenso zur Entlastung der Unterarme und Handgelenke beitragen. Falls Ihr Kind das Zehnfingersystem zum Schreiben am PC korrekt erlernt, ist eine Ergo-Tastatur unbedingt empfehlenswert. Zwei ergonomisch abgewinkelte Tastenblöcke ermöglichen die funktionell adäquate Haltung der Hand- und Fingergelenke. Das Tippen mit zehn Fingern entlastet in jedem Fall von Druckschmerz beim Schreiben. Ob das Schreiben am PC eine Erleichterung bringt, muss ausprobiert werden.

Sport und Betätigung mit variabler Belastung der Arme und Hände hilft. Klettern an einer Kletterwand gehört wegen der guten Absicherung zu den sichersten Sportarten. Als die Menschen die Haus- und Gartenarbeit noch ohne Maschinen erledigten, kräftigten sie immer ihre Arme. Kneten, Wringen, Schrubben, Früchteauspressen, Holzhacken und viele andere Handarbeiten waren die Regel. Landfrauen hatten bis ins hohe Alter eine starke Muskulatur. Ihre Hände konnten halten und zupacken.

Wenn wir unseren Kindern buchstäblich den Rücken stärken wollen, dürfen wir sie in die schwereren Arbeiten mit einbeziehen. Die Garageneinfahrt zu kehren und das Zimmer zu wischen, sind kräftigende Betätigungen. Nicht nur handwerkliche Tätigkeiten stärken die Handmuskeln, sondern auch Klavier- oder Gitarrespielen. Je länger ein Kind Schularbeiten macht, desto mehr Bewegungspausen benötigt es.

Literatur

Aron, Elaine N. (2008). *Das hochsensible Kind*. München: Mvg Verlag.

Brackmann, A. (2008). *Jenseits der Norm – hochbegabt und hoch sensibel?* (5. Aufl.). Stuttgart: Klett-Cotta.

Lüling, D., & Lüling, C. (2014). *Mit feinen Sensoren – Hochsensitive Kinder verstehen und ins Leben begleiten*. Lüdenscheid: Asaph.

Seiler, C. (2005). Muskuläre Hypotonie im Säuglings- und Kindesalter erkennen und behandeln. *Ergotherapie und Rehabilitation, 11*(05), 11–16.

Seiler, C. (2010a). *Schulreif mit Gemeinschaftssinn: Ein Ratgeber für Erziehende*. Norderstedt: Books on Demand.

Seiler, C. (2010b). *Chancen für Kinder mit Muskelhypotonie und Entwicklungsverzögerung. Ein Ratgeber für Eltern und Therapeuten* (2. Aufl.). Norderstedt: Books on Demand.

7

Therapien bei Muskelhyptotonie

Muskelhypotonie besteht aus vielen Mosaiksteinen, aus denen sich erst nach und nach ein Gesamtbild erkennen lässt. Die Mutter von Celine berichtet vom Unverstandensein und Verstehenlernen.

Unsere vierjährige Tochter Celine wurde mit einer hochgradigen Sehbehinderung geboren. Den angeborenen grauen Star behandelte man erfolgreich im Säuglingsalter mit Linsenabsaugung und anschließender Versorgung mit Kontaktlinsen. Die verzögerte Entwicklung unserer Tochter führten wir anfangs auf ihre visuellen Einschränkungen zurück. Kurz nach ihrem ersten Geburtstag traf uns die ärztliche Diagnose „Muskelhypotonie, Knick-Plattfüße und Schädelasymmetrie" wie ein Schlag. Zusätzlich zur Sehfrühförderung wurde im dreizehnten Lebensmonat Physiotherapie verordnet. Beide Therapien finden einmal wöchentlich statt, und Celine hat gute Fortschritte erzielt.

Viele Bewegungs- und Verhaltensmuster haben wir in Ihrem Elternbuch (Seiler 2010; Anm. der Autorin) wiedergefunden und uns zum ersten Mal richtig verstanden gefühlt. Leider bekamen wir von Fachleuten entmutigende Kommentare zu hören: „Nun ist sie drei Jahre alt, jetzt muss sie aber trocken werden!" Auch im engsten Umfeld gibt es wenig Verständnis für Celines Krankheitsbild. Wenn unsere Tochter nicht lange still sitzen kann, wird sie als ungezogen bezeichnet. Eine Tante kann einfach nicht begreifen, dass „das Kind nicht malen will". Solche Bemerkungen schmerzen zutiefst. Ihr Ratgeber hat viele Fragen beantwortet und praktische Hilfestellung gegeben. Wir haben direkt nach dem ersten Lesen ein Trampolin mit Gummifederung gekauft. Eine Woche später konnte Celine auch auf dem Fußboden hüpfen. Diese Momente treffen immer direkt ins Herz!

© Springer-Verlag GmbH Deutschland 2017
C. Seiler, *Nicht verzagen trotz Muskelhypotonie,*
DOI 10.1007/978-3-662-53848-7_7

Celine ist ein wunderbares, fröhliches Kind. Als Eltern sind wir immer besorgt, sie nicht zu über-, aber auch nicht zu unterfordern. In der Physiotherapie wird hauptsächlich die großmotorische Entwicklung behandelt, die nach unserer Meinung zurzeit stagniert. Wir wollen deshalb den nächsten Schritt gehen und sind auf der Suche nach einer sensomotorischen Ergotherapie. Nun gibt es Praxen wie Sand am Meer. Wie finden wir eine für Muskelhypotonie qualifizierte Ergotherapeutin?

Liebe Eltern, für mich als Therapeutin ist es schwierig, eine bestimmte neurophysiologische Therapie zu favorisieren. Dies würde einem kollegialen Verhalten gegenüber den Bemühungen ganz unterschiedlich ausgebildeter Therapeutinnen und Therapeuten entgegenstehen. Da Sie als engagierte Eltern jedoch nicht aufgeben, nach der besten Förderung für Ihr heranwachsendes Kind zu suchen, möchte ich Ihnen eine Antwort nicht schuldig bleiben. Wer kann bessere Tipps geben als Eltern, die sich in einer ähnlichen Situation befinden und ihre Erfahrungen mitteilen? Deshalb möchte ich im Folgenden eine Familie mit einem entwicklungsverzögerten Kind zu Wort kommen lassen:

Unser Sohn Fabian ist gerade ein Jahr alt geworden. Mit fünf Monaten kam heraus, dass er eine Mikrozephalie aufgrund einer globalen Hirnatrophie hat. Der Balken in der Mitte des Großhirns ist kleiner als normal üblich. Es wurde auch eine leichte Muskelhypotonie diagnostiziert, wobei dieser Befund medizinisch weniger Beachtung fand.

Alles, was Sie in Ihrem Buch beschreiben, erkennen wir bei unserem Sohn wieder.

Fabian hat eine Trinkschwäche, ist dünn und untergewichtig. In den ersten Lebensmonaten lag er geschwächt ohne Antrieb auf dem Rücken. Er hat sich mit neun Monaten gedreht, nachdem wir das Drehen lange geübt haben. Kurze Zeit später ist er ganz langsam gerobbt und danach in den Vierfüßlerstand gekommen. Mittlerweile zieht er sich hoch und krabbelt. Anfangs bewegte er sich häschenartig hüpfend voran, inzwischen kriegt Fabian auch ein koordiniertes Krabbeln zustande, allerdings sehr langsam mit großer Anstrengung und Konzentration. Unser einst antriebsloser Junge zeigt Freude daran, von einem Raum in den nächsten zu kriechen. Sobald es ihm zu anstrengend wird, verfällt er wieder ins alte Bewegungsmuster und zieht beide Beine gleichzeitig hinter sich her – wie ein kleiner Hase.

Fabian hat immer noch große Probleme, mit den Händen zu greifen und etwas festzuhalten. Es gelingt ihm mit einfachem Spielzeug wie Ringen oder Ketten, jedoch verliert er schnell das Interesse, wenn er sie nicht richtig zu fassen kriegt. Beim Spielen hält er die Oberarme meistens nah am Körper.

Wie in Ihrem Buch beschrieben hat Fabian Entwicklungsschritte wie das Greifen zur Seite und Holen von entfernt liegendem Spielzeug ausgelassen. Es hat lange gedauert und viel Geduld gebraucht, bis er die Bauchlage akzeptierte. Manchmal, wenn er freiwillig auf dem Bauch liegt, stützt er sich auf die Unterarme und spielt mit beiden Händen. Das Stützen auf nur eine Hand mit freiem Spielen in der Bauchlage fand nie statt.

Wenn Fabian sich aufsetzt, dann gleitet er über seine Fersen in den umgekehrten Schneidersitz. Mittlerweile kann er mit Aufforderung beide Beine nach vorn in den Langsitz bringen. Beim Sitzen ist der Rücken im unteren Bereich nach meiner Meinung selten gerade aufgerichtet.

Fabian trägt links ein Hörgerät; er ist trotz aller Einschränkungen ein aufgewecktes Kerlchen, krabbelt durch die ganze Wohnung und kann bestimmte Hürden überwinden. Er strengt sich an, mehr zu entdecken und die Wege dorthin zu schaffen. Allerdings müssen wir Fabian immer locken, motivieren und viel begleiten, bis er es sich selbst zutraut.

Wir sind echt stolz auf unseren Kleinen, aber im Vergleich zu anderen Kindern lässt seine Qualität bei den Dingen, die er tut, leider sehr zu wünschen übrig. Wir Eltern merken, dass unser Junge mit viel Übung in allem besser und sicherer wird.

Das größte Manko ist nach unserer Meinung der schwache Schulterbereich, einschließlich der Arme. Auch die Haltung des Rumpfes ist steif und unflexibel. Oft fehlt Fabian die Kraft, Handlungen, die er sich vornimmt, umzusetzen. Er wirkt mit seinen ruckartigen Bewegungen eher tollpatschig.

Fabian isst mittlerweile Brei, doch wenn darin kleine Stückchen sind, haben wir absolut keine Chance, den Teller leer zu bekommen. Dann verweigert er komplett. Abends vor dem Schlafengehen stille ich ihn noch zur Beruhigung für ein paar Minuten.

Wir werden seit Fabians drittem Lebensmonat im Castillo Morales Zentrum super betreut. Zwischendurch versuchten wir es mal mit einer Behandlung nach Bobath. Diese Therapie hat nach unserer Meinung nicht so gut gepasst. Das Team im Castillo Morales Zentrum ist super und gibt uns sehr hilfreiche Übungen für Zuhause mit. Allerdings glauben wir, dass noch mehr drin ist, und darum schreibe ich Ihnen. Was Sie schreiben, hat Hand und Fuß, und wir sind überzeugt, dass wir von Ihren Erfahrungen profitieren können.

7.1 Eltern zwischen den Stühlen verschiedener Therapien

Wenn eine Störung wie Muskelhypotonie, die zwar im medizinischen Sinn keine Krankheit ist, vom Gehirn ausgeht, muss therapeutisch regulierend auf das ZNS eingewirkt werden. Alle neurophysiologischen Behandlungen erfüllen diese Wirkungsweise der Tonusregulation. Man stimuliert manuell mit Druck, Widerstand oder Vibration auf Muskeln und Gelenke. Das Gehirn reagiert auf die neuronal wirkenden Impulse mit sensomotorischen Reaktionen. Verbesserte Körperhaltungen und Bewegungen werden initiiert. Mit regelmäßigen täglichen Übungen verbessern sich das Körpergefühl und das Bewegungsempfinden, die Koordination und die Geschicklichkeit.

In diesem Buch gibt es kein Plädoyer für die einzige Wirksamkeit einer bestimmten Behandlung. Eltern fühlen sich bei Therapeuten aufgehoben, die nicht starr eine Methode vertreten, sondern mehrere Behandlungskonzepte kennen. Noch wichtiger ist, dass die Therapeuten Erfahrung und Einfühlung für kleine Kinder mitbringen. Ein Konzept anzuwenden, bedeutet vor allem, es auf die individuellen Bedürfnisse anzupassen und die Eltern von Anfang an mit einzubeziehen.

Wie findet man qualifizierte Therapeuten für die neurophysiologische Behandlung von Säuglingen und Kindern? Fast jede therapeutische Vereinigung unterhält eine Webseite mit Adressen ihrer Mitglieder, die man über das Internet erfahren kann. Zertifizierte Castillo Morales®-Therapeuten gibt es vereinzelt und selten in den Berufsgruppen der Ergo- und Physiotherapeuten. Sie sind gut ausgebildet für genetische Syndrome, Muskelhypotonie und -hypertonie und andere sensomotorische Entwicklungsverzögerungen. Häufiger praktizieren nach Castillo Morales® ausgebildete Logopäden. Die mundmotorische Behandlung soll früh beginnen mit den ersten Trinkschwierigkeiten, beim Verweigern fester Nahrung und bei verzögerter Sprachentwicklung. Das Stichwort für die Recherche lautet Orofaziale Regulationstherapie nach Castillo Morales®, kurz ORT.

Ich selbst behandle in Körperhaltungen, in denen ich mit dem Kind kommunizieren kann. Es darf mich anschauen, in meinem Gesicht lesen. Im gegenseitigen Blickkontakt spiegelt sich die Erkenntnis, ob ich als Erwachsene dem kleinen Menschen guttue oder nicht. Ich möchte an der kindlichen Mimik sehen, ob es die Therapie akzeptiert oder ablehnt. Dr. Rodolfo Castillo Morales (verstorben 2011) war dieser Aspekt der einvernehmlichen Kommunikation sehr wichtig. Je hilfloser und eingeschränkter ein Mensch ist, desto bedeutender ist es für ihn, wahrgenommen zu werden. Die Möglichkeit zur Kommunikation ist eine primäre Behandlungsgrundlage im Castillo Morales®-Konzept.

Manche Sichtweisen in Behandlungsmethoden sind veraltet, besonders solche, die den Eltern unabdingbar vorschreiben, ohne das Wohlfühlen des Kindes zu agieren. Konzepte sollen nicht unveränderbar sein, sondern adaptierbar und sich mit zeitgemäßen entwicklungsneurobiologischen Erkenntnissen weiterentwickeln. Jeder behandlungsbedürftige Mensch braucht ein einvernehmliches therapeutisches Eingehen auf seine individuellen Probleme. Therapeutenhände sind keine Stimulierungsgeräte, und der Körper von Patienten reagiert nicht wie eine Druckknopfmechanik. Der tschechische Neurologe und Kinderarzt Václav Vojta (1917–2000) praktizierte in einer Ära, in der Säuglinge noch als Reflexwesen angesehen wurden. Man wusste wenig über ihre Psyche. Vor allem im deutschsprachigen Raum sah man Säuglingsgeschrei als gegeben an und nahm es nicht als Hilfsignal wahr – eine herzlose Sichtweise mit dem Zwang zum Funktionieren, die eventuell in der Härte der beiden Weltkriege und den Nachwehen der Nazidiktatur ihre zeitgeistigen Wurzeln hatte.

Ich selbst hatte vor einigen Jahrzehnten die Gelegenheit, während eines Vortrags am Südwestdeutschen Rehabilitationszentrum in Neckargemünd, der heutigen Stephen Hawking-Schule, Professor Vojta persönlich anzusprechen. Meine Frage an den Kinderneurologen lautete: „Leidet die Körperwahrnehmung von Kindern, wenn sie die Vojta-Therapie als unangenehm empfinden? Weisen behinderte Kinder, die ihre Motorik als unvollständig erleben, vermehrt Wahrnehmungsdefizite auf, wenn sie nach dieser Methode behandelt werden?" Der Professor beantwortete die Fragen mit „Ja. Die positive Körperwahrnehmung werde bewusst außer Acht gelassen zugunsten der vorrangigen neuronalen Stimulierung. Nach Vojta behandelte Kinder weisen mehr sensorische Defizite auf als nach anderen Methoden therapierte Patienten."

Der Fairness wegen möchte ich ergänzen, dass ich während meiner Tätigkeit an der Stephen Hawking-Schule für körperbehinderte Kinder und Jugendliche beobachtete, dass die Vojta-Behandlung einigen Kindern mit   . schweren Hirnschädigungen, dyskinetischen und spastischen Bewegungsstörungen durchaus helfen konnte. Einfühlsame Physiotherapeutinnen erzielten gute Ergebnisse mit ihrer individuell angepassten Methodenvielfalt. Sie verlagerten die Verantwortung für Fortschritte oder Misserfolge nicht aufs Elternhaus. Bei den körperbehinderten Internatsschülern stellte sich gar nicht die drückende Frage der Schuld: Wer hat zu wenig getan? Mit dieser Frage belasten sich viele Eltern unnötig: „Habe ich die häuslichen Übungen nicht richtig gemacht? Ich schaffe es einfach nicht, drei- bis viermal täglich 20 min mit meinem schreienden, abwehrenden Kind zu üben!" Sorgen und Schuldgefühle sind keine brauchbaren Entwicklungsbegleiter.

Als Ergotherapeutin fördere ich Kinder ihren Fähigkeiten entsprechend, sodass sie sich selbstwirksam betätigen lernen. Die Vojta-Methode bezieht die Ressourcen eines Kindes nicht ein. An dieser Stelle möchte ich die erfahrene Physiotherapeutin Monika Aly zu Wort kommen lassen:

Das Denken in Reflexen und Bewegungsschablonen, die keine Motivation des Kindes erfordern und von den Eltern und ihrem ohnehin schon komplizierten Alltag übernommen werden müssen, bringt zusätzlich therapeutische Kälte in das Leben eines Kindes und seiner Familie. Diese Therapie gibt keine Antworten auf den problemreichen Alltag eines Säuglings, der eine zerebrale Schädigung erlitten hat, der es seinen Eltern nicht leicht macht, gefüttert und gepflegt zu werden, der viel schwieriger einen Schlaf-Wach-Rhythmus findet, leichter erbricht, Verdauungsprobleme hat und viel weint. Die schwierige Ausgangssituation wird durch die massive Intervention nach Vojta noch verstärkt (Aly 2002, S. 134 f.).

Unter den Aspekten der Bindungsforschung müssen Behandlungen, welche die Eltern-Kind-Beziehung außer Acht lassen, reflektiert werden. Nach den heutigen Erkenntnissen ist es nicht ratsam, die Signale eines unglücklich schreienden Säuglings zu übergehen. Ich selbst möchte nicht an gängigen neurophysiologischen Behandlungen Kritik üben, solange sie einigen Patienten wirksam helfen und Kind und Eltern sie akzeptieren. Meine Erfahrung mit hypertonen und hypotonen Kindern lehrt mich, dass manuelle Vibration den Muskeltonus am besten reguliert. Ich wende die neuromuskuläre Stimulierung mit Vibration in Anlehnung an das Castillo Morales®-Konzept adaptiert an, abgestimmt auf Kind und Eltern. Dabei reguliere ich den Muskeltonus manuell und gezielt an den Schwachstellen des Körpers. Meine individuelle Therapie hat keinen geschützten Namen und ist nicht verbreitet wie andere neurophysiologische Behandlungen für Kinder und Jugendliche, z. B. das Bobath-Konzept.

Ich wünsche allen Eltern und den Therapeuten ihrer Kinder einen offenen, empathischen und wertschätzenden Dialog. Meist sind die Behandler ja „-innen". Möge das zu einer Therapie gehörende Vertrauen auf beiden Seiten wachsen und nicht durch störrische Standpunkte aus starren therapeutischen Konzepten verletzt werden.

7.2   Psychomotorik, Motopädie und sensomotorische Behandlung

Immer wieder kommt es vor, dass Entwicklungsprobleme im Kindergarten übersehen oder toleriert werden. In den ersten Grundschuljahren gelingt es manchen Kindern mit Muskelhypotonie, im spielerisch gestalteten Sportunterricht noch mitzuhalten. Wenn jedoch die Anforderungen an die motorische Geschicklichkeit und Ausdauer steigen, kommen betroffene Kinder an ihre Grenzen. Eine Mutter berichtet:

Mein Sohn Mika ist bereits zehn Jahre alt. Er kam mir schon immer irgendwie anders als gleichaltrige Jungen vor. Niemand konnte mir sagen, was mit ihm nicht stimmte, warum er sich im Sportunterricht zurückzog und unglücklich und nervös aus der Schule nach Hause kam. Nachmittags verabredete er sich nicht mit Freunden zum Ballspielen, sondern blieb lustlos in der Stube hocken.

Das schnelle Ermüden und die Bewegungsunlust schoben ich und einige Fachleute auf das Asthma, unter dem Mika vom Kleinkindalter an litt. Nun, das mochte zum Teil zutreffen, zum anderen Teil stimmte dies nicht, denn mein Sohn tobte als Fünfjähriger gern draußen herum. Ihre Veröffentlichung zum Thema Muskelhypotonie (Seiler 2010; Anm. der Autorin) öffnete mir die Augen für eine ganz andere Sichtweise auf Mikas zunehmende Vermeidungsstrategien.

Dass die körperliche Verfassung bei Muskelhypotonie für derartig viele falsch interpretierte Verhaltensweisen infrage kommt, ist mir beim Lesen wie Schuppen von den Augen gefallen. Heulend und wütend zugleich las ich Ihre aufschlussreichen Erklärungen. Während der Grundschuljahre gab es so manches Anzeichen für die schwache Muskulatur, das weder der Kinderarzt noch der Orthopäde und auch nicht die Lehrerin verstanden. Ich ahnte etwas, das ich nicht benennen konnte, was mir jedoch schlaflose Nächte voller Grübelei bereitete. Erst eine junge, dynamische Sportlehrerin in Klasse 4 hatte dank ihrer Ausbildung den klaren Blick auf die Probleme meines Sohnes. Sie empfahl Motopädie und brachte damit den Ball ins Rollen.

In unserer Kleinstadt fanden wir einen Motopäden, einen Motoriktrainer, der den Schwerpunkt nicht auf Leistung, Kraft und Ausdauer legte, sondern die Freude an spielerischer Bewegung in den Vordergrund stellte. Dieser junge Mann war Physiotherapeut und nutze zweimal in der Woche eine kleine Turnhalle für eine psychomotorische Gruppenstunde. Es kamen vier Jungen und zwei Mädchen im Grundschulalter zusammen, die alle ein kleines Handikap in der Motorik hatten. Oft traf der Ball nicht das Ziel oder glitt aus den Händen. Niemand wurde bloßgestellt, alle brachten ein, was sie konnten. Allmählich verbesserte sich Mikas Koordination in diesem freundlichen Umfeld. Er vertraute wieder seinem Körpergefühl und fehlte weniger im Sportunterricht.

Diese zwei Nachmittage beim Motopäden bilden nun den Höhepunkt der Woche. Mika kommt fröhlich, etwas erregt und verschwitzt und nicht mehr abgeschlagen und müde nach Hause. Die psychisch und motorisch fördernde Psychomotorik oder Motopädie regt ihn an, wieder mal vor unserer Garage den Ball zu prellen und in den Basketballkorb zu zielen. Und schon finden sich Kinder aus der Nachbarschaft ein, die mitmachen, bis es dunkel wird.

Mir scheint, dass viele Mediziner beim Erkennen und Benennen von Koordinationsstörungen Weiterbildungsbedarf haben. Ohne ausreichende Einschätzung der Relevanz motorischer Schwierigkeiten für den Schulalltag wird von ärztlicher Seite nichts unternommen, eher eine psychologische Beratung als eine motorische Therapie verordnet. Ich meine, jeder Kinderarzt sollte Ihr Buch zur Muskelhypotonie kennen!

Der neue und aufmerksame Orthopäde hat Mika, der nun fast elf Jahre alt ist, Krankengymnastik wegen Haltungsschwäche verordnet. Zusätzlich werde ich mich um eine sensomotorische ergotherapeutische Behandlung für meinen Sohn kümmern.

Nun wollen Sie sicher wissen, was ich als Behandlungsmaßnahme für diesen unglücklichen, überforderten Grundschüler empfehlen würde. Auf jeden Fall ist sensomotorische Ergotherapie als Einzelbehandlung angesagt, wenn ein medizinisch relevanter Befund vorliegt. Jeder Kinderarzt, Facharzt oder auch der Hausarzt kann bei älteren Kindern die Heilmittelverordnung Nr. 18 für sensomotorische Behandlung ausfüllen. Beim Vorliegen einer ärztlichen Diagnose stehen Kindern mit Entwicklungsproblemen mindestens 20 Therapien zu. Nach einer von den Krankenkassen gern gesehenen Pause von zwölf Wochen dürfen weitere 40 ergotherapeutische Therapien verordnet werden, insgesamt 60 sensomotorische Behandlungen. Diese Langzeitbehandlung von mindestens einem Jahr Dauer ist bei entwicklungsverzögerten und verhaltensauffälligen Kindern mit Muskelhypotonie sinnvoll. Je früher das Zusammenwirken der Sinne und Motorik, die Sensomotorik, geschult wird, desto eher erreichen Kinder mit Fähigkeitsstörungen Selbstständigkeit und Teilhabe im Alltag. Partizipation ist heutzutage ein geflügeltes Wort, das als Menschenrecht verbrieft und oft aus dem Munde von Politkern zu hören ist.

Bei Entwicklungsproblemen von Säuglingen und kleinen Kindern ist es oft schwierig, eine spezifische Diagnose zu stellen. Bezeichnungen wie „globale Entwicklungsverzögerung" oder „sensomotorische Retardierung" kommen vor. Ärztinnen und Ärzte müssen therapeutische Maßnahmen nach vorgeschriebenen Formulierungen der Heilmittelverordnung verordnen. Was auf dem Rezept steht, passt jedoch nicht immer zum Problem des Patienten. Am häufigsten erscheint auf Heilmittelverordnungen für Ergotherapie „sensomotorisch-perzeptive Behandlung". Als Diagnose werden u. a. „Störungen der Wahrnehmung und Wahrnehmungsverarbeitung" genannt. Sammelbegriffe wie „sensorisch-perzeptiv" oder „Sensomotorik" beziehen sich auf Fähigkeiten, welche die Sinneswahrnehmung, die Feinmotorik und die großmotorische Koordination betreffen. Sensomotorisch ausgebildete Ergotherapeuten fördern nicht nur die Wahrnehmung, sondern ebenso die

Spielentwicklung, Konzentration und Ausdauer und wirken damit auf das Verhalten der Kinder positiv ein.

Eine neuere, therapierelevante Diagnose lautet „Umschriebene Entwicklungsstörungen motorischer Funktionen (UEMF)". Führende Kinderärzte haben sich geeinigt, dass sich Koordinationsstörungen nicht einfach so auswachsen, sondern durchaus behandlungsbedürftig sind.

Beispiel

Der Grundschüler Jonas leidet unter groß- und feinmotorischen Koordinationsstörungen; hier passt der Begriff „UEMF". Er kann zwar Ski fahren unter Nutzung von Schwung und Schwerkraft, aber zu ausdauernder Haltungskontrolle, wie sie zum Sitzen in der Schule und zum Schreiben erforderlich ist, reicht seine Muskelspannung nicht aus. Balance halten und Bewegungen gegen die Schwerkraft, wie das Anheben der Arme beim Ballspielen, sind betroffen.

Bei der sensomotorischen Behandlung (oder sensorischen Integrationstherapie) werden gerade jene Positionen eingeübt, die Kinder während ihrer Entwicklung auslassen und vermeiden. Dazu gehört die Bauchlage. Nun gibt es für Kinder im Vorschul- und Schulalter Therapiegeräte nach dem Konzept der sensorischen Integrationstherapie, mit denen in der Bauchlage Stützfunktionen und Gleichgewichtsreaktionen „nachgearbeitet" werden. Eine Übungsmöglichkeit ist das bei Kindern beliebte Rollbrettfahren, das dem Schlittenfahren nachempfunden wurde. Damit es Spaß und Tempo bringt, beginnt die Fahrt auf einer etwa 1 m hohen Rampe. Das Kind saust in Bauchlage hinunter, streckt seinen Rücken und hebt dabei Kopf und Gliedmaßen aktiv an. Schlittenfahren fühlte sich in unserer Kindheit nicht anstrengend an, denn die Geschwindigkeit ließ uns die Schwere der „Muskelarbeit" nicht spüren. Mit der gleichen Leichtigkeit funktioniert das Fahren auf einem niedrigen, vierrädrigen Rollbrett.

Nach der schnellen Abfahrt soll das Kind nicht etwa vom Rollbrett absteigen, sondern sich bäuchlings die Rampe hinaufziehen. Das dient in hohem Maße der Kräftigung der Arme und des Schultergürtels. Wenn diese Übung zu schwierig ist, so kommt als Alternative das Abstoßen mit den Armen am Fußboden infrage. Ein Rollenspiel motiviert das Kind, in der unangenehmen Bauchlage auszuhalten, z. B. sich als Lastwagenfahrer zu betätigen. Der Rollbrettfahrer transportiert die Lasten auf seinem Rücken, mit Kirschkernen oder Kastanien gefüllte Säckchen bringt er zur imaginären Baustelle. Der sanfte Druck der Säckchen intensiviert die Muskelspannung der rückseitigen Muskulatur. Das seitliche Abkippen der Last stimuliert die schrägen Rumpfmuskeln. Vorsichtig mit posturaler Kontrolle, nicht impulsiv, muss die wichtige Fracht zum Betonmischer transportiert und abgeladen werden.

Der vierjährige, englisch sprechende Akido ließ sich bereitwillig auf die schwierige Aufgabe des Lkw-Fahrens mit dem Rollbrett ein. Sorgsam beachtete der hyperaktive Junge die in Arbeitsschritte verpackte Übungsanleitung. „You are my Abladen-Teacher!", kommentierte er meine Anweisungen auf der Baustelle. Sensomotorische Übungen lassen sich gut mit altersgemäßen Rollenspielen verbinden. Ein spielendes Kind spürt die Anforderung weniger und gewinnt nicht nur Kraft, sondern auch Ausdauer. Wenn es dem Kind mit Muskelhypotonie psychisch und motorisch besser geht, verstummen die Ausreden. Das vermeidende Verhalten nimmt ab und die Bewegungsfreude zu. Selbst Kinder mit Aufmerksamkeitsdefiziten und fehlender Impulskontrolle können sich in der sensomotorisch orientierten Ergotherapie erstaunlich gut konzentrieren.

Die Überschneidungen der sensomotorischen Behandlung mit Motopädie oder Psychomotorik sind fließend. Die Ergotherapie erfolgt überwiegend als gezielte Einzelbehandlung und seltener in einer Kleingruppe. Im Einzelsetting geht die Therapeutin auf die spezifischen Probleme des Kindes ein, lässt es seine Fähigkeiten ausbauen und führt es zur sinnvollen Betätigung. Zu Beginn der Ergotherapie erfolgt ein sensomotorischer Befund, ein Screening oder Test. Der Therapieverlauf wird protokolliert und das Ergebnis nach einer bestimmten Anzahl von Therapien schriftlich dokumentiert.

Literatur

Aly, M. (2002). *Mein Kind im ersten Lebensjahr* (2. Aufl.). Berlin: Springer.
Seiler, C. (2010). *Chancen für Kinder mit Muskelhypotonie und Entwicklungsverzögerung.* Norderstedt: Books on Demand.

8

Erprobte Tipps von Eltern

Wie gut, wenn Eltern entwicklungsverzögerter Kinder ihre Erfahrungen austauschen. Das Internet bietet nahezu unbegrenzte Möglichkeiten, sodass heute keine Familie in Isolation stecken bleiben muss.

> Einige Fragen bleiben jedoch ohne persönlichen Kontakt und ohne besondere Hilfestellung in nebulöser Unsicherheit stecken:
>
> - Gibt es Hilfen, die das alltägliche Handling eines entwicklungsverzögerten Kindes erleichtern?
> - Welche Hilfsmittel wecken Bewegungsfreude bei einem antriebslosen Kind?
> - Welche Fahrgeräte sind für Kinder mit Gleichgewichtsproblemen geeignet? Gibt es Alternativen zum obligatorischen Laufradfahren?
> - Welche Angebote des Spielgerätemarktes sind sinnvoll, und welche sind weniger oder nicht empfehlenswert?
> - Kann das hypotone Kleinkind aus einem Becher trinken lernen?

8.1 Lagerung zur Körper- und Umweltwahrnehmung für die ganz Kleinen

Maxi Cosi – ja, bitte!

Für hypotone Säuglinge und noch nicht sitzfähige Kleinkinder mit Bewegungsstörungen bieten Sitzschalen die erforderliche Stabilität, und die Schrägstellung entlastet den Rücken. In sanft aufgerichteter Position kann das kleine Kind beobachtend am Familienleben teilhaben. Das ist für Kinder

© Springer-Verlag GmbH Deutschland 2017
C. Seiler, *Nicht verzagen trotz Muskelhypotonie,*
DOI 10.1007/978-3-662-53848-7_8

mit Muskelhypotonie interessanter, als inaktiv auf dem Rücken zu liegen. Je enger die Schale ist, desto mehr verhindert sie das Auseinanderfallen der Arme und Beine. Also, machen Sie sich keine Sorgen vor dem Herauswachsen. Je enger die Umgebung ist, desto besser kann das Kind mit Muskelhypotonie die Hände zur Mitte und zum Mund bringen, Dinge greifen und festhalten.

Da das Gleichgewicht zum Sitzen im Hochstuhl am Esstisch auf sich warten lässt, erleichtert die schräge Haltung mit Unterstützung des Kopfes auch die Nahrungsaufnahme. Nach der Säuglingsphase sollen Kleinkinder beim Trinken aus der Flasche nicht mehr flach auf der Matratze liegen. In der Sitzschale lernen sie, das Fläschchen selbst zu halten und die Flüssigkeitszufuhr zu dosieren. Auch für die ersten Fütterversuche mit dem Löffel ist die schräge, den Kopf und Rumpf abstützende Aufrichtung in der Sitzschale geeignet.

Das Hufeisenkissen nach Castillo Morales

Die indigene Bevölkerung in Südamerika trägt ihre Babys und Kleinkinder in dicht gewebten Baumwolltüchern auf dem Rücken. Castillo Morales beobachtete ihren Umgang mit dem Nachwuchs und ließ sich bei der Rehabilitation neurologischer Patienten von den Andenvölkern inspirieren. Wie und wo bewahrten sie ihre Kleinen während der schweren Feldarbeit auf, die sie mit der Krummhacke mühsam und gebückt leisten mussten? Der Entwicklungsforscher aus dem argentinischen Córdoba sah, dass man eine alte Hose mit Stroh ausstopfte. Darin lagerte man das kleine Kind, vom Mittelteil der Hose abgestützt und von den Hosenbeinen seitlich umgeben. Jede Körperposition war in diesem geteilten Strohsack möglich: Rückenlage, Bauchlage und vor allem Bewegungsübergänge mit Drehung zur Seite. Welch eine geniale Erfindung! Das Baby konnte gut unterstützt über die Hose hinausschauen, um die Eltern bei der Arbeit zu beobachten.

Im Kopf des innovativen Neurologen wurde das Hufeisenkissen geboren, und im Rehabilitationszentrum in Córdoba kam es zur Anwendung. Man stellte drei u-förmige feste Polster in unterschiedlicher Höhe her. In Liegepositionen erhält der Körper Begrenzung. Beim Sitzen bildet ein Teil des Kissens die Sitzfläche, ein zweiter Teil die Rücken- und Armlehne, und die Fläche des dritten Polsters dient bei Bedarf als Tisch. An den Rändern wird das flexible Lagerungsmaterial mit Klettband versehen, sodass die Teile nicht auseinanderrutschen können. Es ist zur Lagerung und Aufrichtung von schwerbehinderten Menschen jeden Alters, vom Säugling bis zum erwachsenen Komapatienten, einsetzbar.

Drei u-förmige Polster vermögen aufwendige, teure Sitzschalen zu ersetzen. Gerade bei Kindern mit Muskelhypotonie ist es wichtig, dass sie nicht in eine maßgeschneiderte Schalenform eingepasst werden, sondern Spielraum zum Bewegen erhalten. Die Hufeisenform der Einzelteile sorgt in jeder Position für eine ausreichende Begrenzung. Das wichtige Prinzip der Neurophysiologie „Stabilität und Mobilität" ist gesichert. Hinzu kommt die hohe Flexibilität, denn die Einzelteile können auf unterschiedlichste Weise miteinander verbunden werden. Das Kind erfährt keine starre Lagerung, sondern befindet sich auf einer „Bewegungsbaustelle".

In Deutschland wird dieses innovative Kissen von Klaus Hock in Freudenstadt-Wittlensweiler in drei unterschiedlichen Größen und Stärken/Höhen nach Maß und auf Wunsch hergestellt. Es besteht aus Schaumstoff, der mit gut abwaschbarem schwarz-weißem Kunstleder bezogen ist. Die Produktbezeichnung lautet „Hufeisenkissen nach Dr. Castillo Morales". Für Kinder mit Entwicklungsverzögerung, Muskelhypotonie und zerebralen Bewegungsstörungen, die noch nicht frei sitzen, im Kniestand absinken oder nicht frei stehen können, ist das Hufeisenkissen als Unterstützungsfläche flexibel einsetzbar. Im häuslichen Umfeld und in der Therapie ist diese „ausgestopfte Hose der Indios" eine große Hilfe.

Lagerung im Reifenschlitten für ältere Babys
Säuglinge und Kleinkinder mit Muskelhypotonie brauchen vom ersten Tag an ein Nest, das wie eine Mulde ausgeformt ist. Der Kopf wird leicht unterlagert, um die Gewohnheitshaltung des Überstreckens zu verhindern. Die Beine sollen bis zu 90 Grad mit Beugung der Hüft- und Kniegelenke unterstützt werden. Auf diese Weise kann das Kleine seine beiden Füße berühren. Die Oberarme benötigen ebenfalls eine seitliche Führung, damit die Arme nicht absinken, wenn das Kind seine Hände betrachtet.

Eine Muldenlagerung ist bei Muskelhypotonie so lange erforderlich, wie die Gliedmaßen absinken und auseinanderfallen. Die Lagerung mit verschiedenen Polstern ist nicht einfach und verrutscht immer wieder mal. Für den Alltag zu Hause und in der Kindertagesstätte ist deshalb ein Reifenschlitten empfehlenswert. In dem großen aufgeblasenen Ring, ähnlich einem Schwimmring mit Boden, kann das Kind mit Muskelhypotonie liegen, das Gruppengeschehen beobachten und mit seinen Händen und Füßen spielen.

Am Reifenschlitten befinden sich seitlich zwei Haltegriffe, an denen man mit einem Band Spielmaterial befestigen kann. Das ist ein besseres Angebot als ein Spielbogen, denn das Kind wird versuchen, seinen Kopf zu beugen, um die quer über seinen Bauch gespannte Rassel anzuschauen. Bitte verwenden Sie keinen Spielbogen, der zu schlenkernden Armbewegungen verführen könnte. Ihr Kind muss gezielt und tastend greifen lernen.

Solche aufblasbaren Schneereifen werden als Snowglider oder Snow-Tube-Reifenschlitten bezeichnet. Diese praktische Lagerung ist für noch nicht sitzfähige ältere Säuglinge und Kleinkinder (bis etwa 20 Monate) mit ausgeprägter Muskelhypotonie geeignet. Es gibt sie in Größen von 100–135 cm Durchmesser.

8.2 Aufrecht in die Welt schauen mit Tragehilfen

Haben Sie keine Bedenken, für Ihr noch nicht sitzfähiges Kind eine Tragehilfe zu verwenden, denn nahezu alle Naturvölker tragen ihre Kleinen, ohne dass es zu Rückenproblemen kommt. Castillo Morales®-Therapeuten empfehlen, so früh wie möglich die sensomotorische Entwicklung, das Kontaktbedürfnis und die kindliche Bindung mit einem dicht gewebten, eng gebundenen Tuch am Körper der Eltern zu unterstützen (Türk et al. 2012, S. 116). Ich empfehle beim Tragen die Sitzbeinhöcker im Gesäß so zu unterstützen, dass die Wirbelsäule nicht durchhängt, sondern sich mitsamt dem Kopf aufrichtet. Gegen Ende der Säuglingszeit kann man bereits eine Trage mit Leichtmetallbügeln verwenden. Die lockere Bespannung im Schritt zwischen den Beinöffnungen sollte man so stabilisieren, dass das Gesäß mit einem kleinen festen Polster unterlagert wird. Ich favorisiere die Unterstützung der Sitzbeinhöcker mit einem quer unter dem Gesäß befindlichen halbrunden Widerstand. Die Sitzbeinhöcker erfüllen mit stimulierenden Abrollbewegungen am besten ihre Aufgabe, die Wirbelsäule gerade aufzurichten. Ein abgeschnittenes Stückchen von einer Schwimmnudel leistet als mobilisierende Sitzhilfe gute Dienste.

Wenn die Körperhaltung Ihres Kinde zu instabil für eine noch zu weite Rückentrage ist, kann man einen Schwimmgürtel um den Rumpf des Kindes legen oder einen anderen breiten Gurt. Das Kind soll sich auf dem unteren Tragegestell mit den Füßen abstützen können. Fußstoßen und Wippen unterstützt die aufrechte Körperhaltung. Tragen bedeutet dann aktive Partizipation beim Beobachten der Umgebung. Die hohe, aufrechte Haltung ermöglicht mehr Blickpunktwechsel als im Buggy sitzend. Viel Spaß dabei!

Tragehilfe für kurze Strecken
Der breite Tragegurt „Easy-Rider-Babytrage" ist leicht anzulegen und hat einen doppelten Verschluss: ein breites Klettband und einen Steckverschluss. Man legt ihn wie einen Gürtel um die Hüften. Das sitzfähige Kind setzt

man seitlich auf einen kleinen festen Sitz. Der Erwachsene muss das Kind aber sicherheitshalber zusätzlich mit einer Hand am Rumpf stabilisieren, denn der Easy Rider bietet keinen Schutz vor dem Fallen. Der breite Tragegurt nimmt der Mutter lediglich das Gewicht des Kindes beim Tragen ab. Er verhindert das Abrutschen des Kindes am Körper der Eltern, wie es bei Muskelhypotonie oft vorkommt, und animiert das Kleine zum Festhalten. Dieses Tragehilfsmittel ermöglicht der Trägerin eine aufrechte Haltung und schont die Wirbelsäule von Mutter und Kind. Die Easy-Rider-Tragehilfe bietet eine kurzfristige Unterstützung für Wege zwischen Auto und Wohnungstür, beim Einkaufen im Supermarkt oder wenn Treppenstufen zu bewältigen sind. Innen im Gurt befinden sich praktische kleine Fächer für Schlüssel und Geldbörse (www.easy-gmbH.de).

8.3   Trinken- und Essenlernen am Familientisch

Für kleine Kinder sind die gemeinsamen Mahlzeiten am Esstisch eine Quelle neuer Entdeckungen. Wenn sie ihre Familienmitglieder beim Essen beobachten, wollen sie unbedingt auch probieren. Teilhabe ermöglicht das Lernen durch Nachahmung. Frühgeborene und sondierte Kinder werden oft zu lange abgesondert gefüttert. Die Nahrungsaufnahme bleibt dann oft jahrelang problematisch, freudlos und sozial isoliert.

Das Netzwerk „Gesund ins Leben" betont die Wichtigkeit des Essens in Gemeinschaft ohne Ablenkung durch störende Handys oder Fernseher. Spezielle Esslernbestecke mit Schiebern oder Trinklernbecher sind nicht erforderlich. Ein kleiner Löffel und eine kleine Gabel zum Aufpieksen reichen zum selbstständigen Essenlernen aus.

Der sichere Hochstuhl mit Zubehör
Zur Teilhabe am Familientisch auf Augenhöhe ist ein Hochstuhl für jedes Kleinkind wünschenswert. Wenn hypotone Kinder gegen Ende der Säuglingzeit noch nicht frei sitzen können, so bietet ein Tripp-Trapp-Stuhl mit einigen Ergänzungsteilen eine gute Möglichkeit, an den Mahlzeiten teilzuhaben. Das Fußbrett und die Sitztiefe lassen sich auf „Zwergenmaße" mit kurzen Beinchen anpassen und „wachsen" mit. Essen und Trinken sollten nach dem Zahndurchbruch nicht mehr im Liegen erfolgen. Eine selbst angefertigte „Sitzhose" unter dem Gesäß, um die Oberschenkel geschlungen und an der Rückseite des Stuhles befestigt, sorgt für Sicherheit, wenn die Balance noch fehlt. Wer sein Kind nicht „angurten" möchte, findet eine Alternative gegen das Verrutschen auf dem Stuhl mit einem körpernahen Vorsatz.

Für den Tripp-Trapp®-Hochstuhl der dänischen Firma Stokke gibt es einen Spiel- und Esstisch aus widerstandsfähigem Kunststoff mit bauchfreundlicher Aussparung. Die Unterarme finden seitlich auf der Armauflage Halt, was das Absinken der Arme bei Muskelhypotonie verhindert. Eine Randerhöhung am Stecktisch sorgt ringsherum dafür, dass Utensilien nicht im Abseits landen. Mit dem Vorsatz vor dem Bauch kann man sich auch nicht mehr am Esstisch abstoßen und kippeln, wie es einige Kinder nach der Manier des Zappelphilipp tun. Der Spiel- und Esstisch wird einfach auf die Rückenlehne aufgesteckt. Der Kunststoff ist frei von Schadstoffen wie Phathalaten und PVC. Die Bezeichnung lautet „Playtray" (http://www.play-tray.de).

Trinklernbecher
Von allen sog. Trinklernbechern mit Henkeln und Mundstück ist dringend abzuraten. Kleine Menschen lernen nicht, die Lippen um den Rand eines Gefäßes zu formen, wenn die Flüssigkeit aus einer Art Schnabel in ihren Mund läuft. Ein Becher mit Tülle taugt nicht zum Trinkenlernen, weil Lippen und Zunge dabei kaum Anpassungsbewegungen machen müssen! Der Name Trinklernbecher ist völlig irreführend.

Nur ein einziger Becher verdient die Bezeichnung „Lernbecher". Es ist der von Eltern mitentwickelte CamoCup® der Firma Hoppediz. Dieses durchdachte offene Trinkgefäß wurde ursprünglich für Säuglinge und Kinder mit eingeschränkter Mundmotorik, wie sie bei genetischen Syndromen vorkommt, kreiert. Auf der Webseite www.hoppediz.de/decamocup.html erscheint ein schöner Text: „Die außergewöhnliche Form des CamoCup® entspricht zwei aneinander gelegten Händen, die Wasser aus einer Quelle schöpfen. Die daraus entstehende Trinkrille sorgt für den zielgerichteten und gut dosierbaren Fluss des Getränks."

Erwähnenswert ist, dass Noppen im Lippenbereich einen sensomotorischen Reiz zum Anlegen des Bechers bieten. Die seitlich angelegten Hände des Kindes rutschen weniger ab als an einem glatten Behälter, weil sich an den Becherwänden zusätzliche Tasterhöhungen befinden. Der breite Boden sorgt für einen stabilen Stand. Dieses Gefäß ist geprüft schadstofffrei, unzerbrechlich und spülmaschinengeeignet, auch sterilisierbar. Die Trinklernhilfe CamoCup® kommt dem natürlichen Greifen und Ansetzen eines Gefäßes am Mund am nächsten. Damit ist ein positiver, vom Kind selbst regulierbarer Prozess mit dem Trinkgefäß möglich.

Es ist immer empfehlenswert, dass gestillte Kinder nicht noch übergangsweise Flaschennahrung erhalten, sofern sie in unterstützter Sitzhaltung essen und trinken lernen können. Beim Stillen wird die Mundmotorik gut auf die natürliche Nahrungsaufnahme vorbereitet. Mit dem Zahndurchbruch setzt das

Kauen ein. Bitte verpassen Sie diesen Zeitpunkt nicht. Falls ein Kleinkind mit mundmotorischen Problemen noch Flaschennahrung braucht, ist es nicht ratsam, das Fläschchen in planer Rückenlage zu verabreichen. Die liegende Haltung behindert möglicherweise den Transport festerer Nahrung im Schlund. Die Position des Kehlkopfes verändert sich mit der Vertikalisierung. Dieser Prozess kann sich bei Muskelhypotonie durch zu langes Liegen verzögern. Auch um bessere Voraussetzungen zur Stimmbildung und zum Sprechenlernen zu schaffen, sollte man dem hypotonen Kleinkind nicht mehr liegend die Flasche geben.

Löffel zum Essenlernen

Die Industrie suggeriert durch das Angebot von vielfältiger Trinknahrung, dass Saugen noch nach der Säuglingsphase erforderlich sei. Nein, wenn die Zähne durchbrechen und die angeborene Kaureaktion einsetzt, benötigen Säuglinge härtere Substanzen. Die Kaumuskulatur muss geübt werden; Abbeißen, Zerkleinern von Nahrung und Schlucken sind erlernte Prozesse besonders fein abgestimmter Koordination. Dieses natürliche Zeitfenster wird heutzutage oftmals verpasst, da Gläschennahrung im Supermarkt auch für Altersstufen mit Zähnchen angeboten wird.

Das zeitgemäße Essenlernen kann bei entwicklungsverzögerten verspätet einsetzen und länger andauern. Zum Füttern ist ein die Mundschleimhaut schonender Löffel empfehlenswert. Dieser erste Löffel soll besonders flach und vorn breiter sein, damit die Lippen den Löffel beim Abnehmen der Nahrung umschließen lernen. Auf keinen Fall darf man bei Kindern mit mundmotorischen Problemen den Brei an der Oberlippe abstreifen. Die Oberlippe muss aktiv die Nahrung vom Löffel abnehmen, sonst wird das hypotone Kind in späteren Jahren wahrscheinlich mit offenem Mund essen. Eltern von entwicklungsverzögerten Kindern erhalten von erfahrenen Logopäden Beratung und Anleitung zum adäquaten Vorgehen beim Essen- und Trinkenlernen. Suchen Sie eine Therapeutin, die mit dem Castillo Morales®-Konzept vertraut ist.

Die Dr. Böhm GmbH in Nürnberg vertreibt einen weichen Flexy®-Löffel, der zum Füttern bei mundmotorischen Problemen geeignet ist. Es gibt ihn in zwei Größen, für Babys und Kleinkinder (www.dr-boehm.de/flexy-loeffel.html). Der Flexy®-Löffel ist nicht zum selbstständigen Essen geeignet, sondern ausschließlich zum Füttern von weicher Nahrung gedacht. Er bietet keinen Widerstand und löst die Kaureaktion kaum aus. Wegen des flexiblen Materials lässt sich beim Füttern der Löffel auf das vordere Drittel der Zunge drücken, um das Abnehmen des Breies mit der Oberlippe zu aktivieren.

Man kann den Löffel auch seitlich zwischen die harten Gaumen schieben, ohne die Schleimhaut zu verletzen.

Trotz kleiner Hilfsmittel bleiben das Essen und Trinken ein sehr viel Geduld erfordernder sensibler Lernprozess, der den Eltern oft alles abverlangt. Bleiben Sie dran, nicht aufgeben! Die mundmotorische Koordination von Zunge, Lippen, Kiefer und Wangen ist der erste Lernschritt zur Sprachbildung. Ohne den Erwerb mundmotorischer Fähigkeiten beim Essen fällt es dem Kind schwer zu artikulieren. Häufig verzögert sich die Sprachentwicklung infolge der Probleme mit der Nahrungsaufnahme.

Schnullern ist kein gutes Kinderspiel

Falls Sie Ihr Kind vorübergehend mit einem Schnuller beruhigen müssen, z. B. bei Arztbesuchen, im Krankenhaus, bei den vielen Therapien oder zum Einschlafen, so sind die Schnuller von Philips Avent eine Option. Aber denken Sie daran, den Schnuller zügig zu entfernen, sobald sich Ihr Kind beruhigt hat. Kleinkinder sollen sich nicht an dauerndes Saugen als Beruhigungsmittel gewöhnen. Der Soothie-Sauger von Philips Avent sieht nicht unbedingt aus wie ein Schnuller, ist jedoch eine Alternative. Da er keinen Ring, sondern eine Vertiefung und einen Nippel vorn hat, kann auch ein behindertes Kleinkind ihn greifen. Durch das nützliche Loch im Sauger passt ein Finger. Der „aufgespießte" Sauger fällt nicht dauernd aus der Hand, denn das Fallenlassen ist ein verbreitetes Problem bei Kindern mit Störungen der Hand-Mund-Koordination. Den Soothie-Sauger kann auch ein hypotones Kind leichter in den Mund bugsieren. Leider wird er nicht in Deutschland, sondern in den USA angeboten.

Mundspielzeuge verhelfen zur Hand-Mund-Geschicklichkeit

Den Soothie-Sauger gibt es auch mit einem kleinen Stofftier unter der Bezeichnung „Wubba-Nob-Sauger". Das am Schnuller befestigte Tier vergrößert das Greifvolumen. Es ist formbar und bietet Kindern mit hochgradig eingeschränkter Greiffunktion und Kraftlosigkeit eine Chance, mit den Händen am Mund zu „spielen". Das Stofftier motiviert zum Festhalten, und auch bei ausgeprägter Bewegungseinschränkung wird die Hand-Mund-Koordination spielerisch gefördert. Wenn das Kind immer wieder am Spieltier zieht, kräftigt es seine Mundmuskulatur und gewöhnt sich eventuell das Schnullern selbst ab. Eine schöne, aber nicht ganz billige Idee!

Weitere Greif- und Mundspielzeuge gibt es von Sigikid. Ein textiler Fisch und ein Schmetterling sind mit etlichen Stoffflaschen versehen, die in Säuglingshände und in den Mund passen. Diese Greiflinge sind sozusagen ein interessanter Ersatz für das Schmusetuch. Babys können sich ausdauernd mit den beweglichen Stoffteilen befassen. Die Koordination beider Hände mit dem Mund wird auf vielfältige Weise gefördert. Ein durchdachtes Spielzeug für die ersten Lebensmonate!

8.4   Stehen und gehen lernen

Stehen lernen

In der Abfolge von Entwicklungsschritten kommt vor dem Gehen das Stehen. Die Standfestigkeit, sicheres Stehen mit Gleichgewicht, übt ein Kind um den ersten Geburtstag, indem es sich hochzieht, festhält und aufrichtet. Kindern mit motorischen Einschränkungen fehlt oft die Balance zum Stehen. Ein zum Stehenlernen geeignetes Hilfsmittel ist der mitwachsende Hochstand CARL mit Seitenführungen. Er kommt am Waschbecken im Bad und in der Küche oder als sicherer Sitz am Esstisch zum Einsatz. Wo immer Kinder zum Mitmachen zu klein sind, bringt CARL sie auf die Arbeitshöhe der Erwachsenen. Er wird in den Halleschen Werkstätten Behindertenwerkstätten hergestellt. Unter der Internetadresse www.prinzen-kinder.de ist Näheres zu erfahren.

Gehen lernen

Eine unkonventionelle Gehhilfe erfand eine Mutter im fernen Südafrika. Janet Wichmann hat für ihren Sohn Jens mit Downsyndrom einen verstellbaren, mitwachsenden Gurt genäht, den sie „Happy Strap" nennt. Ihre Internetpräsentation www.happystrap.co.za/int/about-hypotonia/ ist in englischer Sprache.

In Deutschland fertigt die erfahrene Ergotherapeutin und Bobath-Therapeutin Monique Delmarko diesen Gurt nach Maß an. Er verbessert die meist zu breitbasige Position der Beine bei Muskelhypotonie und sorgt für Stabilität im Becken, ohne die Mobilität zu behindern. Der Gurt schränkt die motorische Entwicklung wie Sitzen, Krabbeln und Klettern nicht ein, er korrigiert unphysiologische Bewegungsmuster und verbessert das Gangbild. Er kann sowohl unter als auch über der Kleidung getragen werden. Dieser flexible Korrekturgurt ist bei Muskelhypotonie jedem Lauflerngerät vorzuziehen. Mehr dazu erfahren Sie unter info@heilpraxis-trier.de.

8.5   Bewegungsfreude und Mobilität fördern

Wingbo-Babyschaukel

Diese Bauchlageschaukel besteht aus einem Dreifußgestell und einer locker aufgehängten Liegeplattform. Sie kann ab dem dritten Monat zur Aktivierung der Bauchlage verwendet werden. Der Oberkörper befindet sich in erhöhter, abgestützter Position, sodass auch Säuglinge mit Muskelhypotonie die Chance zur Raumsicht in Bauchlage erhalten. Tonusregulierend wirkt das Abstoßen mit den Füßen. Wenn frühgeborene und hypotone Babys herausfinden, wie sie durch Stoßen und Wippen die Schaukel zum Schwingen bringen können, werden sie es einige Minuten in der Bauchlage aushalten. Das Gestell ist jedoch so wackelig und ungesichert, dass ein Erwachsener in unmittelbarer Nähe sein sollte.

Laufrad und Roller

Eltern, die ihr entwicklungsverzögertes Kind viele Jahre mit Geduld begleiten, sind Experten für Beratung und Therapie. Unermüdlich sind sie auf der Suche nach Normalität in dieser Gesellschaft, in der selbst kleinste Kinder nicht mehr zu Fuß gehen, sondern sich mit den Beinen abstoßend auf Laufrädern fortbewegen. Ob das ein Fortschritt ist, sei dahingestellt. Sobald das Laufrad eher zum Schlenkern der Beine verführt, entfällt die Kräftigung der Muskulatur, die bei Tretbewegungen mit gebeugten Beinen am intensivsten ist.

Fußwege fallen Kindern mit Muskelhypotonie schwer. Nach wenigen Minuten ermüden sie. Fahrgeräte haben Aufforderungscharakter. Sie können die Anstrengungsbereitschaft unterstützen und die Ausdauer beim Spazierengehen steigern. Große bunte Dinge machen kleine Kinder selbstbewusst. Sie sind, auch wenn man dies nicht beabsichtigt, ein Statussymbol. Jedoch sollen Fahrgeräte nur wahlweise eingesetzt werden und nicht die Notwendigkeit ersetzen, lange Strecken gehend durchzuhalten.

Laufräder gibt es in allen Variationen. Für motorisch instabile Kinder empfiehlt sich ein Laufrad mit mindestens drei Rädern. Mehr Sicherheit bieten vier kleine Räder. Das gleiche Prinzip gilt für das Rollerfahren. Zwei Räder hinten geben meist ausreichende Stabilität. Luftgefüllte Reifen sind kleinen Hartgummireifen vorzuziehen. Sie gleichen Bodenunebenheiten wie Bordsteinkanten sanfter aus. Die Federung sorgt für gutes Einüben des Gleichgewichts. Erwachsene wollen auch nicht gern auf Hartgummireifen Fahrrad fahren.

Ein Tipp von Annamaries Mutter:

Der „mini micro® 3 in 1"-Roller hat vorn zwei breit auseinanderstehende Räder, dazu einen am Lenker befestigten Sattelsitz, den man bei Bedarf abmontieren kann. Das Gefährt lässt sich als Laufrad und als Roller verwenden.

Das Roller- und Laufradfahren reicht unter Umständen bei Kindern mit Muskelhypotonie nicht aus, um die schwache Muskulatur auf Tretbewegungen mit gebeugten Beinen vorzubereiten. Auf stabilen Fahrzeugen für Kleinkinder mit Sattel und Pedalen, wie dem bewährten Dreirad, wird Beinkraft eingeübt. Natürlich sollten Sie keine Schiebestange benutzen! Dreiradfahren ist nach wie vor gut geeignet, alle Kinder auf das Fahrradfahren vorzubereiten. Von Kindern mit ungenügender Körperspannung und ungenügendem Gleichgewicht kann man nicht erwarten, dass sie beim Fahrradfahren anfangs ohne Stützräder auskommen. Vielleicht ist die Empfehlung, dass Laufräder die Stützräder ersetzen, eine geschickte Geschäftsidee.

Trampolin mit Zubehör
Eine Mutter berichtet:

> Unsere Tochter hüpft gerne sitzend auf ihrem Trampolin und genießt die wolkenweiche Federung der Gummiaufhängung. Nun machen wir uns Gedanken, ob die hüpfende Sitzhaltung nicht so gut für die Muskeln und Gelenkbelastung ist.

Meine Antwort lautet: Das barfüßige Hüpfen auf einem Trampolin mit Gummizugfederung ist ein wunderbares Muskeltraining. Sitzendes Hüpfen wirkt auf die Gelenke ungünstig, wenn das Kind dabei im W-Sitz oder umgekehrten Schneidersitz sitzt. Am besten vitalisiert Hüpfen in aufrechter Körperhaltung. Vertikales Abfedern von unten nach oben reguliert den Tonus bei Muskelhypotonie sehr gut. Das dynamische Abstoßen mit den Füßen ohne Schuhe und Strümpfe setzt sich durch die Wirbelsäule fort und stimuliert den gesamten Rumpf- und Halsbereich. Die Schulter- und Armmuskulatur ist weniger beteiligt. Ein Haltebügel, eine Stange oder ein aufgehängtes Tau zum Festhalten fordert zum Einsatz der Arme heraus.
Wenn sich kein Deckenhaken installieren lässt, kann das Kind in einem Hüpfsack stehen und diesen auf dem Trampolin hüpfend mit den Händen festhalten. Manche hypotone Kinder verkrampfen jedoch die Arme oder machen sich stocksteif. In diesem Fall ist ein Haltebügel am Trampolin sinnvoll, damit das Kind während der verunsichernden Schwingung Halt findet.

Achten Sie darauf, dass beim Hüpfen die Arme nicht im Leeren schlenkern, rudern oder abgewinkelt nach hinten gezogen werden. Ballprellen mit einem großen Pezzi-Ball kräftigt die Arme und fördert die Koordination beim Hüpfen.

Trampolinspringen oder auch nur das Schwingen auf der weichen Bespannung ist die Königsdisziplin der Tonusregulation, regt das Gleichgewicht an, macht mutig und bereitet auch ängstlichen Kindern Freude. Nur 10 min tägliches Hüpftraining auf einem weichen Trampolin wirkt nachhaltig und ersetzt eine ganze Stunde Turnen und Toben.

Annamaries Mutter schreibt:

> Wir haben uns eine Haltestange für das Trimmilin-Super-Swing-Trampolin besorgt. Das Hüpfen gelingt jetzt auch im Stehen. Annamarie fühlt sich nicht mehr so wackelig, wenn sie sich an der Stange festhalten kann. Manchmal traut sie sich, eine Hand loszulassen. Die Balance verbessert sich rapide. Sie geht sicherer draußen im Gelände. Danke für den Tipp. Wenn wir mit der Karre unterwegs sind, will die Kleine nun öfter aussteigen und den Wagen schieben. Ihre Arm- und Beinkraft nehmen zu.

Niedrige Geländerleiste im Treppenaufgang

Treppensteigen ist eine besonders hohe Hürde für entwicklungsverzögerte Kinder. Sie wollen und müssen sich gut festhalten, wenn sie mühsam beide Beine von Stufe zu Stufe im Nachstellschritt bewältigen. Das freie Treppengehen lässt lange auf sich warten. Familien, die ein Haus bewohnen, in dem es einige Stufen gibt, können ihrem Kind einen zusätzlichen Handlauf in kleinkindgemäßer Greifhöhe anbringen. Der obere Handlauf ist ja unerreichbar und damit nutzlos für kleine Menschen. Falls das Treppengeländer über Stäbe verfügt, benötigt das gehunsichere Kind keine zusätzliche Installation. Spätentwickler sind meist ganz vorsichtig, wenn es in die Höhe oder abwärts geht. Als Sicherheitstraining sollten Kleinkinder einüben, die Treppen abwärts kriechend von Stufe zu Stufe zu bewältigen. Das nützt der Tiefensensibilität und dem zukünftigen Treppensteigen.

Ein Wort zu Autositzen

Die ersten und zweiten Autositze müssen nicht unbedingt von einem Rehabilitationsspezialisten bezogen werden. Solange das Kind mit Bewegungsstörungen noch unter 20 kg wiegt, genügt ein handelsübliches Fabrikat. Die Bewertung der Autositze erfahren Sie bei der Stiftung Warentest. Gepolsterte breite Gurte sind wichtig. Sinnvoll ist ein Innenpolster zum Herausnehmen, sodass das Kleinkind von den Hüften bis zum Kopf eng gehalten wird. Mit dem Entfernen des Polsters kann das Kind in den Sitz „hinein-wachsen" und hat länger etwas davon. Einige Handelsfabrikate gibt es mit Schrägeinstellung, was für längere Autofahrten und bei fehlender Kopfkon-trolle empfehlenswert ist. Autositze vom orthopädischen Fachhandel sind nicht deutlich besser und oftmals wegen der Zusatzteile recht schwer zu handhaben.

Was generell bei allen Autositzen fehlt, ist das Fußbrett. Wenn die Beine Ihres Kindes über den Rand der Schale stehen, können Sie einen stabilen schmalen Pappkarton oder einen Getränkekasten umgekehrt als Fußpo-dest zwischen Vorder- und Rücksitz klemmen. Die Widerstandsfläche unter den Füßen verhilft hypotonen und hypertonen Kindern zu einer besseren Rückenaufrichtung und Kopfhaltung beim Sitzen. Eine Halskrause aus fest gewebtem Leinenstoff trägt dazu bei, das Absinken des Kopfes während der Autofahrt zu verhindern.

Literatur

Türk, C., Söhlemann, S., & Rummel, H. (2012). *Das Castillo Morales-Konzept*. Stuttgart: Thieme.

9

Kleines Wörterbuch zur Entwicklungsverzögerung

Antizipatorische Haltungskontrolle
Vorausplanende Anpassung der Körperhaltung bezogen auf die geplante willkürliche Bewegung oder Handlung. Um einen Ball zu fangen, werden z. B. die Arme ausgebreitet und die Hände geöffnet.

Assoziierte Bewegung
Physiologische Begleitbewegung; z. B. bewegt sich bei vielen Kindern die Zunge mit, wenn sie schreiben lernen.

Auditive Wahrnehmung
Beinhaltet die Entschlüsselung von Klängen und Geräuschen, die über das Innenohr und den Hörnerv in das Gehirn einströmen. Schallwellen in Sprachverständnis umzuwandeln, gehört zu den Meisterleistungen des menschlichen Nervensystems. Bereits vorgeburtlich nehmen Ungeborene die Mutterstimme wahr und differenzieren Unterschiede in ihren Worten und Liedern. Das Hörorgan ist im fünften Schwangerschaftsmonat zu seiner vollendeten Größe ausgebildet und der Hörnerv bereits leitfähig (myelinisiert). Das Ungeborene ist ein horchendes Wesen, das Klänge immer in Verbindung mit Gefühlen aufnimmt. Leider sind die feinen Sinneszellen im Innenohr auch früh störanfällig für jeden Tropfen Alkohol und andere Toxine. Krankheiten der Mutter während der Schwangerschaft, bei denen sie Medikamente einnehmen muss, bekommen den empfindlichen Sinneshärchen nicht gut. Die ausführliche Bezeichnung für solche Störungen heißt „auditive Verarbeitungs- und Wahrnehmungsstörung (AVWS)". Sie schließt die Interpretation von Klängen und Geräuschen im Gehirn ein.

© Springer-Verlag GmbH Deutschland 2017
C. Seiler, *Nicht verzagen trotz Muskelhypotonie*,
DOI 10.1007/978-3-662-53848-7_9

Aufmerksamkeitsdefizit-Syndrom (ADS) mit und ohne Hyperaktivität
Ein in Fachkreisen kontrovers diskutiertes Verhaltensspektrum, das ich nicht als Krankheit sehe, die durch Medikamente zu korrigieren ist. Wenn die Diagnose ADHS gestellt wird, so stigmatisiert sie das Kind und schränkt unter Umständen die Berufswahl ein. Ein großer Teil der Kinder mit Aufmerksamkeitsdefizit und Hyperaktivität und auch Passivität weist „versteckte" Koordinationsprobleme auf. Selbst Fachärzte übersehen die motorischen Defizite, da die Verhaltensprobleme im Vordergrund stehen. Hinter einer fehlenden motorischen Impulskontrolle kann sich hypotone Muskulatur mit Koordinationsstörungen verbergen. Diese „umschriebenen Entwicklungsstörungen motorischer Funktionen" müssen ergotherapeutisch behandelt werden, nicht nur verhaltenstherapeutisch.

Autismus
Es gab und gibt viele Autoren, die über das Rätsel „Autismus" schrieben. Nach Aarons und Gittens (1994, S. 24) werden soziale Defizite von vielen Forschern als zentrale Beeinträchtigung unter drei Aspekten hervorgehoben:

1. Beeinträchtigung der sozialen Beziehungen
2. Beeinträchtigung der sozialen Kommunikation
3. Beeinträchtigung des sozialen Verständnisses und der Vorstellungsfähigkeit

Autistische Symptome können sich erheblich unterscheiden, sodass man sie gern unter dem Begriff Autismus-Spektrum-Störung zusammenfasst. In 40-jähriger beruflicher Praxis erlebe ich heutzutage einen inflationären Gebrauch des psychiatrischen Begriffs „Autismus". Früher verwendete man ihn entsprechend dem seltenen Vorkommen der Erkrankung mit Vorsicht und Bedacht (s. auch „Isolationszeichen").

Balance (Gleichgewicht)
Ohne Balance und deren Regulation durch unwillkürliche Gleichgewichtsreaktionen können wir nicht angstfrei stehen und gehen. Auch beim Sitzen und vor allem beim Aufrichten vom Liegen in vertikale Positionen ist Balance erforderlich. In der Säuglingszeit wird sie in jeder motorischen Stufe trainiert und erworben, bevor der kleine Mensch höher hinaus strebt. Wenn die Balance fehlt, verharrt das hypotone Kind breitbasig am Boden sitzend oder liegend und zeigt keine Intension zur Aufrichtung und Fortbewegung.

Barfußgehen
Barfüßig sein ermöglicht Kindern mehr Spürerfahrung über die Füße, als wenn sie dicke Socken und Schuhe tragen. Heutzutage werden Babys bereits

mit unnötigen Lederschühchen versorgt, bevor sie gehen können. Verpackt in eine recht starre Hülle können die Zehen nicht mehr als „Fühler" fungieren. Sie werden oder bleiben inaktiv, strecken sich nicht nach der Umgebung aus. Füße sind auf Beweglichkeit und Wahrnehmung angelegt. Vor dem ersten Stehen und Gehen trainieren Säuglinge ihre Fußmuskulatur, die ein tragfähiges Gewölbe bilden muss. Kindern mit Muskelhypotonie fehlt Fußaktivität. Wenn sie aufgestellt werden, knicken die Füße nach innen ein. Das Fußgewölbe zu trainieren, muss ein wichtiger Anteil der Frühbehandlung sein. Platte Füße rollen nicht ab, sie spüren weniger, und die Stolpergefahr ist hoch.

Benigne (essenzielle) zentrale Muskelhypotonie

Diese Form der Hypotonie wird vom Neuropädiater Richard Michaelis als gutartig beschrieben (Michaelis und Niemann 2010, S. 74). Die Kopf- und Rumpfkontrolle sei nicht wesentlich beeinträchtigt, obwohl nach der fachärztlichen Beschreibung Bauchlage und Krabbeln abgelehnt würden. Die Sprachentwicklung und kognitive Entwicklung seien nicht verzögert. Zwischen dem zweiten und dritten Lebensjahr würde sich die Symptomatik verlieren und die Muskelkraft ausreichend sein. Manchmal weisen im weiteren Kindesalter noch einige Symptome darauf hin, dass eine muskuläre Hypotonie bestanden hat: hängende Schultern, Hohlkreuz, vorstehender Bauch, Knick-Senkfüße, überstreckte Knie.

In fachlichen Darstellungen spiegelt sich die Auffassung, dass die muskuläre Hypotonie keinen Krankheitswert aufweist, eventuell lediglich eine genetische Disposition zugrunde liegen kann. Eltern, die die Schwächen, Kompensationsstrategien und die fehlende Ausdauer ihrer Kinder kennen, finden beim Facharzt oder im Sozialpädiatrischen Zentrum deshalb kein Gehör. Viele Ärzte zögern, Heilmittelverordnungen für Kinder auszustellen, die an Spätfolgen der muskulären Hypotonie zwar leiden, jedoch im medizinischen Sinn nicht nachweisbar krank sind. Mit zunehmendem Alter überweist man das Kind dann eher zum Psychologen, anstatt es effektiv neurophysiologisch behandeln zu lassen.

Bobath-Konzept

Das Behandlungskonzept wurde in den 1940er Jahren in London durch die Physiotherapeutin Dr. h.c. Berta Bobath sowie den Neurologen und Psychiater Karel Bobath zur Therapie von neurologischen Störungen entwickelt. Es beruht auf zwei Leitlinien: auf neurophysiologischer Basis, gestützt auf naturwissenschaftliche Erkenntnisse über die Funktion des ZNS. Das zweite Grundprinzip orientiert sich an der Motivation und den

Handlungsabsichten der Patienten. Physio- und Ergotherapeuten stülpen den Patienten kein Aktionsprogramm über, sondern unterstützen deren Fähigkeiten und erweitern die Möglichkeit zur Teilhabe. Eltern werden angeleitet, nicht nur als Cotherapeuten zu agieren, sondern sind vor allem Partner im liebevollen Familienalltag. Sie lernen, die Körperhaltungen und Positionswechsel ihres Kindes zu unterstützen, um den Alltag zu bewältigen.

Die Bobath-Behandlung im Säuglings- und Kindesalter bezieht alle Bereiche der Entwicklung ein: Wahrnehmung und Spiel, Essen und Trinken, Anziehen und Ausziehen, Einüben der Groß- und Feinmotorik anhand kindgemäßer Betätigung. Mit dem Schwerpunkt pädagogischer und psychologischer Aspekte wirkt diese Therapie ganzheitlich. Der Säugling, das Kind, der Jugendliche oder der Erwachsene wird nicht auf seine Funktion beschränkt gesehen, sondern als ganzer Mensch mit Bedürfnissen und Ressourcen. Das emotionale Klima bei den Therapien ist wertschätzend und für Eltern und Kind konstruktiv.

Die Bobath-Therapie ist eine gute Wahl bei Muskelhypotonie, sie kann jedoch nicht alle Schwachstellen der motorischen Instabilität ausgleichen. Das offene, klientenzentrierte Konzept wird von einem großen Kreis von Lehrtherapeuten ständig reflektiert und weiterentwickelt. Die neurophysiologische Behandlung nach Bobath ist weltweit eine der meistverbreiteten Therapien bei angeborenen oder erworbenen Störungen des ZNS und anderen neurologischen Erkrankungen im Kindes- und Erwachsenenalter.

Die Chance, im örtlichen Umkreis eine Physio- oder Ergotherapeutin zu finden, die ein Bobath-Zertifikat vorweist oder in Anlehnung an dieses Konzept arbeitet, ist gegeben. Jedoch sind nicht alle Bobath-Therapeuten für die Behandlung von Kindern qualifiziert, und nur ganz wenige haben Erfahrung mit hypotonen Säuglingen. In Deutschland überwiegt in niedergelassenen Praxen die Bobath-Behandlung für Erwachsene mit Schlaganfällen. Das heißt jedoch nicht, dass diese Bobath-Therapeuten zur Behandlung von Kindern berechtigt sind. Fragen Sie genau nach, ob Ihre Therapeutin ein Bobath-Zertifikat für Kinder hat. Verwenden Sie gezielte Suchbegriffe im Internet. Im englischsprachigen Ausland ist die Therapie nicht unbedingt unter dem Namen des Ehepaares Bobath bekannt, sondern wird als Neuro Developmental Treatment (NDT) bezeichnet. Bei internationaler Recherche geben Sie deshalb NDT und Bobath ein.

Castillo Morales®-Konzept

Dieses Konzept wurde von dem argentinischen Neurologen Rodolfo Castillo Morales, verstorben 2011, begründet und beinhaltet die am effektivsten wirkende neurophysiologische Methode bei Muskelhypotonie. Die

Behandlung nach Castillo Morales ist für genetische Syndrome empfehlenswert. Bei Saug- und Schluckproblemen, Ess- und Trinkstörungen sollte eine Logopädin konsultiert werden, die mit dem südamerikanischen Konzept vertraut ist. Castillo Morales hat wie kein anderer Neuropädiater die Kommunikation als wichtigstes Bindeglied zwischen Eltern und Kind berücksichtigt. Freundliche Kommunikation soll auch die gesamte Therapie bestimmen. Der Therapeut sorgt dafür, dass der Patient sich wohlfühlt und seine Bedürfnisse äußern kann. Mit dieser Wertschätzung hat Castillo Morales für viele behinderte Kinder in Südamerika und Europa eine Lanze gebrochen.

Die Behandlung ist sowohl für hypotone wie auch hypertone Kinder und Erwachsene mit spastischer Muskulatur geeignet. Sie beruht auf genauer Kenntnis neuronaler und muskulärer Zusammenhänge. Mit Druck, Zug und vibratorischer Stimulation wird der Muskeltonus reguliert und das ZNS zu verbesserter Bewegungssteuerung angeregt. Alle Belange des Alltags mit behinderten Menschen werden berücksichtigt: Tragen im Tuch, Baden, Essen, Sprechen, Spielen und Tätigkeiten. Eltern sind mit ihren Fragen bei Castillo Morales®-Therapeuten willkommen.

Leider ist das Netz dieser nach einem sechswöchigen Grundkurs zertifizierten Castillo Morales®-Therapeuten dünn gesät. Sie finden Adressen auf der Webseite der Castillo Morales®-Vereinigung (www.castillomoralesvereinigung.de). Die neurophysiologisch fundierte Zusatzqualifikation können erfahrene Physiotherapeuten, Ergotherapeuten und Logopäden erwerben. Bei den in Deutschland gehaltenen Fortbildungskursen wird nicht nach Berufsgruppen getrennt, sodass jede Berufsgruppe von der Fußbehandlung bis zur orofazialen Mundtherapie alles erlernt.

Die Kosten dieser neurophysiologische Behandlung werden von allen gesetzlichen Krankenkassen übernommen. Auf der Heilmittelverordnung gelten die unterschiedlichen Formulierungen der jeweiligen Profession: Physiotherapie, Ergotherapie oder Logopädie. Die Therapie ist zeitintensiv und nicht in 20–30 min zu haben. Diese Intensität kommt der fachlichen Beratung und der vorsichtigen Herangehensweise und Kommunikation mit dem Kind zugute. Es gibt einige Kinderärzte, die mit der ganzheitlichen Methode vertraut sind.

CDKL5 (Cyclin-Dependent Kinase-Like 5)
Kinder mit Mutationen im CDKL5-Gen fallen (bis auf wenige Ausnahmen) durch das Auftreten einer Epilepsie innerhalb der ersten drei Lebensmonate auf, die auf eine antiepileptische Therapie schlecht anspricht. Die meisten in der Literatur beschriebenen Fälle sind Mädchen. Daher ist am

ehesten von einem X-chromosomal dominanten Erbgang auszugehen. Bei den betroffenen Mädchen fallen außerdem eine deutliche muskuläre Hypotonie sowie wenig Augenkontakt auf. Die Entwicklung ist global verzögert. Bei den meisten Mädchen werden aber konstante Entwicklungsfortschritte beobachtet. Der Name „atypisches Rett-Syndrom" wird zum Teil verwendet, um auszudrücken, dass Mädchen mit dieser Erkrankung ihre Hände nicht sinnvoll benutzen können. Die Symptomatik kann variieren (nach http://www.mgz-muenchen.de/molekulargenetische-diagnostik-detail/infantile-epilepsie-cdkl5-gen/.html).

Deprivation

Entbehrung, ja, Beraubung und Ausschaltung der Bemutterung von jungen Kindern, etwa wenn die Mutter depressiv ist oder das Kind aus anderen Gründen nicht versorgt. Das Nichterfüllen der Bedürfnisse eines Säuglings zieht immer einen Entwicklungsrückstand nach sich, der die gesamte Kindheit überschatten kann. Verwahrloste Kinder leiden unter Deprivation, auch Waisenkinder in Heimen.

Kleinkindern, denen menschliche Wärme und Ansprache fehlt, lernen möglicherweise verspätet und weniger wortschatzreich sprechen. Nicht nur antriebsarme Kinder mit Muskelhypotonie, sondern auch junge Menschen, die viele Stunden vor dem Bildschirm verbringen, zeigen eine gesundheitsschädliche Bewegungsdeprivation. Die häufigste Erscheinungsform mangelnder elterlicher Zeit und Zuwendung entsteht heutzutage durch die Überflutung mit digitalen Medien.

Distale Impulse

Bereits vorgeburtlich ein wichtiges Element zur sensomotorischen Entwicklung. Das Ungeborene entdeckt, dass es sich mit seinen Füßen an der Gebärmutterwand abstoßen kann. Mit Stütz- und Stoßbewegungen nimmt der Muskeltonus zu. Begrenzung, Druck und Widerstand wecken spontane Bewegungsimpulse, die nach der Geburt zur Aufrichtung des Menschen verhelfen. Entwicklungsverzögerte Babys haben seltener und schwächer als andere diese Stoßbewegungen im Mutterleib gemacht, sodass sie weniger auf das vorgeburtliche Einüben der Muskelkraft zurückgreifen können. Hypotone Säuglinge stemmen die Füße nicht gegen den Körper der Eltern, machen keine Brücke und schieben sich nicht rückwärts durch Abstoßen.

Den Muskeltonus günstig beeinflussende distale Impulse gehen von den Füßen, den Knien, den Händen, den Ellbogen, den Sitzbeinhöckern und dem Kopf aus. Babys spüren gern am Kopf eine Begrenzung; manchmal drücken sie ihr Köpfchen gegen einen Widerstand. Das ist ein angeborenes

Verhalten, das nicht zuletzt die Halsmuskulatur kräftigt. Kleine Kinder sitzen nicht still, sie wechseln ihre Position jede Minute. Dazu verhelfen die Sitzbeinhöcker, die wie mobile Rollhügel im Gesäß wirken. Wippen in jeder Körperposition ist ein Zeichen für gesunden Muskeltonus. Langes Stillsitzen am selben Fleck kommt bei Muskelhypotonie vor und ist ungesund für Knochen und Muskeln.

Dyskinetische Bewegungsstörung
Der Bewegungsfluss wird durch unwillkürliche, ungesteuerte Bewegungen unterbrochen und verändert. Bei Dyskinesie wird die Ausführung der geplanten Handlung beeinträchtigt, erschwert und verzögert.

Dysmetrie
Beinhaltet ein falsches Abmessen von Zielbewegungen als Prozess der Willkürmotorik, der im Gehirn gesteuert wird. Fehlt die ausreichende Körperspannung für fein abgestimmte Bewegungen, so kommt es im Zusammenhang mit Muskelhypotonie häufig zur Zielungenauigkeit, auch Zittrigkeit. Feinmotorische Tätigkeiten wie Schneiden, Sticken und Schreiben fallen den Betroffenen schwer. Die qualitativ unzureichende Koordination wirkt sich auch auf Ballspiele, Hüpfen im Hüpfkasten oder fehlenden Seiltänzerschritt beim Balancieren aus. Große und kleine Bewegungen sind bei hypotoner Muskulatur nicht fließend, sondern ruckartig, schnell und hastig und gehen oftmals am Ziel vorbei.

Dysfonie
Stimmbildungsstörung, Phonationsstörung bei Kehlkopferkrankung und -fehlfunktion; raue, heisere, belegte Stimme. Gepresste Stimmlagen kommen im Zusammenhang mit spastischen Bewegungsstörungen vor. Bei Muskelhypotonie mit Dysfonie ist der Spannungszustand der Stimmlippen (Glottis) zu schwach. Meist fehlt im gesamten Mundraum die Kraft und das Gefühl, den Luftstrom zu dosieren. Die helle, klare Stimme von jungen Kindern entsteht bei guter Schwingung der Stimmlippen im Kehlkopf. Wenn ein kleines Kind tief und rau krächzt, so kann das ein Hinweis auf verminderte Muskelspannung im Kehlkopf und Mundraum sein. Diese besondere Stimmlage kommt bei Muskelhypotonie vor.

Dyspraxie
Bezeichnet einen Mangel an praktischem Tun. Trotz vorhandener Gliedmaßen ist die Fähigkeit zur Betätigung eingeschränkt. Besonders betroffen sind motorisch langsame Kinder. Ihr Bewegungsfluss fehlt, sie verlieren

den Faden der Handlung. Zum Beispiel fallen Gegenstände aus der Hand, wenn die Kraft zum Festhalten fehlt oder die Körperaufrichtung instabil ist. Dyspraxie liegt immer ein Mangel von Koordination zugrunde. Durch Üben verbessert sich die Geschicklichkeit. Bei Muskelhypotonie kann Dyspraxie im Laufe der Jahre abklingen. Wichtig ist, die Erziehung zur Selbstständigkeit rechtzeitig zu beginnen und mit Geduld zu begleiten.

Ergotherapie
Ein von den Krankenkassen vergütetes Heilmittel, gleichrangig mit Physiotherapie und Logopädie. Ergotherapeuten werden jedoch nicht spezifisch zur Behandlung von Kindern ausgebildet. Die Frühbehandlung von entwicklungsverzögerten Säuglingen hat bei der Ausbildung von Ergotherapeuten keine Relevanz. Ergotherapeuten, die in der Frühförderung arbeiten, sind in der Minderzahl. Sie erwerben ihre Qualifikation (z. B. nach Bobath) nach abgeschlossener Berufsausbildung. Niedergelassene Ergotherapeuten behandeln vorrangig Kinder mit „umschriebenen Entwicklungsstörungen motorischer Funktionen", hyperkinetischen Störungen und Aufmerksamkeitsdefizit-Syndrom im Kindergarten-, Vorschul- und Schulalter.

Fazilitieren (erleichtern, bahnen)
Das entwicklungsverzögerte Kind beim Prozess der Problemlösung unterstützen, indem neue Bewegungsmöglichkeiten angebahnt werden. Der Therapeut hat seine Hände am Körper des Kindes und erleichtert ihm somit beispielsweise die Bauchlage, die Körperdrehung, das Aufrichten zum Sitzen und Stehen.

Figur-Grund-Wahrnehmung (FG-Wahrnehmung)
Veralteter Begriff aus dem Konzept zur visuellen Wahrnehmungsförderung von Marianne Frostig. Er wird noch von Ergotherapeuten verwendet. Die Figur-Grund-Wahrnehmung wird als Teilleistung der visuellen Wahrnehmung getestet und eingeübt. „Ein Training der Figur-Grund-Wahrnehmung soll die Fähigkeit verbessern, die Aufmerksamkeit des Kindes auf wesentliche Reize zu konzentrieren und unwesentliche Reize nicht zu beachten" (Frostig und Horne 1979, S. 24). „Die ausgewählten Reize bilden die Figur in unserem Wahrnehmungsfeld, während die Mehrzahl der ins Gehirn einströmenden Stimuli einen ungenau wahrgenommenen Grund bildet" (Frostig und Horne 1979, S. 5).

Formkonstanz (FK)

Ein von Ergotherapeuten noch verwendeter Begriff aus dem Konzept zur visuellen Wahrnehmungsförderung von Marianne Frostig, der im psychologischen Sprachgebrauch durch die Bezeichnung „Objektpermanenz" abgelöst wurde. Das heißt, ein grafisch dargestelltes Objekt wird auch dann wiedererkannt, wenn Größe, Struktur oder formale Einzelheiten verändert erscheinen. Zum Beispiel kann eine Uhr rund oder eckig sein, Punkte oder Ziffern enthalten, im Miniformat oder riesig dargestellt werden. Das geschulte Auge erkennt das Objekt trotz gravierender Veränderungen.

Freies Sitzen

Das Kind kommt selbstständig zum Sitzen und kann in dieser Position spielen. Es kann von beiden Seiten Spielzeug holen, ohne umzufallen. Wenn das Stühlchen niedrig ist, kann es sich nach unten beugen, um etwas aufzuheben oder seine Füße mit der Hand zu berühren. Das Kind sitzt nicht verharrend, sondern belastet die Gesäßhälften wechselnd. Es verlagert sein Gewicht, ohne eine Körperseite zu bevorzugen. Die Füße fühlen den Boden ab und unterstützen die Aufrichtung bei abwechselnder Belastung von Vorfuß, Ferse oder Fußrand. Sie orientieren sich wie „Fühler" am Boden und sorgen für die sensorische Wachheit beim Sitzen, d. h., das Kind erschlafft nicht in dieser Haltung. Der Rücken ist gerade aufgerichtet, das Becken leicht nach vorn eingestellt.

Wenn der Beckengürtel nach hinten verschoben ist, erscheint der Rücken rund. Freies Sitzen kennzeichnet sich durch die Sitzbalance; es wirkt mobil, dynamisch, nicht starr. Säuglinge sind reif zum Sitzen, wenn Stützreaktionen der Arme nach vorn und seitlich vorkommen und bei Lageveränderung prompt auslösbar sind (Abfangreaktionen). Kinder mit Muskelhypotonie werden häufig vorzeitig aufgesetzt, bevor sie die vertikale Haltung durch Stützen auf ihre Arme selbst absichern können.

Für hypotone Säuglinge und Kleinkinder bildet die seitliche Aufrichtung einen wichtigen Meilenstein: Mit langwierigen Übungen lernt das instabile Kind, aus der Rückenlage über eine Körperseite mit Abstützen auf den unteren Unterarm und die Füße selbst zum Sitzen kommen. Erst wenn die Aufrichtung eigenständig gelingt, spricht man vom freien Sitzen. Zu diesem physiologisch unerlässlichen Bewegungsübergang benötigen Kinder mit Muskelhypotonie Unterstützung einer erfahrenen Kinderphysiotherapeutin. Qualitativ gute Therapien erkennt man am Einüben der Positionswechsel mit Stabilität und Mobilität.

Galileo

Vibrationsgerät zur Verhinderung von Muskel- und Knochenabbau als Folge der Nichtnutzung der Muskulatur. Es wird erfolgreich bei der Glasknochenkrankheit angewendet und ist bei Körperbehinderung und Muskeldystrophie einsetzbar. So profitieren beispielsweise Kinder, die im Rollstuhl sitzen, davon. Auch bei ausgeprägter Muskelhypotonie kann Galileo zum Muskelaufbau beitragen. Das elektronische Vibrieren kann die neurophysiologische Behandlung ergänzen, ersetzt sie aber nicht. Es gibt bisher nur wenige Physiotherapeuten, die ein patientenspezifisches Programm mit Galileo anleiten und begleiten können. Man findet sie eher in größeren Behandlungszentren als in Praxen. Mehr Infos gibt es auf verschiedenen Internetseiten (z. B. www.medizin.uni-koeln.de/medifitreha/aufdiebeine, http://www.galileo-training.com/deutsch/produkte/galileo-trainingsgeraete.html).

Glockenthorax

Der Brustkorb zeigt die Form einer Glocke, wobei die unterste zwölfte Rippe nach außen gebogen erscheint. In der medizinischen Fachliteratur wird dieses Phänomen im Zusammenhang mit der Zwerchfellatmung bei einigen Krankheitsbildern, auch bei Frühgeburtlichkeit, gesehen. Nach meiner Erfahrung begünstigt nicht nur die Inaktivität der Zwischenrippenmuskeln, sondern auch die Hypotonie der schrägen Bauchmuskulatur die Glockenform. Der Glockenthorax kommt recht häufig auch ohne Atemprobleme bei Muskelhypotonie vor, besonders dann, wenn Säuglinge die Körperdrehung auslassen.

Sich ohne Drehung ruckartig zu bewegen, ist eine extrem häufige Kompensation bei hypotonen Kindern jeden Alters. Die Abweichung der unteren Rippen lässt sich in der Säuglingsphase durch physiologisches Anbahnen der Rumpfkontrolle mildern. Im späteren Kindesalter ist eine Korrektur der Glockenform kaum möglich. Operative Eingriffe sind nicht ratsam, weil damit die muskuläre Imbalance nicht beseitigt wird. Ohne Physiotherapie gesellt sich zum großen Bauch auch noch ein Hohlkreuz (s. auch „Rektusdiastase").

GMFCS (Gross Motor Classification System)

Standardisierter Test zur altersbezogenen Beurteilung grobmotorischer Funktionen bei Kindern mit Zerebralparese. Mit 88 Aufgaben werden motorische Fähigkeiten überprüft, jedoch nicht deren Qualität. Da bei Muskelhypotonie die Qualität der Motorik und besonders der Bewegungsübergänge relevant sind, ist das GMFCS zur Bewertung des Entwicklungsstandes hypotoner Kinder weniger geeignet. Die Skalen mit fünf Stufen wurden in Kanada erarbeitet; 2005 erfolgte die deutsche Übersetzung.

Handling

Diesen Begriff prägte das verstorbene Ehepaar Berta und Karel Bobath. Es ging ihnen darum, Kinder mit Handicaps im Alltag so zu begleiten, dass Fehlhaltungen korrigiert und physiologische Motorik erleichtert wurden.

Unter Handling versteht man heute flexibles Unterstützen bei individuellen Absichten des Kindes, um ihm alltägliche Handlungen zu ermöglichen. Beim Halten und Tragen werden dem motorisch eingeschränkten Kind Körper- und Umfeldwahrnehmung vermittelt. Eine günstige Position unterstützt die schwierige Nahrungsaufnahme, Atmung und Kommunikation. Fehlhaltungen werden beim Handling physiologisch modifiziert und Kontrakturen ausgeglichen.

Hippotherapie

Reittherapie auf einem speziell trainierten Pferd. Die Reitlehrerin benötigt eine Zusatzqualifikation, um motorisch instabile, körperlich und geistig behinderte Kinder auf dem Pferd zu begleiten. Manche therapeutischen Praxen bieten Reittherapie als Privatleistung an. Die gesetzlichen Krankenkassen übernehmen leider nicht die Kosten für diese sinnvolle Maßnahme für Kinder ab dem Vorschulalter. Da das Pferd einen gleichmäßigen Bewegungsrhythmus vermittelt, ist das Training auch für motorisch unruhige Kinder geeignet. Mehrfach behinderte Kinder finden oft einen emotionalen Zugang zu Pferden und genießen ihre „Schwerelosigkeit" beim Reiten.

Hochsensitivität, -sensibilität

Eine besonders empfindliche Art der Sinneswahrnehmung, die bei etwa 20 % der männlichen und weiblichen Bevölkerung als Normvariante vorkommt. Erforscht wurde Hochsensibilität in den USA von Elaine N. Aron, beschrieben in *Das hochsensible Kind* (Aron 2008). Inzwischen gibt es zahlreiche deutsche Veröffentlichungen zu diesem Thema, z. B. von Lüling und Lüling (2014), Brackmann (2008), Ruthe (2015) und Schorr (2012).

Hyperaktivität

Übermäßiger Drang zu Aktionen und Tätigkeiten, oft verbunden mit der Unfähigkeit, längere Zeit still zu sitzen. In bestimmten Lebensphasen von Heranwachsenden ist die Hyperaktivität hormonell bedingt. Wenn bei fünfjährigen Jungen die Muskelmasse zunimmt, so steigt ihr Bewegungsdrang sprunghaft an. Eltern sind oft beunruhigt, weil ihr Kind nicht mehr sitzen will und das Interesse an feinmotorischen Tätigkeiten verliert. Dieser Zustand geht vorüber und ist bestenfalls im ersten Schuljahr abgeklungen. Weitsicht ist geboten, Jungen nicht verfrüht einzuschulen. Zu schnell werden sie zum Therapeuten geschickt, anstatt dem natürlichen Entwicklungsverlauf Raum zu geben. Die Hormone führen nochmals in der Pubertät bei Jugendlichen beider Geschlechter zu einem Anstieg von unruhigem Unterwegssein. Hyperaktivität lässt sich meist durch ein interessantes Hobby, bei Jugendlichen durch körperlichen Einsatz positiv lenken.

Hyperexzitabilität

Übererregbarkeit wird nach neueren Erkenntnissen nicht nur als vorübergehende Unruhe im Säuglingsalter angesehen, sondern als Verhaltenszustand von Fachleuten ernst genommen. Zu den frühkindlichen Regulationsstörungen gehören exzessives Schreien, Schlafstörungen, Fütter- und Gedeihprobleme, Anklammern und Trennungsängste sowie ständige Unruhe. Hyperexzitable Säuglinge schreien viel und sind schwer zu beruhigen. Sie bewegen sich heftig, jedoch nicht zielgerichtet. Sie reagieren schreckhaft auf Geräusche und plötzliche Lagewechsel. Die Ursache der Unruhe bleibt meist verborgen. Jeder vierte Säugling ist betroffen. Wenn die Übererregbarkeit nicht mit neurologischen Auffälligkeiten einhergeht, so reguliert sie sich meist im Verlauf einiger Wochen bis Monate. Falls sie im Kleinkindalter fortbesteht, kann sich dies in Spielunlust, aggressiv-oppositionellem Verhalten und einer verlängerten Symbiose zur Mutter zeigen. Nicht selten findet man in der Vorgeschichte von hyperaktiven Kindern frühe Regulationsprobleme.

Hyperkinesie

Übermäßiger Bewegungsdrang. Dabei ist es durchaus möglich, Tätigkeiten zu Ende zu bringen, jedoch bevorzugt nicht in sitzender Haltung. Am Olga-Hospital in Stuttgart wurde in den 1980er Jahren von der Ärztin Verena Schweizer und der Psychologin Irina Prekop ein deutlicher Unterschied definiert zwischen Hyperaktivität und Hyperkinesie. Schade, dass man heutzutage zum Nachteil der betroffenen Kinder und Jugendlichen zum Sammelbegriff „Aufmerksamkeitsdefizit mit und ohne Hyperaktivität" übergegangen ist. Eine Hyperkinesie wird nicht mehr spezifiziert, und damit bleiben ihre Ursachen im Dunkeln. Schnelle Bewegungen lassen auf instabile Haltungskontrolle schließen, so wie sie im Kontext mit Muskelhypotonie als Kompensationsverhalten vorkommen kann.

Hypertonus
Muskulärer Hypertonus kennzeichnet den erhöhten Spannungszustand der Skelettmuskulatur. Er kommt im Kindesalter als Folge frühkindlicher Hirnstörungen, verzögerter und mangelnder Hirnreifung vor. Die erhöhte Muskelspannung unterscheidet sich grundlegend von der Muskelhypotonie, sie ist sozusagen das Gegenteil. Koordinierte Bewegungen sind nicht fließend ausführbar. Die aufrechte Körperhaltung und das Gehen können beschwerlich sein. In früheren Jahren war der Ausdruck „Spastik" geläufig. Man unterscheidet verschiedene Formen anhand der Lokalisation (z. B. beinbetont, halbseitig betroffen) und der Art des gestörten Bewegungsablaufs (z. B. dyskinetisch, ataktisch, athetotisch).

Hypothyreose
Bei einer diskreten Unterfunktion der Schilddrüse kann die hormonell gesteuerte Energiebereitstellung in der Muskulatur vermindert sein, sodass die Auswirkung auf die Körperhaltung und Bewegung der Muskelhypotonie ähnelt.

Hypotonus
Muskulär verminderte, erniedrigte Muskelspannung (s. Muskelhypotonie).

Isolationszeichen
Jeder Mensch möchte unabhängig vom Grad seiner Behinderung kommunizieren. Ein Kind mit Muskelhypotonie, das viel Zeit auf dem Rücken liegend verbringt, nimmt weniger von seiner Umwelt wahr. Es beginnt, sich mit sich selbst zu beschäftigen. Das Zähneknirschen kommt häufig vor, wobei das Kind den Druck seiner Kiefer spürt und dem Geräusch lauscht. Verbreitet sind auch Wedelbewegungen mit den Händen, besonders dann, wenn es dem hypotonen Kind nicht gelingt, die Arme zum Greifen anzuheben. In Deutschland werden gleichförmige Bewegungen als Stereotypien bezeichnet und vorschnell autistischen Verhaltensweisen zugeordnet. Castillo Morales versteht sie als Kommunikationsversuche von Menschen, die sich isoliert fühlen. Therapeuten und Eltern sind aufgefordert, die seltsamen Bewegungen des Kindes zu entschlüsseln und mit ihm in eine andere intensive Form der Kommunikation zu treten. Im Castillo Morales®-Konzept wird der abwertende Begriff „Stereotypien" durch die Bezeichnung „Isolationszeichen" ersetzt.

Koordination
Geschickte, zielgerichtete und zielgenaue Körperbewegungen sind Ausdruck eines intakten Nervensystems. Bei Muskelhypotonie ist das Zusammenwirken der Gliedmaßen verlangsamt und zielungenau. Manchmal erfolgen

hypotone Bewegungen zu schnell, abrupt und mit zu viel Krafteinsatz. Zittrigkeit und fehlende Kraftdosierung kommen bei Muskelhypotonie vor und erschweren die flüssige Körperkoordination. Deshalb sind Koordinationsstörungen eine Begleiterscheinung der muskulären Hypotonie im Kindesalter.

Körperimago

Von Marianne Frostig geprägter veralteter Begriff zur Körperwahrnehmung. Danach wird das Körperimago aus der Summe subjektiver, körpereigener Empfindungen gebildet. Im Gehirn entsteht ein imaginärer, unbewusster Körpereindruck, der sich gelegentlich in den Kinderzeichnungen widerspiegeln kann. Ein Beispiel: Ein Kind mit einer halbseitigen Lähmung malte seinen Arm und sein Bein auf der betroffenen Körperseite dünner und kürzer. Als dieses Kind eine Eule malte, so wies der Vogel unterschiedlich große Flügel und Füße auf einer Körperseite aus. Das Kind hatte seine subjektive Wahrnehmung auf andere Lebewesen übertragen.

Kraftdosierung

Das Kind nutzt heftige Bewegungen, anstatt vorsichtig zu hantieren. Die Eltern denken oft, ihr Kind hätte einen Kraftüberschuss. Das Gegenteil ist der Fall: Kontrollierte, fein abgestimmte und dosierte Kraft fehlt. Feinmotorische Aufgaben können fein ausgeführt werden, wenn sich der Muskeltonus der Tätigkeit anpasst. Bei Muskelhypotonie ist meist die Aufrichtung des Rückens vermindert mit Folgen für den Schultergürtel und die Armkraft. Das wirkt sich besonders beim Schreiben aus. Am Anfang von Zeilen kann die Schrift noch leserlich sein, gegen Ende erscheint sie eckig, auseinandergezogen, nicht mehr auf der Linie und schwer lesbar. Von fehlender Kraftdosierung ist jede Tätigkeit betroffen, die länger andauert.

Motherese

Neue Bezeichnung für „Ammensprache"; ein fachlich anerkannter Begriff ist Baby Talk. Motherese überzeichnet die Artikulation, dehnt Lautbildungen (z. B. „Backe, backe, Kuuuu-chen!"). Das Konzept des Motherese ist bereits an allen österreichischen Schulen für hörgeschädigte Kinder mit Erfolg eingeführt worden, da es nachweislich die Aufmerksamkeit und den Erwerb des Sprechens verbessert. Achten Sie bei der Auswahl der Logopädin für Ihr sprachentwicklungsverzögertes Kind darauf, ob Kehrreime und Liedverse mit Betonung häufig zur Sprachförderung eingesetzt werden. Eignen Sie sich selbst ein melodisches Versrepertoire an und scheuen Sie sich nicht, die Babysprache anzuwenden. Ihr Kind wird leichter sprechen lernen!

Motopädie
Der international anerkannte Begriff ist Psychomotorik. Bei dieser Form der Bewegungsförderung steht die Wechselwirkung von Körper und Psyche im Fokus, nicht die sonst beim Sport üblichen Anforderungen an die körperliche Leistung. Das Vergleichen und Messen der Leistung entfallen. Die psychomotorische Elementarerziehung wurde Mitte der 1950er Jahre u. a. vom Sportpädagogen Ernst J. Kiphard (1986) ins Leben gerufen. Sie vereint pädagogische, psychologische und medizinische Erkenntnisse. Die Motorik wird als wesentlicher Faktor zur Persönlichkeitsentwicklung im Kindes- und Jugendalter verstanden. Bewegung soll Freude machen und aktiv vom Kind mitgestaltet werden.

Nicht jedes Bundesland bietet Ausbildungs- und Ausübungsmöglichkeiten für diese sanfte Form der Sportpädagogik. Das Berufsbild des Motopäden ist nicht verbreitet. In der Physiotherapie und Ergotherapie hat Psychomotorik ihren Platz gefunden. Einrichtungen und Praxen können die Kleingruppenbehandlung mit den gesetzlichen Krankenkassen abrechnen.

Motoskopie
Diagnostische Möglichkeit, bei der der Untersucher die Qualität der Motorik einschätzt. Er beurteilt den sensomotorischen Entwicklungsstand anhand der Koordination. Zum Beispiel eignet sich Balancieren für eine qualitative Untersuchung. Ob ein Kind sicher darin ist, erweist sich im langsamen Tempo, im Seiltänzerschritt und beim Rückwärtsbalancieren. Die Motoskopie erfordert die Kenntnis und das Vergleichen mit altersgemäßen Fähigkeiten. Der Untersucher nutzt keine standardisierten Daten, sondern verlässt sich auf seine Beobachtung und Erfahrung.

Muskelhypotonie
Wird im medizinischen Sinn nicht als eigenständige Krankheit verstanden. Der Begriff „Muskelhypotonie" steht für ein unspezifisches neurologisches Symptom, das im Zusammenhang mit Erkrankungen des ZNS auftreten kann. Muskelhypotonie kommt als Kardinalsymptom bei vielen genetischen Syndromen vor.

Im vorliegenden Buch vertrete ich die Ansicht, dass Muskelhypotonie eine Kette von Entwicklungsproblemen nach sich ziehen kann. Nicht nur die Motorik, sondern auch die seelische Entwicklung kann in Mitleidenschaft geraten. Der Einfluss auf die Wachheit des Menschen und der damit verbundene Bewegungsantrieb werden in der Medizin wenig beachtet. Verhaltensstörungen, die sich als Strategien bei dem Gefühl körperlichen Versagens einstellen, fallen eher auf. Das kann sich im Kleinkindalter in einer verlängerten symbiotischen Bindung an die Eltern äußern. Im Schul- und Jugendalter lernen einige körperlich inaktive Kinder sich verbal zu wehren. Manche kompensieren ihre motorische Schwäche mit kognitiver Stärke am Computer oder beim Schachspielen.

Muskeltonus

Grundaktivität der Muskulatur beim wachen Menschen in motorischer Ruhe. Bei jeder Haltung, Bewegung und Tätigkeit verändert sich der Muskeltonus. Die flexible Anpassungsfähigkeit wird vom ZNS aus gesteuert. Zum situationsgemäßen Spannungszustand der Muskulatur ist keine willkürliche Planung erforderlich. Die Intension reicht aus, um die Muskelspannung zu verändern, z. B. um beim morgendlichen Aufstehen aus dem Bett zum Stehen zu kommen.

Neuromuskulär

Zusammenwirken von Nerven und Muskeln betreffend.

Neuronal

Die Nervenzellen betreffend. Neuronale Netzwerke beinhalten die Kommunikation und Verschaltung der Nervenzellen im ZNS. Qualifizierte neurophysiologische Behandlung zeigt sich an einer verbesserten neuronalen Bewegungssteuerung, die nachhaltig über die Therapiezeit hinaus wirkt.

Neurophysiologische Therapie

In Verbindung mit Physiotherapie eine Entwicklungs- und Übungsbehandlung, die die Funktionsweise des Nervensystems zur Bewegungsanbahnung und -verbesserung nutzt. Für neurophysiologische Therapie erwerben Therapeuten eine Zusatzqualifikation, die meist nach ihren Begründern Bobath, Vojta oder Castillo Morales benannt werden.

Nystagmus (Augenzittern)

Unwillkürlich rhythmische Bewegungen eines oder beider Augen. Nystagmus kommt als physiologische Reaktion bei Verlust des Blickfeldes unter schneller Drehung vor, oder wenn man im stehenden Zug auf einen vorbeifahrenden schaut. Im Zusammenhang mit Muskelhypotonie kann der Nystagmus als Anpassungsstörung bei schnellen Lagewechseln auftreten, häufig bei ungewohnter Kopfwendung zur Seite. Nach meiner Auffassung vermindert sich der Nystagmus in dem Maße, wie die Mobilität, besonders die Rotationsfähigkeit, bei Kindern mit Muskelhypotonie zunimmt. Schaukeln in Bauchlage und vorsichtiges Kreisen in aufrechter Körperhaltung verhelfen zur verbesserten Anpassung der Augenmuskeln an das sich verändernde Raumbild.

Okulär

Das Auge betreffend.

Okuläre Motilitätsstörung

Die unwillkürlichen Bewegungsanpassungen der Augen können bei Muskelhypotonie mit betroffen sein, solange die Kopfbeweglichkeit eingeschränkt ist. Da entwicklungsverzögerte Säuglinge mehr als zwei Monate benötigen, den Kopf in Rücken- und Bauchlage stabil in der Körpermitte einzustellen, verzögert sich auch die Feinabstimmung ihrer Augenmotorik. Es fällt ihnen schwerer, etwas in den Blick zu nehmen, es zu fokussieren und zu fixieren sowie mit „festhaltenden" Blicken zu betrachten. Schielen (Strabismus) oder der oben beschriebene Nystagmus kommt bei Entwicklungsverzögerung häufig vor.

Orofaziale Regulationstherapie (ORT)

Beinhaltet die neurophysiologische Behandlung bei Störungen im Bereich des Gesichts, Mundes und Rachens. Therapiert werden Saug-, Kau-, Schluck- und Sprechstörungen von auf ORT spezialisierten Logopäden und Castillo Morales®-Therapeuten.

Osteopathie (craniosacrale Therapie)

Hilft bei Schädel- und Gesichtsasymmetrien und anderen Fehlstellungen des Skeletts. Osteopathie richtet die Knochen und kann die Muskulatur entspannen. Als Ersatz für neurophysiologische Behandlung reicht Osteopathie nicht aus. Craniosacrale Behandlung für Säuglinge und Kinder sollte unbedingt von erfahrenen Physiotherapeuten ausgeführt werden. Sie wird vielerorts von Heilpraktikern angeboten.

Partizipation (Teilhabe)

An den Aktivitäten in der Gruppe Gleichaltriger zu partizipieren, beinhaltet, die gleichen Aktionen und Handlungen auszuführen. Zum rechtlichen Anspruch auf Partizipation erhalten Menschen mit seelischer oder körperlicher Behinderung Inklusionshilfe. Zum Beispiel darf ein Kind mit Autismus die Regelschule mit Erfolg besuchen, da der deutsche Staat ihm eine bezahlte Fachkraft zur Seite stellt. Mit Begleitung und Unterstützung kann es am Unterricht teilhaben.

Posturale Kontrolle
Kontrolle über die Körperhaltung; die Fähigkeit, den Körper in jeder Position und bei Positionswechseln zu stabilisieren, nicht den Halt zu verlieren.

Posturale Reaktionen
Ein vom Gehirn gesteuertes unwillkürliches Sicherungsprogramm. Posturale Reaktionen bilden den unbewussten Haltungs- und Bewegungshintergrund, auf dessen Basis die willkürliche Motorik erlernt wird, und entwickeln sich in der Säuglingszeit in ineinandergreifender Abfolge. Feine Stellreaktionen sorgen dafür, dass Kopf, Körper und Gliedmaßen einander gut zugeordnet sind. Anderenfalls würden wir uns wie verrenkt fühlen. Sie sorgen für Stabilität und den adäquaten Körperschwerpunkt. Die Gleichgewichtsreaktionen ermöglichen Mobilität aus der Körpermitte heraus mit Verlagerung des Schwerpunktes nach außen. Fließende Bewegungsübergänge sind ohne Stell-, Gleichgewichts- und Stützreaktionen nicht möglich. Die Stützreaktion tritt außerdem beim Haltungsverlust prompt auf. Durch schnelles, unbewusstes Vorbringen der Arme, fallen wir beim Stolpern nicht auf den Kopf, sondern auf die Hände. Man nennt die Stützreaktion auch Abfangreaktion.

Die Entwicklung der posturalen Reaktionen verläuft bei Muskelhypotonie vom Gehirn ausgehend verlangsamt. Hypotone Muskulatur verzögert den unbewussten Prozess der Körperkontrolle. Neurophysiologische Behandlung verbessert die Stell-, Stütz- und Gleichgewichtsreaktionen. Das unbewusste Auftreten posturaler Reaktionen kann ein Indikator für die Wirksamkeit von Therapien sein.

Primäre Reaktionen
Sie sind angeboren und spielen in der Spontanmotorik der Säuglingsentwicklung eine Rolle. Dazu zählen die Saug- und Schluckreaktion. Früher interpretierte man Haltungen und Bewegungen von Neugeborenen in Abhängigkeit von Reflexen. Ein Reflex äußert sich immer auf die gleiche Weise (monoform). Haltungen und Bewegungen von Säuglingen sind jedoch nie so gleichförmig, dass man sie als Reflexe bezeichnen sollte. Dennoch hält sich der überholte Begriff „Reflextherapie" in einigen unwissenschaftlichen Behandlungsmethoden. Den kleinen Menschen als Reflexwesen zu sehen und seine vermeintlichen Reflexe korrigieren zu wollen, entspricht nicht mehr der neuen entwicklungsneurobiologischen Forschung, Sichtweise und Terminologie. Wenn ein Therapeut Reflextherapie oder Primaristik anbietet, so sollten Sie seinen Wissens- und Ausbildungsstand hinterfragen.

Bei Muskelhypotonie sind die primären Reaktionen eher schwach ausgeprägt, weniger sicht- und prüfbar.

Propriozeption (Propriorezeption)
Beinhaltet die Eigenwahrnehmung, d. h. die Tiefensensibilität der Muskeln, Faszien, Sehnen und Gelenke. Für diese umfassende Basiswahrnehmung werden verschiedene Begriffe gleichwertig gebraucht: Der Lagesinn (Positionssinn) vermittelt dem Gehirn pausenlos die Stellung der Kopf- und Körperhaltung und der Gliedmaßen als Grundlage für alle weiteren Bewegungen. Der Bewegungssinn (Kinästhesie) bezieht sich auf das Bewegungsempfinden und die Bewegungsrichtung. Kleine Kinder spüren beim Anziehen der Jacke, wie sie die Arme beugen und ausstrecken müssen, um mitzuhelfen. Zum Zähneputzen und Knöpfen braucht man ein sicheres kinästhetisches Empfinden.

Der Kraftsinn ist ein Teil der propriozeptiven Körperwahrnehmung und bei Muskelhypotonie überwiegend herabgesetzt, da er vom Spannungszustand der Muskulatur abhängig ist. Ergotherapeuten benutzen für propriozeptive Wahrnehmungsstörungen den medizinisch ungebräuchlichen Ausdruck „mangelnde Kraftdosierung". Eltern werten das ungestüme motorische Verhalten ihres Kindes manchmal als Kraftüberschuss. Das ist ein Trugschluss, denn adäquater Krafteinsatz ist immer zielgenau der Handlung angepasst. Beispiele für propriozeptive Wahrnehmungsdefizite sind zu starker oder fehlender Stiftdruck beim Schreiben oder das von den Linien abweichende Schriftbild bei Muskelhypotonie.

Die Sinneszellen für die Eigenwahrnehmung befinden sich zahlreich in der gesamten Skelettmuskulatur, an allen Sehnen und Bändern, an Gelenken und Faszien. Sie werden als Mechanorezeptoren bezeichnet, die auf Druck und Widerstand, Zug und Vibration sowie auf jede veränderte Position reagieren. Das ZNS ist immer über Haltungen und Bewegungen informiert, zum Glück ohne dass uns die propriozeptiven neuronalen Feinabstimmungen bewusst werden. Für die Therapie von muskulären Regulationsstörungen gilt ein wichtiger Grundsatz: auf verbale Anweisung verzichten zugunsten der Körperwahrnehmung! Die Eltern wissen bereits, dass ihre Kinder Zähneputzen nicht über lange Erklärungen erlernen.

Prosodie
Bereits Ungeborene und Säuglinge nehmen Laute und Silben genauestens, phonetisch differenziert, wahr. Je mehr Betonung, Rhythmus und Liedangebote die Kommunikation enthält, desto aufmerksamer horchen Kinder. In der Pädagogik von Hörgeschädigten setzt sich diese Erkenntnis zunehmend durch (s. auch Motherese). Die Prosodie beinhaltet die Betonung, den

melodischen Klang und den Rhythmus einer Sprache. Sie ist unverwechsel-
bar, individuell und kulturell verschieden. Auch wenn man eine Fremdspra-
che gebraucht, spiegelt sich darin der heimatliche Klang der Muttersprache
wider. Melodische Reduktion, fehlendes Singen in den ersten Kinderjahren
können im Schulalter Schreib- sowie Rechenprobleme begünstigen.

Reflux (gastroösophagealer Reflux)
Rückfluss von Speise aus dem Magen in die Speiseröhre.

Rektusdiastase
Auseinanderweichen der Bauchmuskeln. Die fehlende Spannung bei hypotoner Muskulatur lässt den Bauch kleiner Kinder sehr groß erscheinen. Er
wölbt sich vor und dehnt sich auch zu den Körperseiten aus. Die Kinder
werden fälschlicherweise als dick eingestuft. Sie haben oft Schwierigkeiten
beim Stuhlgang, weil die Bauchmuskeln nicht helfen, den Stuhl herauszupressen. Im Castillo Morales®-Konzept gibt es eine manuelle Stimulierung
für die bauchseitige Rumpfmuskulatur. Wenn sich der Tonus der Muskeln
verbessert, erscheint der Bauch kleiner und schlanker. Als willkommener
Nebeneffekt könnte die Bauchpresse den Stuhlgang erleichtern.

Retardierung
Bezieht sich auf eine Reifeverzögerung im körperlichen, seelischen und/oder
geistigen Altersvergleich. Man spricht von sensomotorischer Retardierung.
Diese Bezeichnung trifft keine Aussage über den geistigen Entwicklungsstand
eines von Entwicklungsretardierung betroffenen Kindes. Bei Muskelhypotonie besteht meist eine motorische Retardierung, die sich jedoch auf verminderte Sinneserfahrungen und fehlende Umweltexploration auswirken kann.

Rotation
Angeborene Fähigkeit des Körpers, sich drehend zu bewegen. Die Wirbelsäule ist kein statisches Gebilde, sondern drehfähig. Fehlt die Rotation, so
wirkt die Motorik steif, zäh und nicht fließend. Bewegungen erscheinen eher
ruckartig und weniger fein abgestimmt. Wenn sich ein Kind mit Muskelhypotonie dreht, so gleicht das eher einem Kippen. Viele betroffene Kinder
überstrecken den Kopf, anstatt ihn leicht gebeugt anzuheben, und gelangen mit der Schwerkraft des Kopfes in eine andere Position. Das Vermeiden
von Drehbewegungen ist bei Muskelhypotonie häufig. Das Einüben variati-
onsreicher Positionswechsel braucht viel Zeit und Geduld. Eine anregungs-
reiche Umfeldgestaltung mit niedrigen Podesten zum Hinaufziehen und

Hinabgleiten fördert die angeborene Fähigkeit, sich zu winden. Entwicklungsverzögerte Kinder, die passiv aufgesetzt werden, lernen leider nicht von sich
aus, sich drehend aus der starren Sitzhaltung zu befreien. Emmi Pikler (2001)
empfahl, das Aufsetzen so lange zu vermeiden, bis der Säugling es selbst
beherrscht.

Rumpfkontrolle
Die stabile und mobile Haltung des Rumpfes ist bei Muskelhypotonie
nahezu immer vermindert. Deshalb muss die auf Kopf und Rumpf bezogene
Tonusregulation breiten Raum in der Behandlung von hypotonen Säuglingen
und Kindern einnehmen. Ausreichende Rumpfkontrolle zeigt sich in einem
aufgerichteten Rücken beim Sitzen und Stehen, in sicherer Körperdrehung,
fließenden Bewegungsübergängen und geschmeidigem Gangbild.

Screening
Vorfelddiagnostik anhand bestimmter ausgewählter Kriterien. Bekannt ist
das Neugeborenen-Screening nach der Geburt. Ein Screening ist noch nicht
die gezielte Diagnostik, sondern entspricht, wie das Wort sagt, einem „Aus-
sieben", um dann genauer zu untersuchen.

Sensorische Integration (SI)
Betont die neuronale Verarbeitung von körpereigenen und externen Sinnesreizen im Gehirn und die adäquate Reaktion auf diese Stimuli. Der über-
wiegende Teil der sensorischen Informationen wird im ZNS gehemmt,
ausgeblendet. Infolge frühkindlicher Hirnschädigung, Frühgeburt oder
neurologischer Erkrankungen kann die Integration von Sinnesreizen gestört
sein. Man spricht dann von sensorischen Integrationsstörungen, kurz SI-
Störungen. Viele niedergelassene Ergotherapeuten sind durch Zusatzkurse
zur Sensorischen Integrationstherapie befugt. Begründerin dieser konzep-
tionellen Therapieform war die US-amerikanische Psychologin Dr. Jean
Ayres in den 1980er Jahren. Da die Hirnforschung zu jenem Zeitpunkt
noch nicht auf bildgebende Verfahren zurückgreifen konnte, basiert die SI
auf zum Teil veralteten Ansichten über das Nervensystem. Der von Ergotherapeuten präferierte SI-Therapieansatz ist entwicklungswissenschaftlich
umstritten, nicht evidenzbasiert, sondern basiert auf Ayres' individualpsy-
chologischer Hypothese über das ZNS.

Skelettmuskulatur
Bei Muskelhypotonie ist „nur" die faserige, willkürliche Skelettmuskulatur betroffen, die zur Haltung und Bewegung erforderlich ist. Die glatte,

unwillkürliche Muskulatur der inneren Organe und der Herzmuskel sind nicht betroffen. Jedoch kommen Störungen des Stuhlgangs vor, da die Bauchmuskulatur nicht genug Spannkraft aufweist, den Kot herauszupressen. Auch die Atemmuskulatur kann beeinträchtigt sein, da tiefe Atmung von einer aufrechten Kopf- und Körperhaltung sowie von der gesamten motorischen Vitalität abhängt. Kinder, die sich weniger und ungern bewegen, ermüden schneller. Bei Muskelhypotonie ermüdet die Skelettmuskulatur paradoxerweise eher bei ruhigen Tätigkeiten als bei schneller Beanspruchung. Die Ausdauer fehlt, das Bewegungstempo kann hoch sein.

Spiegelneurone
Die Entdeckung von Spiegelneuronen im Gehirn hat für Aufsehen gesorgt. In komplexer Vernetzung mit anderen neuronalen Systemen sorgen spezielle Nervenzellen für die Vervielfältigung (Spiegelung) von Gefühlen, Haltungen und Handlungen. Man nimmt an, dass sich im Gehirn Sinneseindrücke über Spiegelneuronensysteme blitzschnell verbreiten. In der Therapie müssen wir uns fragen: Empfindet ein kleiner Mensch meine therapeutische Berührung als wohltuend oder eher unangenehm? Im Gesicht des Kindes spiegelt sich seine Zustimmung oder Ablehnung. Ohne dass wir verstandesmäßig wissen, wie es unserem Gegenüber geht, spiegelt und erkennt unser Gehirn den seelischen Zustand.

Beobachtung und Intuition sind besonders in der Therapie von Säuglingen und nicht sprachfähigen Patienten unverzichtbar. Mit Einfühlung und Achtsamkeit gelingt der Kontakt zwischen Therapeut, Kind und Eltern. Spiegelnervenzellen sind vielschichtig mit dem Sehrindenfeld und den motorischen und sensorischen Nervensystemen vernetzt, sie vermitteln u. a., wie eine Haltung, Bewegung oder Handlung sich anfühlt, bevor das Gehirn sie „freischaltet". Im tonischen Dialog, mit spürenden Händen können Therapeuten und Eltern intuitiv, ohne bewusst nachzudenken, das Richtige in der Behandlung anwenden. Diese neurobiologische Fähigkeit zur Intuition trägt zu einem reibungslosen Ablauf im zwischenmenschlichen Kontakt bei.

Synapsen
Kontaktstelle zwischen Nervenzellen.

Synaptogenese
Ab der 23. Schwangerschaftswoche bis ins zweite Lebensjahr kommt es im ZNS zu einem Überschuss an Synapsen. Das Gehirn stellt das „neuronale Material" im Überangebot zur Verfügung. Nun kommt es darauf an, die Möglichkeit zu nutzen, dass viele Nervenareale mit anderen Neuronen

„kommunizieren". Das Gehirn benötigt in der Phase des schnellen Lernens interessante Aufgaben. Ein Beispiel: Die Hände brauchen etwas zum Greifen, die Augen erreichbare Dinge zum Betrachten und Heranholen. Zwischen Händen und Augen entstehen neuronale Netzwerke mit zahlreichen Synapsen. Durch Übung entwickelt sich die visuomotorische Koordination. Zum Erwerb einer geschickten Feinmotorik reicht es nicht, unter dem Spielbogen zu liegen und Objekte anzustoßen. Wenn die Anregung zur Betätigung fehlt, bilden sich ungebrauchte Synapsen zurück. „Use it or loose it", statuieren Hirnforscher.

Tonusregulation

Die willkürliche Muskulatur reagiert auf Wahrnehmung von Druck und Zug, Widerstand, Bewegung und Vibration mit erhöhter Spannung oder Entspannung. Druck auf die Fußsohle regt z. B. die Körperaufrichtung an. Bei Widerstand baut sich Kraft auf. Bei Zug kommt es als Gegenreaktion zu vermehrtem Zusammenziehen von Muskeln. Neurophysiologische Behandlung nutzt mechanische Stimulierung zur Tonusregulation. Bei der Vojta-Methode wird Druck angewendet. Das Castillo Morales®-Konzept nutzt Vibration zur Tonusregulation. Vibration stärkt schwache Muskulatur bei Muskelhypotonie; sie kann auch spastische, hypertone Muskeln entspannen. Es kommt auf den Rhythmus und die Dosierung der manuellen Stimulierung an. Vibration wird von Säuglingen und Kindern gut akzeptiert. Das Ungeborene wurde von vibrierendem Pulsieren umgeben. Bei Frühgeborenen sollten Eltern und Therapeuten bereits im Brutkasten mit vibratorischer Anregung beginnen.

Umfeldexploration

Die Entdeckung des Raumes und der Objekte durch Kratzen, Patschen, Ziehen, Schieben und Schütteln im Greifraum des Säuglings. Sobald das Kind sich rückwärts und vorwärts schieben kann, sich dreht und mit Krabbeln beginnt, erweitert sich die Umfeldexploration mit räumlichen Erfahrungen. Dazu gehören Enge und Weite, Höhe und Tiefe, Kanten und Ecken, Widerstände und Verschiebbarkeit z. B. von Möbeln. Weniger mobilen Kleinkindern fehlt die vielschichtige Umfeldexploration. Auch Kinder, die im Laufalter noch überwiegend im Buggy gefahren werden, vermissen selbstständige Erkundungen. Kleinkinder, die schnell mit dem Laufrad unterwegs sind, spüren die Bodenbeschaffenheiten nicht ausreichend.

Umschriebene Entwicklungsstörungen motorischer Funktionen (UEMF)
Behandlungsbedürftige Koordinationsstörungen der Groß-, Fein- und Mundmotorik im Kindesalter. Die Ungeschicklichkeiten wachsen sich nach neuen medizinischen Erkenntnissen nicht aus, wie es gerne von Kinderärzten im vorigen Jahrhundert gesehen wurde. Die Behandlungsbedürftigkeit der gestörten Motorik ist ein Muss. Hierbei ist sensomotorische Ergotherapie die beste Wahl, da sie die Motivation und die Fähigkeiten des Kindes einbezieht.

Vegetatives Nervensystem
Auch viszerales Nervensystem, autonomes Nervensystem oder Vegetativum genannt. Bildet zusammen mit dem somatischen Nervensystem das gesamte periphere und zentrale Nervensystem. Es arbeitet autonom, unwillkürlich und sorgt für die Funktion des Herz-Kreislauf-Systems und der inneren Organe. Es versorgt die glatte Muskulatur, nicht die willkürlich gesteuerte Skelettmuskulatur.

Vigilanz
Das medizinische Lexikon übersetzt hier „Bewusstseinshelle" und „Wachsamkeit". Vigilanz bezeichnet die vom Gehirn aus gesteuerte Aufmerksamkeit, die bei Erkrankungen und durch Medikamente getrübt sein kann. Vigilanzstörungen kommen bei Menschen vor, die zu Krampfanfällen neigen und deren Hirnaktivität medikamentös „gehemmt" wird. Auch die verminderte Kopf- und Haltungskontrolle bei Muskelhypotonie erschwert Wachheit und Daueraufmerksamkeit. Die Vigilanz ist bei Bettlägerigkeit herabgesetzt.

Neurophysiologische Behandlung erhöht die Vigilanz, das ZNS lernt, auf neuromuskuläre Reize zu reagieren. Wenn das Gehirn „ermüdet", erschlaffen auch die Muskeln. Zuerst versagt jedoch die Steuerung, der Motor, die Motorik, kann noch warm sein. Antriebsarme Kinder brauchen die emotionale und sensorische Wachheit, um sich bewegen zu wollen. Die neuronale Steigerung der Vigilanz bildet den Wendepunkt zur Aktivität und Teilhabe, unabhängig vom Grad einer Behinderung.

Visuelle Wahrnehmung
Bezieht sich auf Sinneseindrücke, die über die Augen das Gehirn erreichen. Im Sehrindenfeld interpretieren neuronale Netzwerke die einströmenden Licht- und Farbeindrücke. Um Entfernungen und Längen, Formen und räumliche Gebilde zu erfassen, zieht das ZNS Sinnesempfindungen des Tastens, Hörens, Bewegens und Gefühle heran. Ein kleiner Mensch, der einen Bauklotz in den Mund steckt oder mit den Händen einen Behälter ausräumt, sammelt räumliche Erfahrungen. Kleine Kinder müssen unentwegt

Dinge berühren, um sie zu begreifen und später im Bilderbuch wiederzuerkennen. Dem von anderen Sinneswahrnehmungen abgekoppelten
Sehen würde die räumliche Tiefe fehlen. Um der Komplexität der visuellen Wahrnehmung gerecht zu werden, spricht man von visuell-räumlicher
Wahrnehmung (s. auch Umfeldexploration). Die oben beschriebene Raum-
lagewahrnehmung in der Definition nach Marianne Frostig beschreibt einen
untergeordneten Teilbegriff der visuellen Wahrnehmung.

Vojta-Therapie
Physiotherapeutische Behandlungsmethode bei Störungen des ZNS und
des Haltungs- und Bewegungsapparats. Sie wurde von dem tschechischen
Neurologen Václav Vojta (1917–2000) in den 1960er Jahren entwickelt.
Physiotherapeuten erwerben die Qualifikation zur Vojta-Therapie in einem
mehrwöchigen Fortbildungskurs. Etliche so ausgebildete Therapeuten favo-
risieren die Methode als alternativlos für Säuglinge. Sie geht wenig auf die
Bedürfnisse von jungen Kindern ein. Man wendet sie bei neurologischen
Störungen ohne Altersbegrenzung an.

   Mittels Druckstimulation an festgelegten Körperpunkten werden im
Gehirn neuromuskuläre Reaktionen „gebahnt", ohne eine motivierende
Handlung oder eine Bewegung zielführend auszuführen. Da das Kind während der manuellen Stimulierung in einer unbequemen Körperposition
gehalten wird, kommt es oft zum Protestgeschrei mit Ablehnung der therapeutischen Intervention. Für die Mutter und das kleine Kind bedeutet die
nicht liebevolle Anwendung ohne tröstenden Blickkontakt Beziehungsstress.
Falls die Mutter ein weiteres Kind erwartet, sollte sie die Vojta-Therapie
während der Schwangerschaft nicht durchführen, damit das Ungeborene
nicht durch seelischen Stress irritiert wird. Dann ist der Vater an der Reihe,
die medizinisch notwendige Maßnahme fortzuführen – falls keine Alternative zur Vojta-Behandlung möglich ist. Die Methodenauswahl hängt vom
Fortbildungskontingent und dem Erfahrungshorizont der Physiotherapeutin ab. Gut, wenn Therapeuten auf mehrere neurophysiologische Konzepte
zurückgreifen können.

Wahrnehmung der Raumlage (RL-Wahrnehmung)
Ein weiterer von Marianne Frostig (1979, S. 6) geprägter Begriff zur visuellen Wahrnehmung. „Die Wahrnehmung der Raumlage kann definiert werden als die Wahrnehmung der Raum-Lage-Beziehung eines Gegenstandes
zum Wahrnehmenden. Zumindest räumlich gesehen ist eine Person immer
das Zentrum ihrer eigenen Welt und nimmt die Gegenstände als hinter,
vor, über sich oder seitlich von sich lokalisiert wahr." Beim Rechnen ist die

Unterscheidung der räumlichen Anordnung von Zahlen wichtig; eine 6 ist keine 9 – trotz ähnlicher Schreibweise –, und 26 darf nicht mit 62 verwechselt werden. Beim Lesen und Schreiben müssen Buchstaben in einem räumlichen Bezug erkannt werden. Bei visuellen Teilleistungsschwächen in der Wahrnehmung der Raumlage fällt Kindern die Differenzierung von ähnlichen Buchstaben wie d, b, p, q schwer, oder die Schreibweise von S oder E ist seitenverkehrt. Kombinationen von Buchstaben und Wörtern wie „an" könnten als „na" oder „um" als „mu" wahrgenommen werden.

Zähneknirschen
Kommt sehr häufig bei Kindern mit Muskelhypotonie als Ersatzhandlung vor, wen sich das Abbeißen und Kauen von fester Nahrung verspäten. Kinder mit hypotoner Mundmuskulatur wehren sich oft und ausdauernd gegen ein altersgemäßes Nahrungsangebot und trinken zu lange Flüssiges aus dem Fläschchen. Die kleinen Essensverweigerer entdecken jedoch die Kraft ihrer Zähne. Den Druck der Kiefer zu spüren, ist eine wichtige Vorerfahrung zum Abbeißen und Kauen. Im Castillo Morales®-Konzept gibt es die wunderbar wirksame Orofaziale Regulationstherapie (ORT). Manuell mit Druck und Vibration vermittelt man dem Kind starke Wahrnehmungen im Mundbereich. Die ORT wird von besonders geschulten Logopäden angewendet; die Eltern werden darin angeleitet.

Zentralnervensystem (ZNS)
Umfasst die Nervensubstanz von Gehirn und Rückenmark. Es verarbeitet Informationen aus der Peripherie, dem peripheren Nervensystem. Meist redet man (nur) vom Gehirn, jedoch geht es um ein komplexes integratives System, dessen Reifung über Aktivität erfolgt. Sinneseindrücke aus dem Körper und von außen aus der Umgebung werden geprüft, aussortiert oder beantwortet. Früher sah man das ZNS fälschlich als genetisch festgelegt und hierarchisch geordnet an. Von heutigen Hirnforschern wird die enorme Lern- und Anpassungsfähigkeit des Gehirns betont. Man spricht von Plastizität. Das ZNS organisiert und verändert sich fortwährend über Erfahrung und Aktivität – zeitlebens. Das menschliche Gehirn ist in der Lage, Strategien zu entwickeln, Anforderungen, Aufgaben und Probleme selbstständig zu lösen.

Zungendiastase
Bei weichem, hypotonem Zungengewebe wölbt sich die Zungenmitte vor, die Zunge erscheint dick und breit. Bändchen und Bindegewebe im Mundraum sind schwach. Die Zunge verlagert sich weit nach vorn zwischen die Zähne, beim Downsyndrom auch nach außen. Die zum Sprechen

gebrauchten Zungenbewegungen nach oben zum Gaumen und die zum Kauen erforderlichen Bewegungen zur Seite zu den Backenzähnen fehlen. Dr. Castillo Morales beobachtete und beschrieb bei etwa 95 % der Kinder mit Trisonomie 21 eine Zungendiastase (Türk et al. 2012, S. 53).

Literatur

Aron, E. N. (2008). *Das hochsensible Kind.* München: Mvg Verlag.

Aarons, M., & Gittens, T. (1994). *Das Handbuch des Autismus.* Weinheim: Beltz.

Brackmann, A. (2008). *Jenseits der Norm – hochbegabt und hoch sensibel?* (5. Aufl.). Stuttgart: Klett-Cotta.

Frostig, M., & Horne, D. (1979). *Marianne-Frostig-Programm. Visuelle Wahrnehmungsförderung.* Hannover: Schroedel (hrsg. von A. Reinartz & E. Reinartz).

Kiphard, E. J. (1986). *Psychomotorische Elementarerziehung* (3. Aufl.). Gütersloh: Flöttmann.

Lüling, D., & Lüling, C. (2014). *Mit feinen Sensoren. Hochsensitive Kinder verstehen und ins Leben begleiten.* Lüdenscheid: Asaph.

Michaelis, R., & Niemann, G. (2010). *Entwicklungsneurologie und Neuropädiatrie. Grundlagen und diagnostische Strategien* (4. Aufl.). Stuttgart: Thieme.

Pikler, E. (2001). *Laßt mir Zeit. Die selbstständige Bewegungsentwicklung des Kindes bis zum freien Gehen* (3. Aufl.). München: Pflaum.

Ruthe, R. (2015). *Hochsensibel und trotzdem stark. Hilfen für Feinfühlige* (2. Aufl.). Moers: Brendow.

Schorr, B. (2012). *Hochsensibilität. Empfindsamkeit leben und verstehen* (2. Aufl.). Holzgerlingen: SCM.

Türk, C., Söhlemann, S., & Rummel, H. (2012). *Das Castillo Morales-Konzept.* Stuttgart: Thieme.

Zum guten Schluss

„Alles klar?", fragt man oft nach einem Gespräch mit erklärendem Inhalt. „Alles gut" oder „Kein Problem" haben sich als geflügelte Worte in der Umgangssprache breit gemacht. Nein, nein, dreimal nein – für Sie als betroffene Eltern mit einem besonderen Kind wird sich nie alles klären, und es wird auch nicht alles gut. Der Alltag mit einem weniger geschickten Kind steckt voller Stolperfallen. Das wissen Sie am besten! Beschwichtigen und besänftigen durch Floskeln hilft Ihnen nicht.

Was Sie, liebe Eltern, erreichen können, was Sie anstreben dürfen, ist das Ruhigwerden zwischen den aufgestapelten Schwierigkeiten des Alltags. Unruhig sind die meisten Menschen und ständig auf der Suche nach einem erfüllten Leben. Sinnfindung steckt in der Fürsorge für die anvertrauten Menschen. Da brauchen wir gar nicht lange zu suchen, wenn jemand im nächsten Umfeld Hilfe benötigt. In diesem schlichten Füreinander-Dasein erfüllt sich der Lebenssinn. Bedürftige, deren Bedürfnisse wir wahrnehmen und stillen helfen, bedeuten alles, was ein sinnreiches Leben auszeichnet.

An diesem begehrten Lebensziel sind Sie doch schon angekommen, oder nicht? Das intensive Miteinander, das viele Menschen unbewusst suchen, umgibt Sie als bewusste Realität Tag für Tag. Suchen Sie kein anderes Leben als jenes, das Sie bereits haben. Gönnen Sie sich eine kleine Ruhepause zum Ankommen im vollgepackten Tag. Nehmen Sie sich Zeit, Ihr Kind zu streicheln und mit ihm zu verweilen – gehen Sie nicht gleich zur nächsten Verpflichtung über. Schmetterlinge lassen sich von der Sonne wärmen, wenn sie Nektar saugen, und scheinen zu vergessen, dass es noch mehr leckeren Blütennektar zum Naschen nebenan gibt, während die zum Arbeiten trainierten Bienen bis zum Sonnenuntergang emsig Honig sammeln.

© Springer-Verlag GmbH Deutschland 2017
C. Seiler, *Nicht verzagen trotz Muskelhypotonie,*
DOI 10.1007/978-3-662-53848-7

Gönnen Sie sich Schmetterlingszeiten zum Verweilen in den warmen Momenten des Alltags. Wo Sie auch stehen mögen, im Haushalt, in der Kindertagesstätte, vor einer Sonderschulklasse, in einer therapeutischen Praxis oder in einem Sozialpädiatrischen Zentrum – ich wünsche Ihnen von Herzen viele glückliche Momente mit den Ihnen anvertrauten Kindern. Auch in einer überschatteten Kindheit gibt es fröhliche, herzerfrischende Momente. An warmen Sommertagen naschen Schmetterlinge bevorzugt an in der Sonne stehenden Blumen. Wenn die Tage kühler werden, welken die Blüten dahin. Die sonnenanbetenden Schmetterlinge sterben mit ihnen. Die fleißigen Bienen suchen unentwegt weiter und finden dankbar den nahrhaften Nektar jener Blüten, die verspätet erst im Herbst aufgehen, weil sie im Schatten stehen.

> Ich strebte nach Kraft, um etwas leisten zu können.
> Ich bat um Gesundheit, um noch mehr zu tun als bisher.
> Ich strebte nach Wohlstand, um mich und andere glücklich zu machen.
> Ansehen und Einfluss waren mir wichtig.
> Ich strebte nach allem, um mich des Lebens zu erfreuen.
> Ich bekam nichts von dem, was ich suchte,
> und doch mehr als ich erhofft hatte.
> (Unbekannter Verfasser)

Literatur zum Weiterlesen, Verstehen und Ermutigen

Sachbücher

Aly, M. (2002). *Mein Kind im ersten Lebensjahr. Frühgeboren, entwicklungsverzögert, behindert? Oder einfach anders? Antworten für Eltern* (2. Aufl.). Berlin: Springer.

Aron, E. N. (2008). *Das hochsensible Kind.* München: Mvg Verlag.

Bauer, J. (2006). *Warum ich fühle, was du fühlst. Intuitive Kommunikation und das Geheimnis der Spiegelneurone* (9. Aufl.). Hamburg: Hoffmann und Campe.

Brackmann, A. (2008). *Jenseits der Norm – hochbegabt und hoch sensibel?* (5. Aufl.). Stuttgart: Klett-Cotta.

Hüther, B. (2013). *Neues vom Zappelphilipp – ADS verstehen, vorbeugen und behandeln* (2. Aufl.). Weinheim: Beltz.

Hüther, G. (2013). *Was wir sind und was wir sein könnten. Ein neurobiologischer Mutmacher* (3. Aufl.). Frankfurt a. M.: Fischer.

Hüther, G. & Weser, J. (2015). *Das Geheimnis der ersten neun Monate.* Reise ins Leben. Weinheim: Beltz.

Klaus, M., & Klaus, P. (2003). *Das Wunder der ersten Lebenswochen* (2. Aufl.). München: Goldmann.

Krämer, G. (2013). *Epilepsie. Die Krankheit erkennen, verstehen und gut damit leben* (4. Aufl.). Stuttgart: Trias.

Krämer, G. (2015). *Epi-Info. Was sind Absencen?* (Hrsg. vom Epilepsiezentrum Kork).

Murray, A. (2002). *Das kommunikative Baby. Kontakt vom ersten Augenblick an.* München: Beust Verlag.

Pauen, S. (2011). *Vom Baby zum Kleinkind. Entwicklungstagebuch zur Beobachtung und Begleitung in den ersten Jahren.* Heidelberg: Springer.

© Springer-Verlag GmbH Deutschland 2017
C. Seiler, *Nicht verzagen trotz Muskelhypotonie,*
DOI 10.1007/978-3-662-53848-7

Pauli, S., & Kisch, A. (2016). *Geschickte Hände – Handgeschicklichkeit bei Kindern, Spielerische Förderung von 4–10 Jahren.* Dortmund: verlag modernes lernen.

Pikler, E. (2000). *Friedliche Babys – zufriedene Mütter. Pädagogische Ratschläge einer Kinderärztin.* Freiburg: Herder.

Pikler, E. (2001). *Laßt mir Zeit. Die selbstständige Bewegungsentwicklung des Kindes bis zum freien Gehen* (3. Aufl.). München: Pflaum.

Saul, R. (2015). *Die ADHS-Lüge. Eine Fehldiagnose und ihre Folgen – Wie wir den Betroffenen helfen.* Stuttgart: Klett-Cotta.

Seiler, C. (2010). *Chancen für Kinder mit Muskel-hypotonie und Entwicklungsverzögerung. Ein Ratgeber für Eltern und Therapeuten* (2. Aufl.). Norderstedt: Books on Demand.

Spitzer, M. (2012). *Digitale Demenz. Wie wir uns und unsere Kinder um den Verstand bringen.* München: Droemer.

Türk, C., Söhlemann, S., & Rummel, H. (2012). *Das Castillo Morales-Konzept.* Stuttgart: Thieme.

Valentin, S. (2012). *Ichlinge. Warum unsere Kinder keine Teamplayer sind.* München: Goldmann.

Ermutigung für und von Eltern und Autoren mit und ohne Behinderung

Bernardis-Schnek, A. (2005). *Mundtherapie bei Morbus Down.* Idstein: Schulz-Kirchner.

Biddulph, S. (2001). *Das Geheimnis glücklicher Kinder* (32. Aufl.). München: Heyne.

Biddulph, S., & Biddulph, S. (2002). *Lieben, lachen und erziehen in den ersten sechs Lebensjahren* (2. Aufl.). München: Heyne.

Bücken, H. (2006). *Kinderspiele aus der guten alten Zeit.* Fränkisch-Crumbach: Edition XXL.

Campbell, R. (2014). *Kinder sind wie ein Spiegel. Ein Handbuch für Eltern, die ihre Kinder richtig lieben wollen* (35. Aufl.). Marburg: Francke.

Hilgeroth-Buchner, J. (2006). *Hallo Füße, schöne Grüße! Neue zärtliche Verse, Fingerspiele und Kniereiter.* Neukirchen-Vluyn: Neukirchener Verlag.

Lewis, C. (2010). *Mein Wunderkind. Eine Mutter, ihr autistischer Sohn und die Musik, die alles veränderte.* Asslar: Gerth Medien.

Lüling, D., & Lüling, C. (2014). *Mit feinen Sensoren. Hochsensible Kinder verstehen und ins Leben begleiten.* Lüdenscheid: Asaph.

Müller, R. (2015). *Ich fliege mit zerrissenen Flügeln* (5. Aufl.). Basel: Brunnen.

Pauli, K. (2017). *Was ist los mit meinem Kind?* Dortmund: verlag modernes Lernen.

Roth, S. (2013). *Lotta Wundertüte – unser Leben mit Bobbycar und Rollstuhl.* Köln: Kiepenheuer & Witsch.

Seiler, C. (2010). *Schulreif mit Gemeinschaftssinn. Ein Ratgeber für Erziehende.* Norderstedt: Books on Demand.

Vujicic, N. (2015). *Mein Leben ohne Limits. „Wenn kein Wunder passiert, sei selbst eins!"* (12. Aufl.). Gießen: Brunnen.

Zachmann, D. (2008). *Bin Knüller! Herz an Herz mit Jonas.* Holzgerlingen: SCM Hänssler.

Zachmann, D. (2013). *Mit der Stimme des Herzens. Meine ersten Jahre mit Jonas.* Holzgerlingen: SCM Hänssler.

Zachmann, J., & Zachmann, D. (2013). *Ich mit ohne Mama. Knüller Jonas wird erwachsen.* Holzgerlingen: SCM Hänssler.

Zachmann, J., & Zachmann, D. (2015). *Bin kein Star, bin ich. Knüller Jonas sucht seinen Platz im Leben.* Holzgerlingen: SCM Hänssler.

Zimpel, A. (2015). *Spielen macht schlau. Warum Fördern gut ist, Vertrauen in die Stärken Ihres Kindes aber besser.* München: Gräfe & Unzer.

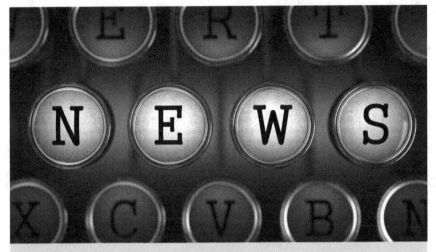

Printed in the United States
By Bookmasters